Prozessbasierte Psychotherapie

Michael Svitak
Stefan G. Hofmann

Prozessbasierte Psychotherapie

Individuelle Störungsdynamiken verstehen und verändern

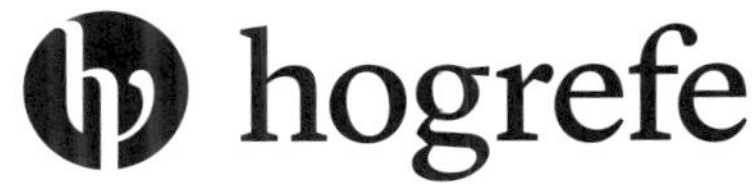

Dr. Michael Svitak, geb. 1969. Studium der Psychologie in Regensburg und Reading (U.K.). 1998 Promotion. Seit 2004 Leitender Psychologe des Zentrums für Verhaltenstherapeutische Medizin (ZVM) der Schön Klinik Bad Staffelstein; Supervisor und Ausbilder für kognitive Verhaltenstherapie.

Prof. Dr. Stefan G. Hofmann, geb. 1964. Studium der Psychologie in Marburg. 1993 Promotion. Seit 1999 Professor für Psychologie am Department of Psychological and Brain Sciences der Boston University. 2003 Tenure an der Boston University. Seit 2021 Alexander von Humboldt-Professor, LOEWE-Spitzen-Professor und Leiter des Arbeitsbereichs Translationale Klinische Psychologie an der Philipps-Universität Marburg. Forschungs- und Arbeitsschwerpunkte: Mechanismen der Behandlungsänderung und Emotionsregulation; kulturelle Ausdrucksformen von Psychopathologie.

Bibliografische Information der Deutschen Nationalbibliothek
Die Deutsche Nationalbibliothek verzeichnet diese Publikation in der Deutschen Nationalbibliografie; detaillierte bibliografische Daten sind im Internet über http://dnb.dnb.de abrufbar.

Hogrefe Verlag GmbH & Co. KG
Merkelstraße 3
37085 Göttingen
Deutschland
Tel. +49 551 999 50 0
Fax +49 551 999 50 111
info@hogrefe.de
www.hogrefe.de

Umschlagabbildung: © shutterstock.com / optimarc
Satz: Sina-Franziska Mollenhauer, Franziska Stolz, Hogrefe Verlag GmbH & Co. KG
Druck: mediaprint solutions GmbH, Paderborn
Printed in Germany
Auf säurefreiem Papier gedruckt

1. Auflage 2022

(E-Book-ISBN [PDF] 978-3-8409-3071-3; E-Book-ISBN [EPUB] 978-3-8444-3071-4)
ISBN 978-3-8017-3071-0
https://doi.org/10.1026/03071-000

Vorwort

Als junger Mann machte ich (M.S.) einen Segelkurs bei einem etwa 80-jährigen Segellehrer. Er wies mich behutsam auf Dinge hin, mit denen ich Wetterveränderungen verstehen und vorhersagen kann. „Wenn die Wellen kürzer werden und die Blätter am westlichen Ufer hellgrün flackern, dann wird sich der Sturm in Kürze aufbauen", erklärte er mir. Er konnte an kleinsten Veränderungen des Lichts, der Wasserfarbe, an der Form der Wellen und an der Geschwindigkeit, mit der sich Änderungen einstellten, zuverlässig vorhersagen, wann ein stabil aussehender Zustand „kippt". So dirigierte er mich – der diese Zusammenhänge nicht sehen konnte – immer sicher und trocken ans Ziel. Er hatte ein tiefes Verständnis für einen prozessbasierten Ansatz.

Wenn ich mit Patienten[1] arbeite, denke ich oft an diesen klugen Mann und wünsche mir, meine Patienten genauso vorausschauend durch ihre seelischen Unwetter zu lenken. Er verließ sich nicht auf die Wetterdiagnose des amtlichen Wetterberichts. Er erklärte mir, dass lokale Wechselwirkungen, wie Windschatten durch umliegende Bergerhöhungen, eigene Gesetzmäßigkeiten erzeugen. „Schon 500 Meter weiter können die Einflussfaktoren andere sein. Ich muss wissen, welche Kräfte unmittelbar auf uns und unseren Kurs einwirken", erklärte er. Das Gleiche gilt für die Psychotherapie.

Auf ähnliche Weise versucht der in diesem Buch vorgestellte prozessbasierte Ansatz (vgl. Hayes & Hofmann, 2018a, 2018b, 2020) das komplexe Zusammenwirken von gedanklichen, emotionalen, behavioralen, physiologischen und sozialen Prozessen für eine bestimmte Person in einer bestimmten Situation zu erfassen. Dazu braucht es eine auf diese Kernprozesse gerichtete Perspektive, die erklärt, *wie* ein pathologischer Zustand sich entwickelt und welche transformatorischen Prozesse notwendig sind, um einen gesunden Zustand zu erhalten. Der prozessbasierte Ansatz verbindet dafür das transdiagnostische Prozesswissen der klinischen Prozess- und Grundlagenforschung und die auf Kernprozesse fokussierenden Dritte-Welle-Verfahren zu einer schulenübergreifenden Perspektive (Stangier, 2019).

---

1 Wir benutzen in diesem Buch abwechselnd die männliche oder die weibliche Form, um Personen zu bezeichnen, wobei jeweils immer alle Geschlechter mitgemeint sind.

Das vorliegende Buch übersetzt die theoretischen und wissenschaftlichen Konzepte dieser Ansätze in ein vereinfachtes, anwendungsorientiertes Format für die psychotherapeutische Praxis. Irgendwann werden wir vielleicht in der Lage sein, mithilfe von prozessbasierten Algorithmen die Störungsmodelle unserer Patienten zu berechnen, so wie Meteorologen, denen datengenerierte Modelle für die Wetterprognose zur Verfügung stehen. Bis dahin müssen wir uns ähnlich meinem Segellehrer auf unser menschliches Sensorium verlassen, um aus kleinen Veränderungen Muster relevanter Prozessabläufe herauszulesen.

Wir möchten mit diesem Buch psychotherapeutisch arbeitende Psychologinnen, Psychologen, Ärztinnen und Ärzte darin unterstützen, psychische Störungen als komplexes System vernetzter Prozesse wahrzunehmen, den Blick für deren Wechselwirkungen zu schärfen sowie relevante Prozessmuster zu erkennen, zu deuten und zu beeinflussen.

Bad Staffelstein und Boston, Frühjahr 2022

Michael Svitak
Stefan G. Hofmann

Inhaltsverzeichnis

1 Einführung

Wenn man addieren kann, ist es möglich, viele Anforderungen im Alltag zu meistern. Werden die Anforderungen komplexer, dann ist es ein tolles Gefühl, wenn man multiplizieren und dividieren lernt. Plötzlich erscheinen einem vormals komplizierte Aufgaben leicht. Das Unverständliche bekommt eine Logik, die einem hilft, auch bei komplexeren Aufgabenstellungen den Überblick zu behalten und Lösungen zu finden.

So gesehen sind wir Psychotherapeuten sehr gut im Addieren geworden, aber wir stoßen bei den Problemkonstellationen unserer Patienten damit an unsere Grenzen; vor allem, wenn psychische Störungen nicht nur einmalig auftreten, sondern wiederkehren oder sich in Kombination mit anderen Störungen manifestieren. Die Remissionsrate bei „Intention-to-treat"[2]-Stichproben liegt meist bei unter 50 % (Cuijpers, van Straten, Bohlmeijer, Hollon & Andersson, 2010; Spijker, van Straten, Bockting, Meeuwissen & van Balkom, 2013). Wir könnten das unseren Patientinnen anlasten; aber vielleicht liegt es auch an unseren Modellen psychischer Störungen. Möglicherweise bilden sie die Komplexität und Dynamik psychischer Probleme nicht ausreichend ab oder wir schauen daran vorbei. Vielleicht geht es uns wie dem Mann in dem Witz, der seinen Schlüssel in der Schillerstraße sucht, statt in der Goethestraße, wo er ihn verloren hat, weil es in der Schillerstraße heller ist. Wo finden wir die Komplexität und Dynamik psychischer Störungen, wenn sie in den aktuellen kausalen Störungsmodellen nicht zu finden sind?

Von der Symptomebene zur Prozessebene

Normalerweise arbeiten kognitive, emotionale, behaviorale, motivationale und interaktionelle Prozesse gut aufeinander abgestimmt, um fortlaufende Anforderungen an die eigene Person zu bewältigen. Im gesunden Zustand bekommt man von diesen Hintergrundprozessen des psychischen Anpassungsapparates genauso

2 Intention-to-treat bedeutet, dass die Daten aller Patienten, die man vorher beabsichtigte *(intention)* zu behandeln *(to treat)*, nachher auch ausgewertet werden. Damit stellt man sicher, dass auch die Daten von Patienten, die von einer Behandlung nicht profitieren und abbrechen, mit ausgewertet werden.

wenig mit wie von der Arbeit des Betriebssystems unseres PCs. Erst wenn bei dieser Regulation etwas schiefläuft und Prozesse ins Leere laufen, zu viel Information generieren, gegeneinander arbeiten oder Verarbeitungsschleifen bilden, nehmen wir das als „seelisches Rauschen“ oder Störung wahr. Das psychische System „spielt verrückt“ oder „geht in die Knie“. Wenn man Patienten fragt, wie viel Prozent ihrer seelischen Energie gerade für den Versuch, ihre Probleme zu lösen, absorbiert werden, antworten viele: „Über 90 %. Und es fühlt sich an, als würde es ständig mehr werden.“

Psychische Störungen sind aus prozessbasierter Sicht das Ergebnis von solchen multimodal vernetzten Prozessstörungen, die sich in einem als belastend erlebten Systemzustand stabilisieren (Hayes, Yasinski, Barnes & Bockting, 2015). Das heißt, Dynamik und Komplexität sind eine Ebene „unter“ den Symptomen, auf Prozessebene bzw. im „Betriebssystem“, zu finden – dort, wo Prozesse miteinander interagieren, um multidimensionale Anforderungen zu bewältigen. Auf der sichtbaren Ebene – der Symptomebene – sehen wir lediglich die Auswirkungen dieser Prozesse. Etwas auf dieser Ebene ändern zu wollen ist, als würde man am Bildschirm des PCs etwas wegradieren wollen.

Prozessbasierte Herangehensweisen (Hayes & Hofmann, 2018a, b, 2020; Hayes & Andrews, 2020; McNally, 2016; Borsboom, Cramer, Schmittmann, Epskamp & Waldorp, 2011; Robinaugh, Millner & McNally, 2016; Hayes et al., 2015) haben das Potenzial, unser Verständnis für die Komplexität und Dynamik psychischer Störungen um neue, vielversprechende Dimensionen zu erweitern. Sie betrachten Psychopathologie als dynamische Netzwerke, bei denen interagierende Prozesse für die Aufrechterhaltung pathologischer Systemzustände verantwortlich sind (Hofmann, Curtiss & McNally, 2016).

Im ersten Teil des Buches stellen wir zunächst die wichtigsten theoretischen Grundlagen des prozessbasierten Ansatzes vor und erläutern, was eine prozessbasierte Sichtweise für unsere Vorstellung von psychischen Störungen und deren Therapie bedeutet. Im zweiten Teil des Buches beschreiben wir die praktische Anwendung – Schritt für Schritt entlang der Phasen einer Therapie. Vielleicht wird es Ihnen wie uns gehen. Nach der Beschäftigung mit dieser Herangehensweise begannen wir, psychische Störungen stärker durch eine Prozessbrille zu betrachten. Das half dabei, am Inhalt des Störungsgeschehens „vorbeizuschauen“ und die relevanten zugrunde liegenden Prozessmuster zu erkennen. Dies hat unser Verständnis für psychische Störungen erweitert und Veränderungsmöglichkeiten aufgezeigt, die durch eine diagnoseorientierte Perspektive verborgen geblieben wären.

Teil I: Theoretische Grundlagen

2 Grenzen der diagnoseorientierten Psychotherapie

2.1 Unzureichende Konzeptualisierung psychischer Störungen

Wozu sich mit psychischen Prozessen beschäftigen? Reicht es nicht, die Diagnose zu kennen und die richtige evidenzbasierte Therapie auszuwählen? In der somatischen Medizin klappt das doch auch. Das stimmt. Mit der Etablierung der Psychotherapie im Gesundheitswesen wurden zunehmend Paradigmen der somatischen Medizin auf die Entstehung von psychischen Problemen übertragen. Nach dem Krankheitskonzept der somatischen Medizin sollte es möglich sein, „Krankheiten" anhand von Symptomen zu identifizieren, die sich im Hinblick auf Ätiologie, Verlauf und Ansprechbarkeit auf Behandlungen unterscheiden. Dieses Modell verspricht eine deutliche Vereinfachung der Therapie und ermöglicht es, dass Therapeutinnen auch ohne individuelles Prozessverständnis eine wirksame Behandlung anbieten können. Ähnlich dem Vorgehen in der somatischen Medizin wird aus der Diagnose eine vorgeschriebene Behandlung abgeleitet. Diese ist für alle Patienten nahezu standardisiert. Ziel dieser Herangehensweise ist es, dass Behandlungen störungsspezifisch, manualisiert, evidenzbasiert und leitliniengerecht angeboten werden können. Die damit verbundene Hoffnung bestand darin, dass man für jede abgrenzbare psychische Krankheit nach einem vorgeschriebenen Maßnahmenkatalog behandelt und so die Behandlung vereinfacht und verbessert (Hofmann et al., 2016). Als Ergebnis dieser Entwicklung weist das *Diagnostische und Statistische Manual Psychischer Störungen* (derzeitige Fassung: DSM-5; American Psychiatric Association, 2013) inzwischen etwa 350 Erkrankungen auf, für die über 270 Behandlungsmanuale existieren, deren Wirksamkeit durch Outcome-Studien mehr oder weniger gut belegt ist (Hofmann & Hayes, 2018). In vielen Studien ließen sich so die Wirksamkeit und Überlegenheit kognitiv-verhaltenstherapeutischer Ansätze gegenüber anderen Verfahren belegen (Heidenreich & Michalak, 2013).

Im Lehrbuch oder in den Leitlinien klingt Psychotherapie dadurch einfach. Eine Depression lässt sich durch das Abfragen von neun Symptomen mithilfe einer Checkliste feststellen. Wenn mindestens fünf der neun Symptome berichtet werden, kann der Patient die Diagnose erhalten. Aber bildet das die psychotherapeutische Realität ab? Sind psychische Störungen so leicht zu kategorisieren? Ist es wirklich sinnvoll, eine willkürliche Kombination von fünf der neun möglichen Symptome als Depression zu definieren? Warum sind Psychotherapien nicht wirksamer, wenn die behandelnden Psychotherapeutinnen nur zum richtigen Manual greifen müssen? Die psychotherapeutische Realität ist tatsächlich komplexer, dynamischer, individueller, als es die Klassifikationssysteme DSM und ICD (*Internationale statistische Klassifikation der Krankheiten und verwandter Gesundheitsprobleme* der Weltgesundheitsorganisation WHO) und die aus ihnen abgeleiteten Leitlinien suggerieren (Deacon, 2013; Nelson, McGorry, Wichers, Wigman & Hartmann, 2017; McNally, 2016; Hofmann et al., 2016; Hayes, Hofmann & Ciarrochi, 2020). Diese Komplexität und Dynamik zu vernachlässigen führt auf einer praktischen Ebene zu einer Limitierung der Behandlungsergebnisse, was Psychotherapeutinnen und Patienten gleichermaßen verunsichert. Zudem behindert das Ausblenden von Komplexität und Dynamik auf einer theoretischen Ebene die Weiterentwicklung von Psychotherapie, weil die bestehenden Modellvorstellungen die Lebensrealität nicht abbilden (Hofmann & Hayes, 2018; McHugh, Murray & Barlow, 2009).

Für die praktisch tätige Therapeutin stellt sich zudem die Frage, inwiefern es nützlich ist, die über 270 Behandlungsmanuale für die über 350 DSM-5-Kategorien zu kennen, wenn im Einzelfall unklar ist, welche komorbide Störung in welcher Reihenfolge mit welchen Therapiebausteinen behandelt werden soll. Gerade im ambulanten Setting kann die Flut von störungsspezifischen Ansätzen Therapeutinnen überfordern und zur unsystematischen Anwendung von unterschiedlichen Therapiebausteinen führen (Harvey, Watkins, Mansell & Shafran, 2009). Oder es wird nach einer „One-size-fits-all"-Methode gearbeitet, bei der eine Behandlungsmethode auf alle Patienten angewendet wird. Anstatt das für eine spezifische Störung konzipierte evidenzbasierte Verfahren anzuwenden, wird eine bevorzugte Methode eingesetzt (Harvey et al., 2009). Das spiegelt sich in Aussagen wie „Ich arbeite nach der Akzeptanz- und Commitment-Therapie (ACT), damit komme ich gut zurecht" oder „Ich arbeite eklektisch, basierend auf meiner persönlichen Meinung" wider.

Die Limitationen der aktuellen heterogenen und sich überlappenden Diagnosegruppen, die aus der Bewertung subjektiver Patientenangaben abgeleitet wurden, hat auch das in den USA ansässige National Institute for Mental Health (NIMH) erkannt. Es hat vor über zehn Jahren ein umfassendes, multidisziplinäres Projekt initiiert, um auf messbaren biologischen und behavioralen Prozessdimensionen basierende Diagnosegruppen zu identifizieren. Dieses als Research-Domain-Criteria(RDoC)-Initiative bekannte Projekt möchte psychische Störungen durch Methoden der klinischen Neurowissenschaften diagnostizieren statt durch subjektive Symptombeschreibungen. Dazu sollen z. B. elektrophysiologische und bildgebende Verfahren, die neurologische Strukturen oder Funktionen abbilden, Genanalysen und standardisierte Tests zur Untersuchung von Lernprozessen unter Laborbedingungen zum Einsatz kommen. Als Ergebnis sollen psychische Störungen auf biologische und behaviorale Kerndimensionen zurückgeführt werden (Insel et al., 2010). Der dimensionale Charakter würde das Problem der „Cut-off-Grenzen" lösen und die fließenden Übergänge zwischen psychisch gesund und krank besser abbilden. Die Hoffnung besteht darin, dass sich auf dieser biologischen Ebene der Analyse valide strukturelle oder funktionelle Krankheitsentitäten finden lassen, die die aktuellen Kategorien ablösen können. Obwohl das Projekt noch keine direkten Konsequenzen für die Änderungen der bestehenden DSM-Kategorien hat, zeigt es, dass ein Paradigmenwechsel erfolgen sollte und zukünftige Modelle psychischer Störungen dimensional auf einer Prozessebene und nicht kategorial auf einer Symptomebene konzeptualisiert werden müssen (Hofmann & Hayes, 2018), damit eine Weiterentwicklung der Konzepte von psychischen Störungen und deren Behandlungen nicht behindert wird (Hayes, Hofmann & Ciarrochi, 2020).

2.2 Komplexität und Dynamik psychischer Störungen

In der praktischen Arbeit im Kontext einer psychosomatischen Klinik sind Monostörungen, wie im Lehrbuch dargestellt, nicht nur die Ausnahme, sondern quasi nicht existent. Die Ergebnisse des National Comorbidity Survey (Kessler et al., 1994), bei dem über 65 000 Personen untersucht wurden, zeigten, dass knapp 80 % der Diagnosen bereits komorbide Störungen waren, bei schweren psychischen Erkrankungen lagen in 89 % der Fälle drei und mehr weitere Störungen vor. Die Komplexität und Kombinationsmöglichkeiten von Symptomen bei zwei bis drei Störungen sind so groß, sodass die vermeintliche Vereinfachung durch ein diagnoseorientiertes Vorgehen verloren geht. Die derzeit dominierenden störungsspezifischen Ansätze sind daher nur für wenige Ausnahmefälle geeignet.

Die Ergebnisse der Komorbiditätsstudien sprechen zudem für die geringe diskriminative Validität der Diagnosekategorien (Brown & Barlow, 1992) und dafür, dass einzelne Störungskomponenten auf einer transdiagnostischen Ebene miteinander interagieren (Harvey et al., 2009). Was wir phänotypisch auf Symptom- oder Diagnoseebene sehen, hat keine eindeutige Entsprechung auf Prozessebene. Einerseits können gleiche Prozesse für die Entstehung und Aufrechterhaltung von unterschiedlichen psychischen Störungen verantwortlich sein (Harvey et al., 2009; Fisher, Medaglia & Jeronimus, 2018): Ein Grübelprozess kann eine Depression, eine Generalisierte Angststörung oder eine somatoforme Störung aufrechterhalten. Andererseits können sehr viele unterschiedliche Prozesse in die gleiche Diagnosekategorie münden (Harvey et al., 2009): Der Kernprozess hinter einer Depression kann ein negatives Selbstschema sein, es können aber auch Schwierigkeiten, negative Affekte zu regulieren, Verhaltensdefizite oder Beziehungsschwierigkeiten sein. Die Kombinationsmöglichkeiten von multidimensionalen, transdiagnostischen Prozessen sind enorm. Diese Variationsmöglichkeit erklärt zum einen die große Interindividualität psychischer Störungen und zum anderen die große Variation seelischer Beschwerden über die Lebensspanne (Harvey et al., 2009). Die Annahme, dass gemeinsame Kernprozesse für die Entstehung und Aufrechterhaltung verschiedener Störungen verantwortlich sind, erklärt, warum erfasste komorbide psychische Störungen sich in Therapiestudien bessern, auch wenn sie nicht spezifisch behandelt werden (Brown & Barlow, 1992; Borkovec, Abel & Newman, 1995; vgl. auch Harvey et al., 2009).

Diese Befunde zeigen, dass „isolierte Krankheiten", wie sie im DSM oder in der ICD klassifiziert werden, nur sehr selten vorkommen und der Blick daher auf transdiagnostische Kernprozesse von Psychopathologie und Psychotherapie gerichtet werden sollte (Hofmann & Hayes, 2018; Hayes et al., 2020).

2.3 Somatisches Krankheitsmodell

Die Übertragung des diagnoseorientierten Ansatzes der somatischen Medizin auf psychische Erkrankungen macht nur dann Sinn, wenn die einzelnen Symptome – unabhängig voneinander – von einer dahinter liegenden Krankheitsentität erzeugt werden (vgl. Abb. 1, links). Beispielsweise erzeugt ein Lungentumor die Symptome Husten, Brustschmerzen und Atembeschwerden. Verschwindet die Krankheit, verschwinden die Symptome, die von der Krankheit verursacht wurden. Dieses Modell, welches von existierenden Krankheitsentitäten ausgeht, wurde auf psychische Erkrankungen übertragen, obwohl die einzelnen Symptome in der Regel nicht voneinander unabhängig sind („Axiom der lokalen Unabhängigkeit") und die Symptome auch fortbestehen können, wenn die Krankheit verschwindet (Hofmann et al., 2016).

Der rechte Teil von Abbildung 1 bildet dagegen ein Krankheitsmodell ab, das von einem Netzwerkverständnis ausgeht: Hier interagieren die einzelnen Symptome von Störungen hochgradig miteinander und tragen zu überlappenden Diagnosekategorien bei. Die psychische Störung *ist* das Geflecht von interagierenden Symptomen und Prozessen (z. B. Grübelprozess, Vermeidungsverhalten, Gefühlszustände). Die Symptome und die Wechselwirkungen zwischen ihnen *sind* bereits die zu behandelnde Pathologie und deuten nicht auf eine dahinterliegende Krankheit hin, wie dies im „Latent-disease"-Modell der somatischen Medizin (linker Teil von Abb. 1) angenommen wird (Hofmann et al., 2016). Nach dem Netzwerkmodell lassen sich psychische Störungen als dynamisches Netzwerk oder komplexes System betrachten. Die Elemente dieses *psychopathologischen Systems* sind interagierende Prozesse auf kognitiver, emotionaler, somatischer und Verhaltensebene.

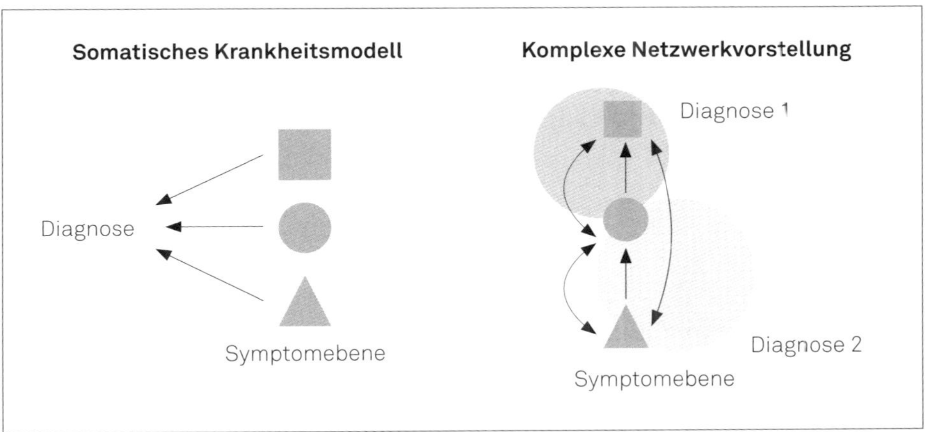

Abbildung 1: Somatisches Krankheitsmodell (links) vs. komplexes Netzwerkverständnis (rechts). Die untereinanderstehenden Symbole in der Mitte repräsentieren verschiedene Symptome.

Durch diese multidimensionalen Wechselwirkungen ist das psychopathologische System, ähnlich wie andere komplexe Systeme (z.B. das Wetter), nicht mit linearen oder kausalen Modellen beschreibbar. Es ist dynamisch, nonlinear und erfordert dadurch eine andere Betrachtungs- und Herangehensweise.

2.4 Anwendung linearer Denkweisen auf komplexe Systeme

Im Alltag reicht meist eine relativ lineare und kausale Art zu denken aus. Der Kaffee ist alle, daher muss ich Kaffee einkaufen. Habe ich Hunger, esse ich etwas. Habe ich ein psychisches Problem, denke ich folgerichtig über Lösungen nach. Und da beginnt es, komplex zu werden. Das Nachdenken kann zur Lösung beitragen. Die Gedanken können sich aber auch verästeln und das Problem verstärken oder sogar neue Probleme erzeugen. Das Nachdenken kann hilflos machen, und die Hilflosigkeit kann eine Kette weiterer Gefühle, wie Minderwertigkeit und Schuldgefühle, auslösen. Als Ergebnis meines Nachdenkens können sich Verhaltensweisen oder Beziehungen ändern. Die Psyche besteht aus zahlreichen Untersystemen, die hochgradig miteinander vernetzt sind. Solche komplexen Systeme sind mit linearen Ursache-Wirkung-Vorstellungen nicht abbildbar. Sie verhalten sich dynamisch und nonlinear.

Um komplexe Systeme wie psychische Störungen zu verstehen, benötigt man eine systemische Perspektive (Meadows, 2008; McKey, 2019). Ein System lässt sich vereinfacht mithilfe von drei Komponenten beschreiben: Es besteht aus (1) Elementen (was man sieht), (2) Verbindungen oder Beziehungen zwischen diesen Elementen und (3) einer Funktion oder einem Zweck des Systems. Letzteres ist an den Auswirkungen erkennbar (vgl. Abb. 2).

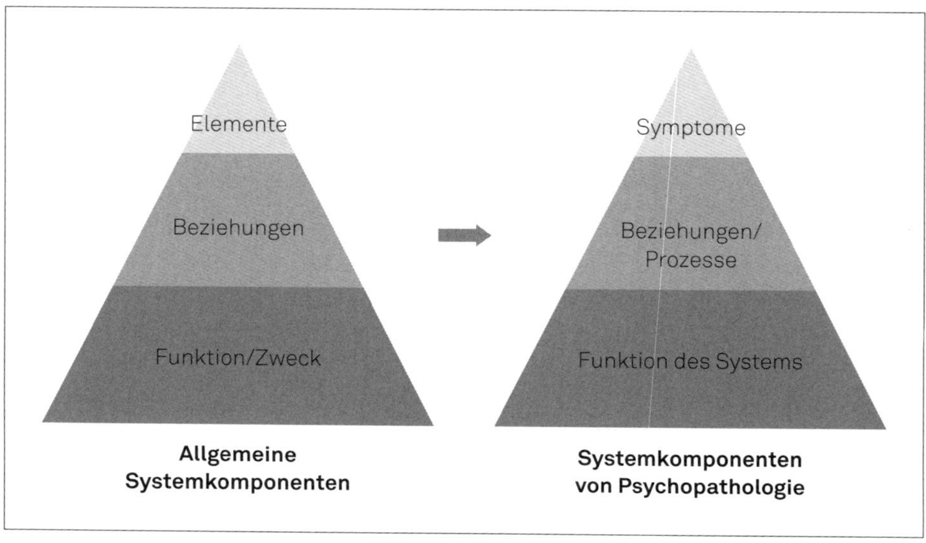

Abbildung 2: Psychopathologie aus systemischer Sicht

Das System „Fußballspiel" besitzt die Elemente Spieler, Ball, Tor und Feld. Die Beziehungen sind die Spielzüge und Regeln. Der Zweck oder die Funktion ist es, den Ball in das gegnerische Tor zu schießen und gleichzeitig zu verhindern, dass der Ball ins eigene Tor gelangt. Was ist das Wichtigste, um das System zu verstehen? Tauscht man die Elemente (Spieler) aus, ist es trotzdem ein Fußballspiel. Ändert man jedoch die Beziehungsmuster, indem sich beispielsweise gegnerische Spieler den Ball zuspielen sollen, ändert sich das System. Noch stärker werden die Auswirkungen auf das System, wenn man die Funktion oder den Zweck ändert. Ist der Zweck, den Ball nicht zu berühren (Vermeidung), fällt das System „Fußballspiel" in sich zusammen. An diesem Beispiel lässt sich gut veranschaulichen, welche Auswirkungen ein auf Vermeidung ausgerichtetes System hat: Ein derartiges „Fußballspiel" würde schnell unerträglich für Spielende und Zuschauende werden.

Dieses Bild lässt sich auf die diagnoseorientierte Betrachtung von psychischen Störungen, bei der auf die sichtbaren Symptome (Elemente) fokussiert wird, übertragen: Wir glauben, die Elemente (sichtbare Symptome) sind das Entscheidende, dabei sind die *Interaktionen* zwischen den Elementen (Prozesse) und die *Funktion*

(Zweck) das Wesentliche, um das komplexe System einer psychischen Störung zu verstehen. Wollen wir durch Therapie das „psychische Spiel" ändern, müssen wir folglich die Spielprozesse und den Spielzweck beeinflussen – nicht die Elemente.

Das ist insofern wichtig, da in der Regel die Elemente des Systems sichtbar, die Prozesse aber nur anhand der Auswirkungen und durch Erkennung von Mustern erfahrbar sind (McKey, 2019). Erst wenn jemand immer wieder und in verschiedenen sozialen Situationen negativ über sich denkt, kann das ein Hinweis auf ein relevantes Prozessmuster sein.

2.5 Heterogenität von Diagnosen

Als Kliniker hat man sich daran gewöhnt, dass die Diagnose wenig über die Störungsrealität aussagt. Bei zwei verschiedenen Menschen mit der Diagnose einer Major Depression kann sich das Krankheitsbild völlig unterschiedlich zeigen: Der eine kann völlig handlungsunfähig und suizidal sein und muss daher in der geschlossenen Psychiatrie untergebracht werden, der andere kann bei relativ unauffälligem äußerlichem Erscheinen nach der Arbeit eine psychotherapeutische Praxis aufsuchen. Auf Symptomebene sind unzählige Kombinationen möglich, sodass zwei Menschen mit einer Major Depression nach DSM-5 möglicherweise nur ein Symptom von neun möglichen teilen. Fried und Nesse (2015) konnten zeigen, dass, wenn man alle Untersymptome der Depression einbezieht, 16 400 unterschiedliche Symptomprofile möglich sind. Es gibt 280 Depressionsfragebögen mit einer Vielzahl von unterschiedlichen Symptomen. Die sieben häufigsten Verfahren nutzen 52 Symptome, während das DSM-5-System nur neun Symptome verwendet (Fried, 2015; Dalgleish, Black, Johnston & Bevan, 2020). Selbst wenn die Diagnose gleichbleibt, zeigt sich eine hohe phänotypische Plastizität zwischen den Diagnosekategorien über die Lebensspanne.

Überspitzt formuliert, ist die Diagnose einer psychischen Störung in etwa so informativ wie das Foto eines Fußballspiels (vgl. Abb. 3). Man sieht auf dieser Ebene der Betrachtung, *was* gespielt wird, aber *nicht, wie* gespielt wird. Die Dynamik und Vielschichtigkeit des (Spiel-)Prozesses werden nicht erfasst. Zudem wird die zeitliche Dimension durch diese „Momentaufnahme" nicht erfasst. Betrachtet man den Verlauf der Erkrankung über die Zeit hinweg, nimmt man wahr, wie sich einzelne Aspekte der Störung gegenseitig beeinflussen. So kann Rückzugsverhalten zu mehr Grübeln führen und dies wiederum den Rückzug verstärken. Nicht die einzelnen Symptome sind das Problem, sondern die Art und Weise, wie sie sich gegenseitig verstärken und dem Betroffenen das Gefühl geben, hilflos zu sein. Durch die Betrachtung von Veränderungen über die Zeit hinweg kann man auf Wirkzusammenhänge schließen und Hypothesen über im Hintergrund wirksame Prozesse bilden (Gloster & Karekla, 2020).

Bei einem Fußballspiel würde so man erkennen, welche Spielzüge zum Erfolg führen und welche Spielzüge den Erfolg gefährden. Auf dieser Basis lassen sich Überlegungen anstellen, wie eine Verbesserung erzielt werden kann: Welche Spielprozesse müssten sich ändern, damit sich die Spielweise ändert? Was sollte die Mannschaft trainieren? Ein solches Vorgehen ist durch die statische Information einer Momentaufnahme und die reine Betrachtung der Elemente nicht möglich. Man muss die Variationen der Spielprozesse über die Zeit beobachten können. Erst durch diese Prozessinformation wird man in die Lage versetzt, die Dynamik und Funktionsweise des Spiels zu verstehen. Auf Psychopathologie übertragen bedeutet dies, dass eine Liste von Symptomen nicht ausreicht, um die Störungsdynamik zu verstehen. Erst wenn ich verstehe, wie kognitive, emotionale und Verhaltensprozesse sich gegenseitig zu einem depressiven Netzwerk aufschaukeln, kann ich die aufrechterhaltenden Bedingungen des depressiven Netzwerkes verstehen und individuell adressieren.

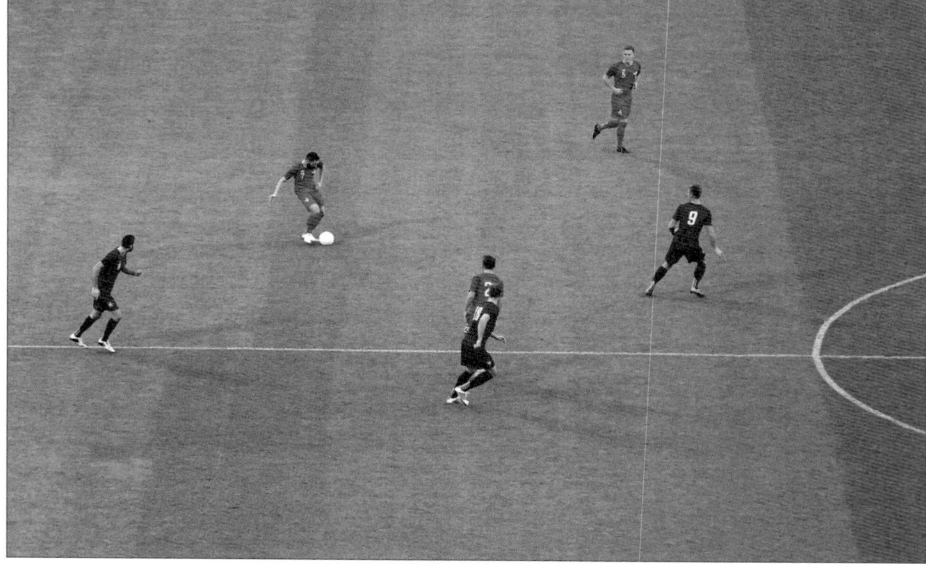

Abbildung 3: Die Diagnose einer psychischen Störung lässt sich mit einer Momentaufnahme eines Fußballspiels vergleichen. Sie erlaubt keine Aussage darüber, welche Prozesse spielbestimmend sind. Die Dynamik, die Funktion des komplexen Systems sowie die darin ablaufenden Prozesse bleiben verborgen. (© iStock.com by Getty Images/simonkr)

2.6 Nomothetische versus ideographische Erklärungsmodelle

Patienten fühlen sich oftmals von vereinfachenden diagnostischen Kategorien unzureichend verstanden. Manchmal wird das als Tauziehen erlebt, bei dem die Therapeutin den Fokus auf störungsspezifische Bedingungsfaktoren legt, während für den Patienten ein individueller Bedingungsfaktor eine weitaus größere Rolle spielt. Obwohl ein diagnoseorientiertes und manualisiertes Vorgehen Behandlungsstandards gesetzt und die grundlegende Modellvorstellung von einzelnen psychischen Störungen erleichtert hat (Clark, Fairburn & Jones, 1997), hat die Betonung der Diagnose den Blick für störungsrelevante individuelle Prozesse sowie für situative und kontextuelle Faktoren verstellt (Hofmann & Hayes, 2018; Hayes et al., 2020).

Das Problem ergibt sich u. a. daraus, dass die klinische Forschung ihr Wissen überwiegend aus der Untersuchung von Gruppen und dem Vergleich von Menschen mit und ohne Diagnose gewinnt. Es wird untersucht, worin sich Variablen auf Gruppenebene unterscheiden, und nicht, wie sie sich auf individueller Ebene verhalten. Findet man heraus, dass depressive Menschen im Vergleich zu nicht depressiven Menschen ein geringeres Aktivitätsniveau haben, liegt der Schluss nahe, dass depressive Menschen aktiviert werden sollten. Im Mittel stimmt diese Aussage für die Gesamtgruppe, aber sie ist nicht auf eine spezifische Person in einer spezifischen Situation übertragbar (Hofmann et al., 2016). Was für die Gruppe zutrifft, trifft noch lange nicht für jedes einzelne Gruppenmitglied zu. Oft weichen einzelne Gruppenmitglieder stark vom Gruppendurchschnitt ab. Die Durchschnittsschuhgröße ist relativ uninteressant, wenn man Schuhe kaufen möchte: Man kauft keine Größe, die einer statistisch ermittelten Durchschnittsperson passen würde, sondern Schuhe, die einem selbst passen.

Im Gegensatz zu *nomothetischen* Modellen, die nach allgemeinen Gesetzmäßigkeiten suchen, versuchen *ideographische* Modelle das Individuelle und Besondere im Einzelfall zu erklären. Den Unterschied zwischen ideographischer Prozessforschung und nomothetischen Untersuchungen illustriert Steven Hayes in seinen Vorträgen an einem einfachen Beispiel. Wenn man die Schreibmaschinenkompetenz auf Gruppenebene untersucht, werden Menschen, die sehr schnell tippen können, geübt sein und daher auch weniger Fehler machen. Auf individueller Ebene untersucht, führt eine höhere Tippgeschwindigkeit dagegen zu mehr Fehlern. Beide Untersuchungsmethoden untersuchen den Zusammenhang zwischen Tippgeschwindigkeit und Fehlerhäufigkeit. Das Ergebnis der zwei Untersuchungsmethoden ist jedoch gegenläufig. Es wäre daher falsch, die Ergebnisse der Gruppenuntersuchung auf die individuelle Ebene zu übertragen und Anfängern in einem Schreibmaschinenkurs zu empfehlen: „Die Forschung hat ergeben, dass Menschen, die schnell tippen, weniger Fehler machen. Tippen Sie daher so schnell wie möglich“. Genau diesen Fehler machen wir jedoch, wenn wir die Ergebnisse aus der nomothetischen Forschung auf Individuen übertragen (Hofmann, Curtiss & Hayes, 2020).

Für eine auf Kernprozessen basierende Psychotherapie wird ideographisches Prozesswissen benötigt. In der ideographischen Prozessforschung betrachtet man, wie sich Variablen bei einer einzelnen Person verändern und wie diese Variablen mit anderen Variablen über die Zeit hinweg auf Individuumsebene interagieren. Diese individualisierte Vorstellung erklärt auch, wie gleiche Prozesse in unterschiedliche Störungskategorien münden können (Fisher et al., 2018). In einem Fall können sorgenvolle Gedankenschleifen zur Entwicklung einer Generalisierten Angststörung führen. In einem anderen Fall kann dieser entgleiste kognitive Prozess in Kombination mit einem geringen Selbstwert eine Depression begünstigen. In einem dritten Fall kann er gemeinsam mit einer erhöhten Selbstaufmerksamkeit für körperliche Symptome eine somatoforme Störung bedingen. Ein übertriebener Ruminationsprozess kann aber auch ohne große Folgen bleiben. Eine Patientin, die sich ständig Sorgen machte, berichtete, dass dies ihre Art sei, anderen Menschen nahe zu sein. Sich Sorgen zu machen bedeute, dass es ihr gut gehe und sie sich mit anderen Menschen verbunden fühle. Sie belaste das Sich-Sorgen-Machen nicht. Bei ihr hatte der Sorgenprozess sogar positive Auswirkungen, da sie dadurch Kontakte über ihr Fürsorgemotiv aufrechterhielt.

Diese Ausführungen verdeutlichen, dass das diagnoseorientierte Vorgehen vor allem Faktoren berücksichtigt, die überindividuell sind oder allgemeine Auswirkungen darstellen. Der prozessbasierte Ansatz interessiert sich dagegen für ideographische Prozesse, die für die Entstehung und Aufrechterhaltung von seelischem Leid bei einer bestimmten Person, in einem bestimmten Kontext zu einer bestimmten Zeit verantwortlich sind (Hofmann & Hayes, 2018).

3 Theoretische Grundlagen der prozessbasierten Therapie

In diesem Kapitel werden die wichtigsten theoretischen und empirischen Grundlagen zusammengefasst, die zur Entwicklung des prozessbasierten Ansatzes in der Tradition der kognitiven Verhaltenstherapie geführt haben. Sie erweitern die bewährten kognitiv-behavioralen Konzepte um die Erkenntnisse der komplexen Netzwerktheorie und die empirischen Befunde zu transdiagnostischen Vulnerabilitäts- und Reaktionsprozessen, welche zur Entwicklung und Aufrechterhaltung von psychischen Störungen beitragen. Dabei stellt der prozessbasierte Ansatz keine neue Therapieschule dar, sondern nimmt eine andere Betrachtungsebene ein. Anstatt psychische Störungen auf einer diagnostischen oder symptomatischen Ebene zu betrachten, werden die Prozesse analysiert, die zur Entwicklung dieser Phänomene beigetragen haben. Auf dieser Ebene kann man erkennen, wie individuelle, dynamische Prozesse sich gegenseitig beeinflussen und dadurch eine Störungsdynamik entfalten. Damit stehen Prozess- und Netzwerkeigenschaften im Fokus, die darüber entscheiden, ob die Wechselwirkungen ein stabiles funktionales System oder ein pathologisches Netzwerk bilden.

3.1 Prozessebene: Raum zwischen Narrativ und Diagnose

Wenn sich ein Mensch in psychotherapeutische Behandlung begibt, erzählt er in der Regel eine Geschichte. Von seinen Problemen und davon, welche Auswirkungen diese auf sein Wohlbefinden, seine Arbeit oder sein privates Umfeld haben. Dieses Narrativ fügt die wahrnehmbaren Aspekte des Erlebens einer psychischen Störung aus Sicht der Patientin zu einer plausiblen Geschichte zusammen. Es enthält meist Vermutungen über Ursachen und Kausalzusammenhänge. „Nachdem ich eine neue Chefin bekommen habe und der Druck bei der Arbeit stieg, habe ich Schlafstörungen entwickelt, war gereizt und niedergeschlagen, habe mich zurückgezogen, war unmotiviert und antriebslos“, könnte eine Patientin im Erstgespräch erzählen. Die Symptome sind die einzelnen Elemente ihres Narrativs.

Gemäß der aktuellen diagnoseorientierten Behandlungspraxis wird der Therapeut Symptome aus dem Erzählstrom herauslesen und auf eine Diagnoseebene abstrahieren. Nach dieser Logik ist beispielsweise das Verhalten der neuen Chefin ein situativer Auslöser für eine depressive Erkrankung. Elemente der Geschichte, wie traurige Stimmung, Konzentrationsstörungen oder Schlafstörungen, sind Symptome einer Depression nach der ICD oder dem DSM. Dadurch wird aus den individuellen, miteinander vernetzten Problemen eine behandlungsbedürftige Krankheit. Ist diese korrekt erfasst, kann die passende Leitlinie oder das Behandlungsprotokoll ausgewählt werden (Hofmann & Hayes, 2018; Stangier, 2019). Die Komplexität ist durch diese Vorgehensweise überschaubar.

Für ein Gesundheitssystem mit begrenzten Ressourcen ist eine solche „mechanistische" Vorstellung von psychischem Leid attraktiv. Sie verspricht ein hohes Maß an Standardisierung, Qualitätskontrolle und Übertragbarkeit (Harvey et al., 2009). Dieses in Abbildung 4 vereinfacht dargestellte Vorgehen spiegelt auch die Entwicklung der kognitiven Verhaltenstherapie der letzten Jahrzehnte wider, die durch den Versuch gekennzeichnet ist, strukturierte, störungsspezifische und evidenzbasierte Therapien für die im DSM und in der ICD aufgelisteten psychischen Erkrankungen zu entwickeln und die Behandlung durch Manualisierung zu vereinfachen (vgl. auch Abb. 5). Empirisch abgesichert wurde dieses Vorgehen durch Wirksamkeitsstudien, die belegen, dass die diagnoseorientierte Behandlung signifikante Effekte zeigt (Harvey et al., 2009; Stangier, 2019; Hofmann et al., 2016).

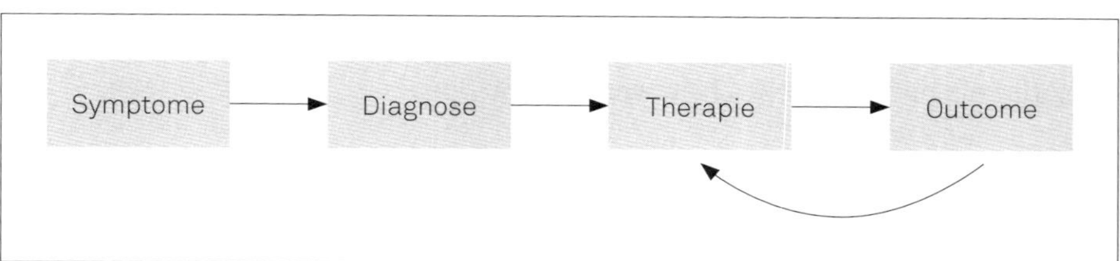

Abbildung 4: Einfaches Modell einer evidenzbasierten Behandlung von psychischen Erkrankungen

Der prozessbasierte Ansatz fokussiert dagegen – wie in Abbildung 5 dargestellt – auf den Raum zwischen dem Erleben der Patientin und der kategorialen Ebene der Diagnose. Diese „Zwischenebene" ist die Ebene der Emotionsverarbeitung, der moderierenden kognitiven oder behavioralen Prozesse als Reaktionen auf Anforderungen, die entscheidend sind für die Entwicklung von Psychopathologie. Daher müssen Ansätze zur Veränderung auf dieser Ebene ansetzen (Hofmann & Hayes, 2018; Hayes, Hofmann & Ciarrochi, 2020; Dalgleish et al., 2020; Harvey et al., 2009; Cramer, Waldorp, van der Maas & Borsboom, 2010; Frank & Davidson, 2014).

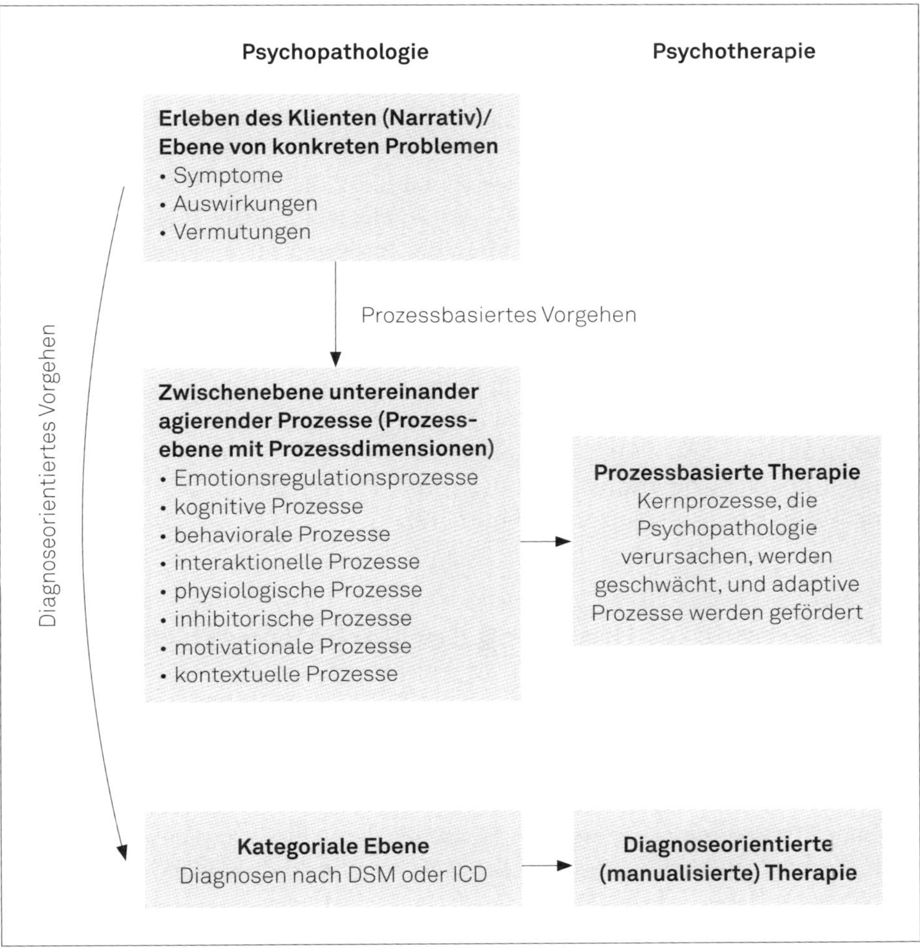

Abbildung 5: Vereinfachte Darstellung des diagnoseorientierten und prozessbasierten Vorgehens. Beim diagnoseorientierten Vorgehen wird vom Problemerleben ausgegangen und eine Diagnose abgeleitet; die Therapie erfolgt entsprechend der Behandlungsleitlinien. Beim prozessbasierten Vorgehen werden die auf einer „Zwischenebene" stattfindenden Prozesse analysiert und behandelt.

Auf der Ebene der Prozesse sind die inzwischen empirisch gut belegten störungsübergreifenden Kernprozesse zu finden, die Psychopathologie begründen (Hofmann & Hayes, 2018; Dalgleish et al., 2020; Harvey et al., 2009). In den Kapiteln 5.2 und 5.3 zu den Vulnerabilitäts- und Reaktionsmechanismen werden diese ausführlicher beschrieben. In der klinischen Prozessforschung sind dies die Mediatoren und Moderatoren, die auf prozessualer Ebene für die Entwicklung, Aufrechterhaltung und Veränderung von Psychopathologie verantwortlich sind (Hayes & Hofmann, 2018b; Hofmann & Hayes, 2018; Frank & Davidson, 2014).

Aus einer prozessbasierten Perspektive geht es also weniger darum, „zugrunde liegende" Krankheiten zu heilen, sondern Prozesse zu fördern, die den adaptiven und flexiblen Umgang mit Anforderungen ermöglichen (Hayes, Hofmann, Stanton, Carpenter, Sanford, Curtiss & Ciarrochi, 2019; Hayes et al., 2020). Der Ansatz fokussiert auf den in Abbildung 5 dargestellten Zwischenraum, indem er die untereinander interagierenden Prozesse analysiert, die zur Entstehung oder Festigung von pathologischen Netzwerkverknüpfungen beitragen (Hayes et al., 2015; Stangier, 2019; Cramer et al., 2010). Auf der Basis von Prozessanalysen werden Interventionen ausgesucht, die systemrelevante Prozesse des pathologischen Netzwerkes schwächen oder unterbrechen (z. B. dysfunktionaler Aufmerksamkeitsfokus) und zugleich hilfreiche Systemaktivität (z. B. Etablieren von Feedbackschleifen) fördern (Hayes et al., 2015; Dalgleish, et al., 2020; Hayes, Monestès & Wilson, 2018). Im Kern geht es bei adaptiven Reaktionen stets um die Flexibilität in Bezug auf die in Abbildung 5 angeführten Prozessdimensionen, um eine langfristige Anpassung zu ermöglichen (Bonanno, Papa, Lalande, Westphal & Coifman, 2004; Papa, Emerson & Epstein, 2018).

3.2 Prozesse: Ursprung der Verhaltenstherapie

Der prozessbasierte Ansatz stellt keine neue Therapieschule dar. Vielmehr erweitert er die kognitiv-verhaltenstheoretischen Theorien um das Prozesswissen der Psychotherapieforschung der letzten Jahre. Der Ansatz integriert dabei Modellvorstellungen der komplexen Netzwerkwerktheorie und fokussiert auf zugrunde liegende Verarbeitungsprozesse, die Menschen daran hindern, sich aus einem pathologischen Netzwerk aus belastenden Gefühlen, unproduktiven Gedanken und Verhaltensmustern zu lösen (Hofmann & Hayes, 2018; Hayes & Hofmann, 2020; Hofmann et al., 2016; Stangier, 2019; Hayes et al., 2015).

Die prozessbasierte Perspektive ist also nicht neu und führt überdies als Weiterentwicklung der kognitiven Verhaltenstherapie diese gewissermaßen zurück zu ihren Wurzeln der funktionalen Analyse. Die Verhaltenstherapie ist in ihrem Kern von Anfang an adiagnostisch gewesen und untersuchte *individuelle* Lern*prozesse,* die sowohl *normales* als auch *pathologisches* Verhalten erklärten (Kanfer, Reinecker & Schmelzer, 2006; Harvey et al., 2009). Nach und nach integrierte die psychologische Verhaltensforschung immer mehr Prozesse – kognitive, emotionale, motivationale, physiologische und interpersonelle – in ihre Analyse der Bedingungsfaktoren. Der Fokus war aus Sicht der Verhaltensforschung streng auf die Prozesse hinter dem sichtbaren Verhalten gerichtet. Man verstand sehr früh, dass einzelne Reaktionsmuster durch klassische Konditionierung verknüpft und automatisiert werden und dass nachgelagerte verstärkende (operante) Prozesse in der Lage sind, maladaptive Verknüpfungen zu stärken (Dixon & Rehfeldt, 2018; Harvey et al., 2009). Ziel von Psychotherapie ist es aus dieser Perspektive, etablierte, rigide, aber maladaptive Verknüpfungen (zwischen einem Auslöser und einer Reaktion) zu lösen und adaptivere, an Zielzuständen ausgerichtete Verknüpfungen (zwischen einer Reaktion und einer Folge bzw. Konsequenz) zu entwickeln (Hayes, Monestès & Wilson, 2018).

Die Pioniere der Verhaltenstherapie bildeten die Entstehung von problematischem Verhalten noch in einem linearen Prozessmodell ab (vgl. Abb. 6). Das SORKC-Schema beinhaltet situative Auslöser (S), Vulnerabilitätsmechanismen (O), problematische Reaktionsweisen (R) und nachgelagerte, aufrechterhaltende Kontingenzen (K) und Verstärkerprozesse bzw. Konsequenzen (C). Dieses verhaltenstherapeutische Modell bildet auch heute noch das therapeutische Rational ab. Im Prinzip geht es bereits von einem multidimensionalen Diathese-Modell aus, ist aber noch relativ linear ausgerichtet. Es berücksichtigt vor allem störungsimmanente Bedingungsfaktoren, die zu einer problematischen Reaktion führen. Situative Bedingungen stellen in der Regel Auslöser dar. Rückkoppelungsprozesse sind auf die operante Wirkung der Konsequenzen auf die problematische Reaktion beschränkt (Kanfer et al., 2006).

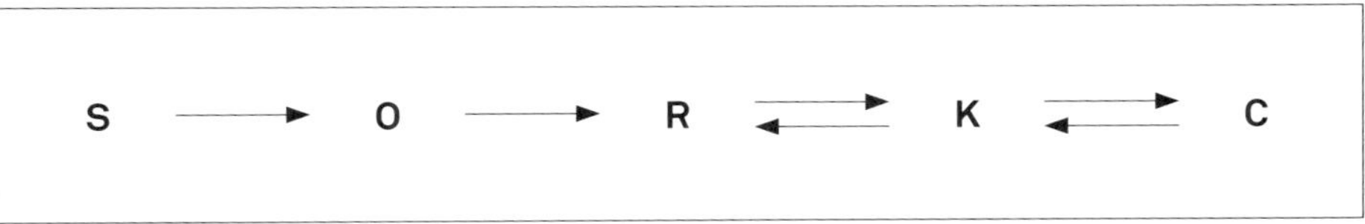

Abbildung 6: Relativ lineare Vorstellung von der Entstehung einer psychischen Störung gemäß SORKC-Schema, ergänzt um Pfeile, die auf kausale Wirkzusammenhänge (→) und Rückkoppelungsprozesse (←) hinweisen

Diese linearen Vorstellungen prägen bis heute unser Verständnis von der Entstehung und Aufrechterhaltung psychischer Störungen. Es ist jedoch zu einfach gedacht, das SORKC-Schema von links nach rechts zu lesen und davon auszugehen, dass kausale Beziehungen sich entlang dieser Achse bewegen. Psychopathologie ist nicht statisch, sondern dynamisch, multimodal und vernetzt. Wir haben es daher nicht mit einer einzelnen Reaktion, sondern mit einem freigesetzten, sich selbst aufrechterhaltenden Netz von Reaktionsmustern zu tun, die kontinuierliche Rückkoppelungsprozesse auf allen Systemebenen auslösen.

Die Wechselwirkungen zwischen den einzelnen Prozessdimensionen (kognitive, emotionale Reaktionen etc.) lassen sich mithilfe von Verbindungspfeilen veranschaulichen. Das so entstandene Schaubild gibt einen Überblick, welche Prozessdimensionen miteinander interagieren und dadurch eine Art „Kraftfeld" bilden. Das in Abbildung 7 dargestellte SORKC-Modell enthält einige beispielhaft eingezeichnete Wechselwirkungen auf Prozessebene. Dickere Pfeile zeigen eine starke Beeinflussung an, und kreisförmig verlaufende Pfeile deuten auf selbstverstärkende Prozesse hin (Hofmann et al., 2016; Hayes et al., 2015). Die Aktivierung verläuft nicht von links nach rechts, sondern folgt individuellen Reaktionsmustern, die auch von rechts nach links verlaufen können oder wie eine Flipperkugel zwischen zwei Elementen oszillieren. Beispielsweise führt eine angstauslösende Situation (S) aufgrund von Vulnerabilitätsfaktoren (O) zu Vermeidungsverhalten (R), aber Vermeidungsverhalten kreiert auch neue angstauslösende Situationen (S) und verstärkt Vulnerabilitätsfaktoren (O) wie Disstressintoleranz. Auch können einzelne Prozessdimensionen sich selbst verstärken. Das kann zum Beispiel der Fall sein, wenn eine kognitive Aktivität immer mehr kognitive Aktivität erzeugt, Vermeidung immer mehr Vermeidung nach sich zieht oder negative Gefühle zu mehr negativen Gefühlen führen (vgl. die runden Pfeile in Abb. 7). In dem in Abbildung 7 dargestellten, „ausgeklappten" SORKC-Schema stecken die prozessualen Informationen sozusagen „in den Pfeilen", die zwischen den Systemebenen (kognitive, emotionale, behaviorale, somatische und interaktionelle Ebene) bzw. Prozessdimensionen verlaufen (Hofmann et al., 2016). Schließlich können Wechselwirkungen systemübergreifend auftreten, sodass emotionale Aktivität Einfluss auf die Beziehungsregulation hat oder den Kontext verändert (Hayes et al., 2015).

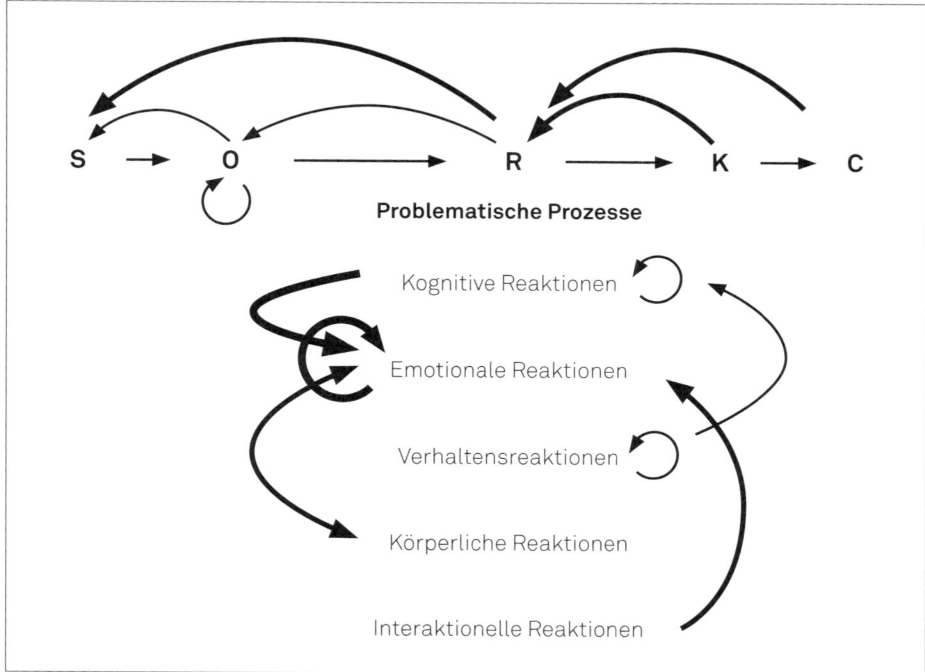

Abbildung 7: SORKC-Schema, bei dem Wechselwirkungen zwischen einzelnen Prozessdimensionen mithilfe von Pfeilen dargestellt sind. Die Dicke der Pfeile stellt die Stärke der Verbindung dar. Wesentlich sind Rückkoppelungsprozesse, aber auch selbstverstärkende Prozesse, bei denen der Pfeil zum Ausgang zurückführt.

In Abbildung 8 sind die Wechselwirkungen einer möglichen psychopathologischen Entwicklung mit einer durchgezogenen Linie nachgezeichnet, um die multidimensionale Interaktivität zu verdeutlichen. Dieses Nachzeichnen der Wechselwirkungen auf Prozessebene erzeugt ein individuelles Aktivierungsmuster oder eine prozessuale Netzwerklandkarte. Sind bestimmte Elemente stark miteinander verbunden, werden die Linien stärker. Das macht Prozesspfade und wichtige Knotenpunkte sichtbar. Auch zirkuläre Muster werden so erkennbar und deuten Teufelskreise an. Im Beispiel in Abbildung 8 zeigen sich Teufelskreise zwischen emotionalen und kognitiven Prozessen und eine starke Wechselwirkung zwischen interaktionellen Prozessen und situativen Auslösern. Die Abbildung zeigt also eine hypothetische Landkarte von Verknüpfungen, also von Netzwerken. Solche Netzwerklandkarten lassen sich auch real berechnen, wenn man die einzelnen Prozessdimensionen längsschnittlich erfasst und kontinuierlich auf individueller Ebene statistische Zusammenhangsmaße berechnet (Hayes & Andrews, 2020).

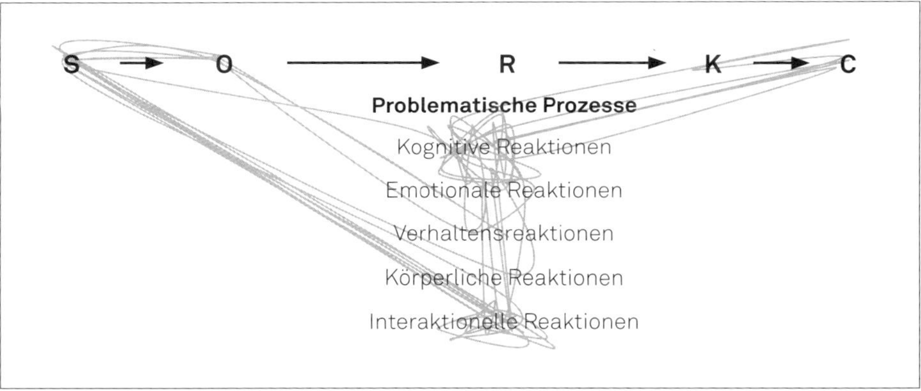

Abbildung 8: SORKC-Schema mit Aktivierungsmuster. Dieses weist auf relevante Kernprozesse hin und zeigt Wechselwirkungen auf.

Betrachtet man das SORKC-Modell unter diesen dynamischen Gesichtspunkten, wird deutlich, dass die übergeordneten Prozesskomponenten (S-O-R-K-C) keine lineare Abfolge von abgeschlossenen Prozessschritten darstellen. Weniger wichtig ist der Inhalt der kognitiven Reaktionen oder die konkret gezeigte Emotion, sondern es sind die Wechselwirkungen, die eine verstärkende Dynamik im System erzeugen. Diese Wechselwirkungen sind nonlinear und multidimensional (Hayes et al., 2015; Hayes & Andrews, 2020). Wie diese ausfallen, ist individuell: Beispielsweise kann je nach prädisponierenden Faktoren eine negative Verstärkung durch Vermeidung bei Person X eine starke Netzwerkdynamik erzeugen, während sie bei Person Y eine geringe Wirkung entfaltet. Diese Dynamik könnte bei Person X unter Umständen maßgeblich eine Sucht aufrechterhalten, während sich bei Person Y keine pathologische Netzwerkstruktur entwickelt. Würde man die Wechselwirkungen so wie in Abbildung 7 in das SORKC-Schema einzeichnen, würden im ersten Fall dicke Pfeile von der negativen Verstärkung (C) zu verschiedenen Elementen des Schemas hin verlaufen. Die komplexe Netzwerkvorstellung „erweckt" sozusagen das SORKC-Schema „zum Leben" und macht Dynamiken sichtbar.

Der prozessbasierte Ansatz richtet also den Blick auf diese prozessualen Informationen. Er analysiert, wie kognitive, emotionale und behaviorale Prozesse sich gegenseitig dynamisch beeinflussen und so ein pathologisches Netzwerk aus Reaktionsmustern bilden. Er „fächert" das SORKC-Schema sozusagen auf und fokussiert darauf, was „im Raum" zwischen den Elementen S-O-R-K-C passiert. Zugleich beschränkt er die psychische Störung nicht auf eine isolierte Diagnosestellung, sondern erweitert die Sichtweise störungsübergreifend auf das Netz von Prozessverknüpfungen, welche die gesamte Psychopathologie konstituieren (Hofmann & Hayes, 2018).

Wenn wir ein Störungsmodell erstellen bzw. aufzeichnen, betrachten wir oftmals den Inhalt oder den Text, den wir als einzelne Elemente bzw. Bestandteile des Modells (oftmals in „Kästchen") notieren. Aus prozessbasierter Sicht sollte jedoch nicht diesen „Kästchen", also den einzelnen Störungselementen, sondern den Verbindungen und Zusammenhängen (den Verbindungspfeilen) zwischen ihnen mehr Beachtung geschenkt werden. Eine solche Sichtweise ist zunächst ungewohnt: Die relevante Information über die Entstehung und Aufrechterhaltung des Störungsbildes steckt nicht im Text (in den „Kästchen") des Störungsmodells, sondern in den Verbindungslinien bzw. -pfeilen, die je nach Stärke der Verbindung unterschiedlich dick ausgeprägt sind und die entsprechende Wirkungsrichtung anzeigen (Hayes et al., 2015). Ein Beispiel: Das Störungsmodell eines depressiven Patienten enthält das Element „negative Selbstbewertung". Vermutlich würde man dazu neigen, die negative Selbstbewertung als depressives Symptom im Rahmen der Therapie zu bearbeiten. Wenn man sich jedoch über die einzelnen Elemente des Störungsbildes hinaus die Stärke und Richtung der Verbindungen zwischen ihnen ansieht, könnte man erkennen, welche Rolle die negative Selbstbewertung in diesem individuellen Störungsmodell spielt. Wenn im Störungsmodell vom Element „negative Selbstbewertung" viele Pfeile zu weiteren depressiven Symptomen ausgehen, dann handelt es sich dabei um einen wichtigen aufrechterhaltenden Faktor der Depression, der in der Therapie bearbeitet werden sollte. Handelt es sich allerdings um ein schwach vernetztes Element oder verlaufen die Pfeile von anderen Netzwerkelementen hin zur „negativen Selbstbewertung", ist dieses Element für die Aufrechterhaltung der Depression nicht relevant. Es ist dann das Resultat anderer depressiver Prozesse, spielt für eine Veränderung des gesamten pathologischen Netzwerkes jedoch keine wesentliche Rolle und wird sich höchstens über eine Veränderung anderer Elemente ändern. In diesem Fall kann die negative Selbstbewertung in der Therapie vernachlässigt werden.

Prozessmodellen begegnen wir auch im Alltag: Sie stellen die Grundlage für die Wettervorhersage dar. Mithilfe solcher Modelle können Meteorologen anhand der Daten z. B. einen sich nähernden Tornado erkennen. Das durch das Modell visualisierte Zusammenspiel von Windgeschwindigkeit, Luftdruck und Windbewegungen deutet aber nicht auf eine zugrunde liegende Wetterkrankheit namens „Tornado“ hin, sondern bildet das multidimensionale, komplexe System des Tornados ab. Eine prozessbasierte Sicht auf psychische Störungen ermöglicht eine ähnliche Betrachtungsweise, indem sie die an einem psychischen Störungsgeschehen beteiligten multimodalen Wechselwirkungen auf Prozessebene berücksichtigt. Das Ziel ist es, psychische Störungen irgendwann auf der Basis von datengenerierten Modellen auf ähnliche Weise „sichtbar zu machen“, sodass sich daraus ablesen lässt, dass z. B. ein „emotionaler Tornado“ im Entstehen ist (vgl. Kap. 14).

3.3 Allostase-Modell

Allostase (griechisch: allo = variabel, stase = stabil; Erreichen von Stabilität durch Veränderung) beschreibt einen Prozess, durch den der Körper in Anforderungssituationen durch körperliche und psychologische Reaktionen eine Stabilität aufrechterhält bzw. nach einer Erschütterung zum Ausgangszustand zurückkehrt. Das Allostase-Konzept sieht komplexe, dynamische und variable Anpassungsreaktionen auf körperlicher und psychischer Ebene als wesentlich an. McEwen (2003) konnte beispielsweise den besonderen Einfluss von sozialem Stress auf die Stressachse (Hypothalamus-Hypophysen-Nebennierenrinden-Achse) in Form von Ausschüttung von Cortisol und Katecholoaminen demonstrieren. Dabei spielen Erwartungen, die Antizipation und die Bewertung von Anforderungssituationen eine zentrale Rolle bei der Regulation der untergeordneten Systemebenen. Das allostatische Modell hilft so, die Stabilität durch Variabilität von komplexen Systemen zu erklären, und berücksichtigt die starke Verzahnung von neurologischen, psychologischen und sozialen Prozessen (McEwen, 2003; Sterling, 2004).

Ein adaptives Netzwerk hält eine dynamische Spannung zwischen Stabilität und Variabilität aufrecht und bildet dadurch ein relatives Gleichgewicht dieser beiden Zustände. Diese stabilen Muster in einem Netzwerk werden auch „attractor states“ oder „Attraktoren“ genannt. Die Kräfte zwischen den Attraktoren bilden ein stabiles Gleichgewicht. Bei Erschütterungen des Netzwerkes wird dieses allostatische Gleichgewicht durch eine Aktivierung von Attraktoren oder durch inhibitorische Prozesse, die eine Systemkohärenz erzeugen, wiederhergestellt. Netzwerkerschütterungen werden vom Gesamtsystem absorbiert, und das Netzwerk kehrt in den bevorzugten, stabilen Zustand zurück. Das heißt, ein stabiles Netzwerk wehrt sich gegen Veränderungen.

Psychotherapie versucht, eine ungünstige Netzwerkstruktur (ein Netz aus depressiven Symptomen) zu destabilisieren und mithilfe von neuen Verknüpfungen eine neue, positivere und flexiblere Netzwerkstruktur zu etablieren. Das erfordert jedoch eine strukturelle Veränderung der bestehenden Netzwerkstruktur. Eine Veränderung von einer Netzwerkstruktur in eine andere erfordert daher eine Transformation durch eine Reihe von Zuständen von relativer Stabilität und Variabilität sowie eine Verschiebung von Attraktorzuständen. Ein depressiver Patient, bei dem negative Gedanken und Gefühle im Einklang mit Rückzugsverhalten und negativen Zukunftserwartungen stehen, kann nicht nahtlos von diesem Zustand in einen Zustand der Zuversicht und Selbstwirksamkeit wechseln. Das bestehende depressive Netzwerk konkurriert zunächst mit der potenziell neuen Netzwerkstruktur. Veränderungen sind daher oftmals rupturhaft und wechseln sich mit Phasen der Stagnation oder eines Rückfalls in alte Netzwerkzustände ab. Das ist manchmal als plötzliche Verbesserung in der Therapie („sudden gains") oder als plötzliche Dekompensation beobachtbar (Hayes et al., 2015; Hofmann et al., 2016).

Das Allostase-Modell ist für die prozessbasierte Psychotherapie interessant, da es die Bedeutung von multimodaler Variabilität auf Prozessebene für die Beibehaltung eines stabilen gesunden Zustandes erklärt. Nichts tun oder selbstregulative Prozesse bremsen zu wollen (Vermeidung) führt zu einem Verlust von Variabilität und Stabilität. Gesunde Regulationsprozesse sind von kontinuierlichen, feinabgestimmten, flexiblen Anpassungsprozessen geprägt. Störungen auf dieser Ebene, die eine Anpassung verhindern, können psychopathologische Zustände bedingen. Paradoxerweise ist Variabilität die Basis für Stabilität, und umgekehrt führt Rigidität zu Systeminstabilität (Carver, 2004).

3.4 Psychopathologie: Komplexe dynamische Netzwerke

Im Rahmen von System- und Netzwerktheorien kann man sich psychische Störungen – aber auch psychische Gesundheit – als ein Kraftfeld interagierender Prozesse vorstellen, bei dem die einzelnen Elemente in permanenter Wechselwirkung stehen. Das Resultat ist ein dynamisches komplexes Netzwerk, bei dem emotionale, kognitive, behaviorale, physiologische und interaktionelle Reaktionsmuster mit früheren Schemata und Modi interagieren und eine neuronale Netzwerkstruktur bilden (Hayes et al., 2015). Die Prozesse des Netzwerkes bilden dabei ein selbstregulatives Gleichgewicht, dass bei Erschütterungen immer wieder in den Ursprungszustand zurückkehrt, sofern die Kräfte und Änderungen keine Neuorganisation erfordern. Die Gestalt dieses Netzwerkes wird von den Prozessmustern bestimmt, also davon, wie stark einzelne Prozesse miteinander verknüpft sind. Psychische Störungen, wie wir sie aktuell definieren, sind demnach Ausschnitte eines Prozess- oder Aktivitätsmusters in einem komplexen Netzwerk, bei dem maladaptive Prozesse die Netzwerkaktivität bestimmen.

Die Netzwerktheorie ist ein Zweig der Mathematik, der sich mit Verbindungen zwischen Objekten bzw. Elementen befasst. Sie hilft, komplexe Prozesse zu visualisieren, und wurde bereits zur Beschreibung unterschiedlicher komplexer Phänomene (z. B. ökologischer Systeme, Wettersysteme, Computersysteme, sozialer Systeme) genutzt. Ein Netzwerk besteht aus „nodes“ (Elementen) und „edges“ – Verknüpfungen oder Assoziationen zwischen den „nodes“, die als Linien dargestellt werden (vgl. Abb. 9). In einem gewichteten Netzwerk wird die Stärke der Assoziation zwischen zwei Elementen mittels einer Pearson-Korrelation und durch die Dicke der Verbindungslinie dargestellt. Auf diesem Wege kann die Bedeutsamkeit einzelner Elemente – oder in unserem Fall Prozessdimensionen – berechnet werden. Zusammenhänge auf Prozessebene werden dadurch sichtbar. Zentrale Elemente sind solche, deren Aktivität sich in große Teile des Netzwerkes ausbreitet. Sie haben meist viele Verbindungen zu anderen Elementen des Netzwerkes und entfalten dadurch eine Hebelwirkung. In einem sozialen Netzwerk wäre ein zentrales Element eine Person, die einen großen Einfluss auf viele andere Mitglieder hat.

Komplexe Netzwerke weisen bestimmte Strukturen oder Topologien mit einem typischen Aktivitätscluster auf. Auf Psychopathologie übertragen, konnten verschiedene Forschungsgruppen für Depressionen (Hayes et al., 2015), komplizierte Trauer (Robinaugh, Miller & McNally, 2016), Generalisierte Angststörung (Barthel et al., 2020) und Posttraumatische Belastungsstörung (McNally, Robinaugh, Wu, Wang, Deserno & Borsboom, 2015) prozessuale Zusammenhänge zwischen Symptomkomplexen in komplexen Netzwerkmodellen visualisieren (vgl. auch Hofmann et al., 2016; Bringmann et al., 2013). Auf genauere Beispiele wird in Kapitel 3.8 eingegangen.

Die Netzwerktheorie erlaubt damit die Übertragung von Erkenntnissen aus der Chaostheorie. Die Chaostheorie ist ein Zweig der nicht linearen Dynamik und beschäftigt sich mit Ordnungen in speziellen dynamischen Systemen, bei denen Wechselwirkungen dazu führen, dass Auswirkungen und deren zeitliche Entwicklung nicht vorhersagbar erscheinen, obwohl die zugrunde liegenden Gleichungen deterministisch sind. Wellenbewegungen im Meer folgen einer Ordnung, sind aber dennoch nicht genau vorhersagbar. Ähnlich verhält es sich mit Psychopathologie aus Sicht der Netzwerktheorie: Wir können erklären, wie bestimmte Symptome entstehen, wir können nur nicht mit Sicherheit vorhersagen, wann und in welcher Stärke Symptome auftreten. Die Modellvorstellung von dynamischen Systemen hilft, nonlineare, dynamische und transformatorische Phänomene zu beschreiben.

Typisch für dynamische Netzwerke ist, dass sie bestrebt sind, ein gewisses Gleichgewicht zu erzielen. Resilienz wäre ein solcher stabiler Zustand, bei dem ein

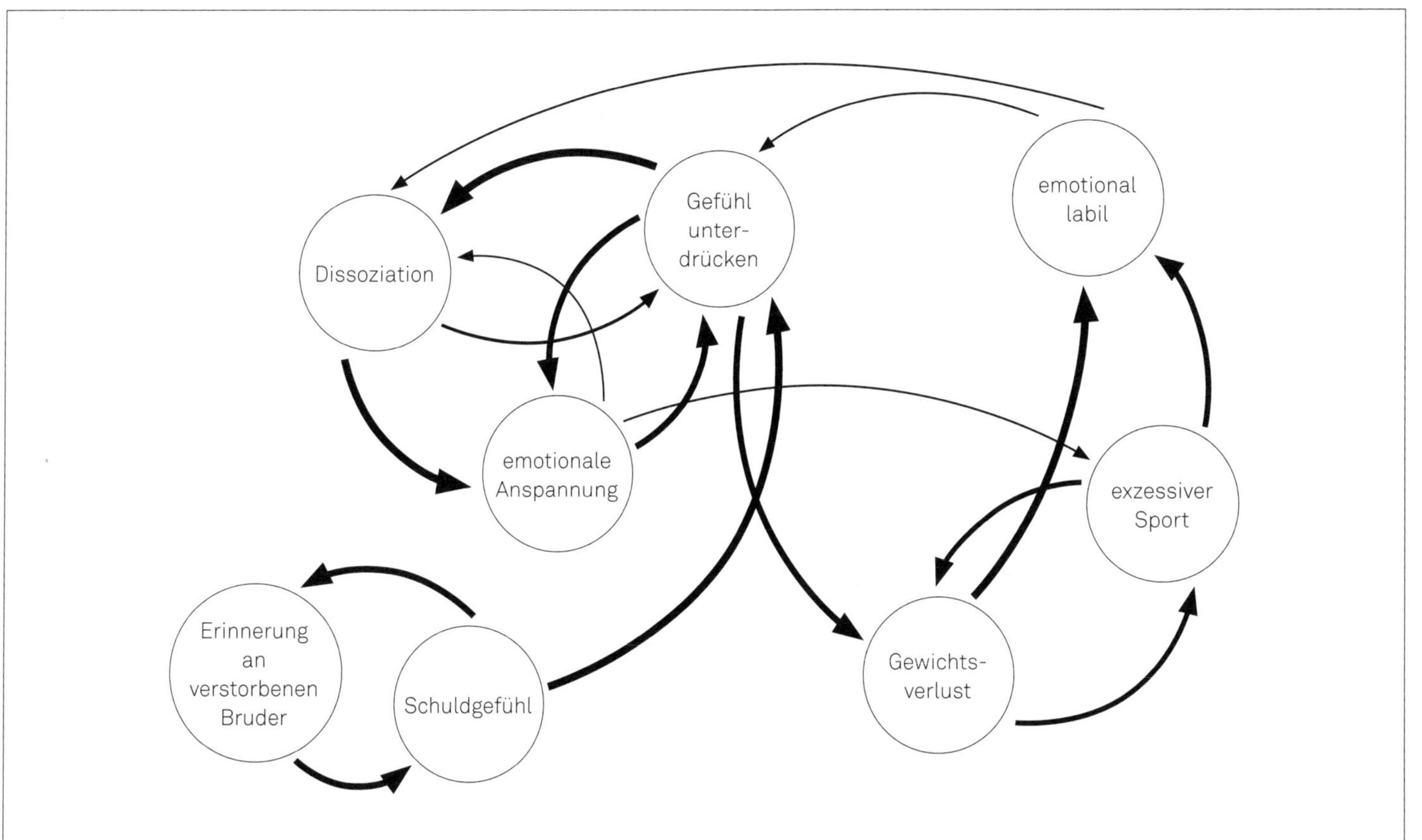

Abbildung 9: Beispielhaftes pathologisches Netzwerk einer Patientin mit Depressionen, einer dissoziativen Störung und einer Essstörung mit unterschiedlich starken Verbindungslinien

Mensch sich trotz Erschütterungen immer wieder stabilisiert. Bei stärkeren Störungen kann das System jedoch einen kritischen Punkt („Tipping Point“) überschreiten und kippt dann in einen neuen, möglicherweise als pathologisch erlebten Zustand. Die stabile Struktur zerbricht, das Netzwerk kann sich nicht wieder von allein stabilisieren, und ein als pathologisch erlebter Zustand stellt sich ein. Patienten berichten, dass sie sich immer als robust und stabil erlebt haben und auch Krisen ihnen nur wenig anhaben konnten. Ein bestimmtes Ereignis habe sie aber „zum Kippen“ gebracht, und seitdem würden sie sich nicht wiedererkennen. Sie seien gereizt, niedergeschlagen, hätten kein Selbstvertrauen und fühlten sich unwirksam. Das Gleiche gilt auch umgekehrt. Ein chronisch gewordener pathologischer Netzwerkzustand kann durch Therapie ebenso über einen Tipping Point gebracht werden, bei dem der pathologische Zustand überwunden wird und sich ein neuer adaptiverer Zustand in Form einer neuen Netzwerkstruktur stabilisiert (Hayes et al., 2015; Hofmann et al., 2016). Das ist der Fall, wenn beispielsweise im Rahmen der Therapie ein Traumanetzwerk, bestehend aus den Elementen Hyperarousal, Intrusionen und Erlebnisvermeidung, durch Expositionen und Förderung von adaptiven Emotionsregulationsstrategien an Stabilität verliert und ein adaptiveres Netzwerk mit den Elementen (Prozessen) Selbstberuhigung, Selbstmitgefühl und Habituation sich zunehmend als neuer Systemzustand etabliert.

Diese vernetzte Sichtweise ermöglicht es, individuelle komplexe Netzwerkmodelle von psychischen Störungen zu erstellen (Borsboom & Cramer, 2013; Borsboom, 2017; McNally, 2016; vgl. Hofmann et al., 2016). Eine psychische Störung ist die Summe der Netzwerkverbindungen, deren multimodale Netzwerkstruktur seelisches Leid erzeugt (Hofmann et al., 2016). Aus dieser Sicht löst ein belastendes Lebensereignis keine „Depression“ aus, welche die bekannten Symptome verursacht (Guze, 1992). Vielmehr setzt das Ereignis vielschichtige, miteinander interagierende Prozesse und Gegenprozesse in Gang, die in ihrer Netzwerkstruktur u.a. die Kriterien einer Depression erfüllen (Borsboom et al., 2011).

3.4.1 Zeitdimension: Variabilität über einen Zeitraum macht Prozesse sichtbar

Durch eine kategoriale Einordnung vermitteln psychiatrische Diagnosen den Eindruck einer relativ stabilen Entität. Wenn man die Symptomatik intraindividuell und längsschnittlich über Stunden, Tage, Wochen oder Jahre hinweg analysiert, lässt sich jedoch feststellen, dass sie vielen Schwankungen unterworfen ist (Watson, 2004; Molenaar, 2004). In diesen Schwankungen stecken Informationen über der Störung zugrunde liegende Prozesse. Dabei ist nicht die Variabilität zwischen Personen entscheidend (nomothetischer Ansatz), sondern die Variabilität innerhalb einer Person über die Zeit hinweg. Nur über die zeitliche Dimension erhält man Hinweise auf individuelle Prozesse, die an der Entwicklung und Auf-

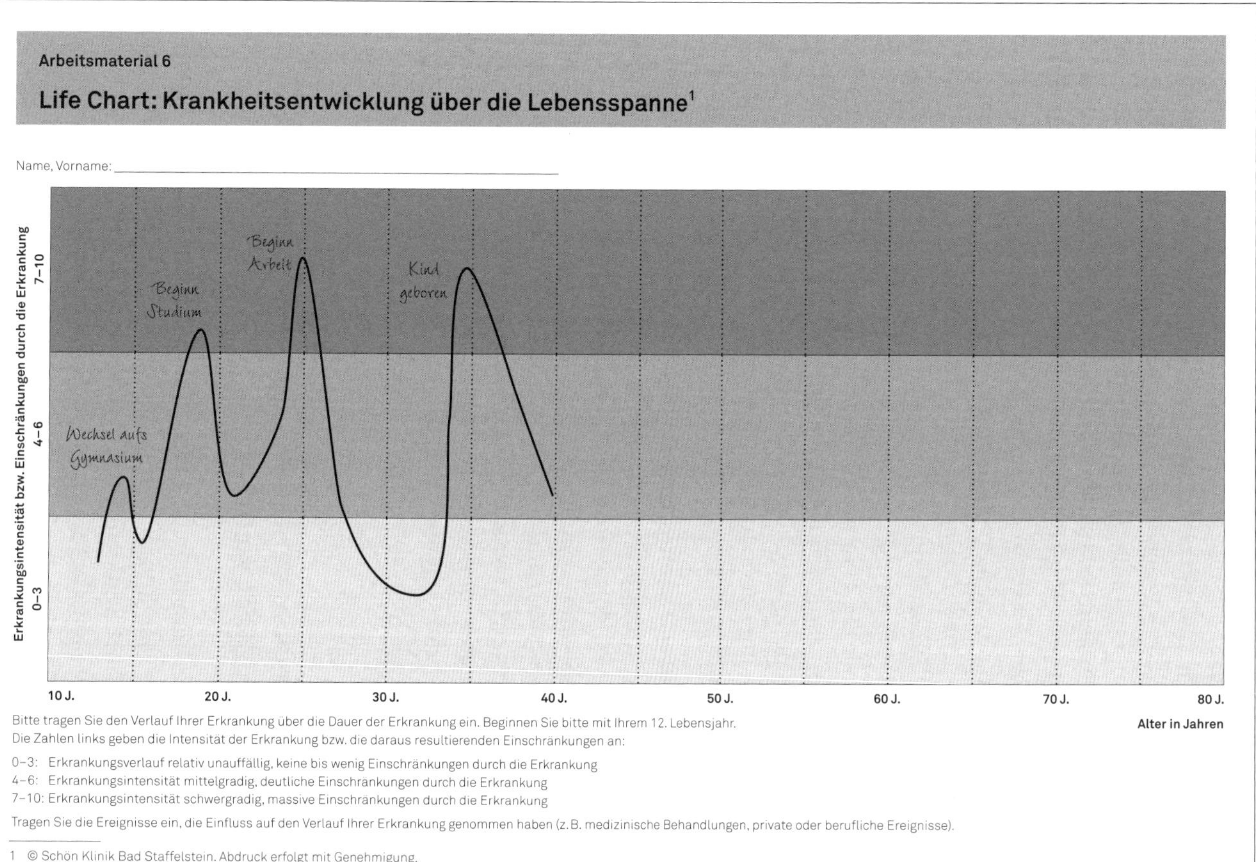

Abbildung 10: Beispiel für einen Verlauf von psychischen Beschwerden über die Lebensspanne (Life Chart)

rechterhaltung von Psychopathologie beteiligt sind. Die Zeiteinheit gibt den Auflösungsgrad der Analyse an. Betrachtet man die gesamte Lebensspanne, werden übergeordnete Einflussfaktoren des Kontextes sichtbar. Abbildung 10 zeigt die Entwicklung der psychischen Beschwerden einer 40-jährigen Patientin über ihre gesamte Lebenspanne hinweg. Ausprägungen im oberen Drittel (7–10) weisen auf eine starke Einschränkung und hohen Leidensdruck hin. Auf diese Weise erkennt man grobe Muster und typische Kontextvariablen: Bei dieser Patientin gehen Übergänge und neue Lebensanforderungen mit einer Zunahme psychischer Beschwerden einher.

Analysiert man dagegen kurze Sequenzen von Minuten bis Stunden, erhält man einen Blick auf Mikroprozesse. Abbildung 11 zeigt einen Ausschnitt aus einem Traumanetzwerk. Die genaue Analyse der wenigen Minuten, in denen es zu Intrusionen kommt, zeigt die hier abgebildeten Zusammenhänge zwischen den Prozessdimensionen, die an der Aufrechterhaltung dieser Intrusionen beteiligt sind. In dieser kurzen Sequenz lösen spezifische Trigger spontan und reflexhaft intrusive Erinnerungen aus. In der Folge reagiert die Patientin mit Unterdrückungsversuchen. Diese erzeugen paradoxerweise eine Zunahme der Intrusionen und eine Erhöhung des Hyperarousals. Das führt zu weiteren Kontrollversuchen auf kognitiver Ebene. Der selbstverstärkende Kreislauf zwischen intrusiven Erinnerungen, Suppressionsversuchen und Hyperarousal ist etabliert und führt zu einer weiteren Festigung der Symptomatik. In diesem Beispiel ist das Ziel in der Therapie, diese selbstverstärkenden Netzwerkverknüpfungen, die man als kreisförmige dicke Pfeile erkennt, zu unterbrechen. Ansatzpunkt könnte eine Verhinderung der Suppressionsversuche durch Konfrontationsmethoden und eine emotionale Neubewertung der Erinnerungen sein (McNally et al., 2015).

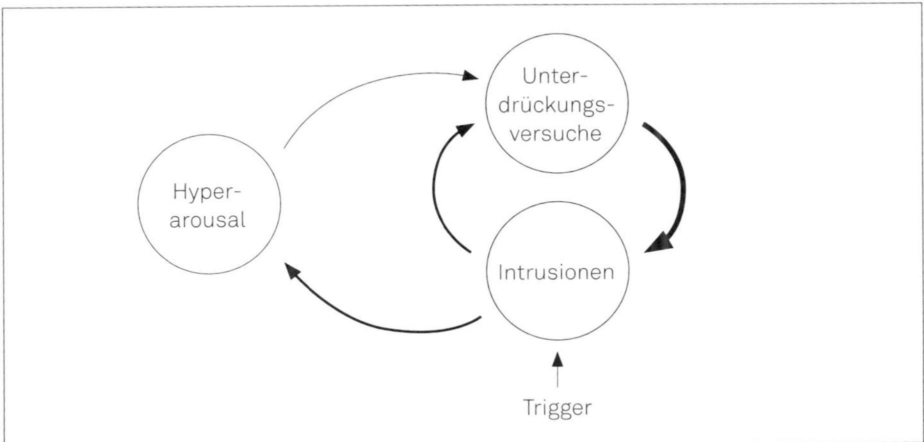

Abbildung 11: Ausschnitt aus einem Traumanetzwerk (pathologisches Netzwerk), das die Aufrechterhaltung von Intrusionen beschreibt

3.4.2 Stabile Netzwerke: Homogene und stark vernetzte Elemente

Hat sich ein Netzwerk auf Prozessebene etabliert, wird dieser Zustand relativ stabil und damit resistent gegenüber Veränderungen. Die Veränderungsresistenz ist abhängig vom Ausmaß der Vernetztheit (Konnektivität) und Homogenität der beteiligten Systemelemente. Netzwerke, die aus vielen homogenen Elementen bestehen und zugleich stark vernetzt sind, zeigen die Tendenz zur Bi-Stabilität, d.h., sie sind entweder gesund oder pathologisch. Aus der Netzwerkperspektive betrachtet versteht man unter Resilienz, wie schnell ein System sich von einer Destabilisierung erholt und die Ausgangsstruktur wieder annimmt. Weniger vernetzte Netzwerke verändern sich dagegen gradueller und langsamer (Scheffer et al., 2012; Hofmann et al., 2016; vgl. Abb. 12, linke Seite).

Der Widerstand gegen Veränderung von einmal etablierten Netzwerken ist in der Therapie durch die Reaktion auf Änderungsimpulse spürbar. Homogene und stark vernetzte Systeme sind stabiler als weniger vernetzte, heterogene Netzwerke (vgl. Abb. 12, rechte Seite). Versucht man, solche stabilen Systeme zu verunsichern, passiert zunächst nichts. Erst wenn die Erschütterung eine Schwelle überschreitet, kann es zu plötzlichen, rupturhaften Änderungen der Netzwerkstruktur kommen. Chronifizierte depressive Störungen bestehen oft aus homogenen und stark vernetzten Elementen, wie einer negativen Sicht auf sich und die Welt, negativen Affekten, negativem Aufmerksamkeitsbias. Dieser reflexhafte Widerstand in der Therapie sollte nicht als intentionale Abwehr oder fehlende Motivation gedeutet werden. Eine Netzwerkvorstellung hilft daher, zwischen der Stärke oder Resilienz des Störungsnetzwerkes und der Motivation des Betroffenen zu unterscheiden.

3.4.3 Entwicklung von psychischen Störungen aus Netzwerkperspektive

Die Eigenschaften der Netzwerke haben auch einen Einfluss auf den Beginn von psychischen Störungen. Abbildung 13 illustriert verschiedene Verläufe bei der Entwicklung einer psychischen Störung (nach Nelson, McGorry, Wichers, Wigman & Hartmann, 2017). Die dort dargestellten bekannten Phänomene aus der klinischen Praxis lassen sich durch die statischen, linearen Krankheitsmodelle nach ICD oder DSM (Nelson et al., 2017) jedoch nicht erklären; aus der Netzwerkperspektive und der dynamischen Systemtheorie sind solche Entwicklungen hingegen zu erwarten. Daher sollen die in Abbildung 13 dargestellten Entwicklungsverläufe im Folgenden aus der Netzwerkperspektive erklärt werden, wobei die Art des Verlaufs von der Vernetztheit und Homogenität der Netzwerkstruktur abhängt.

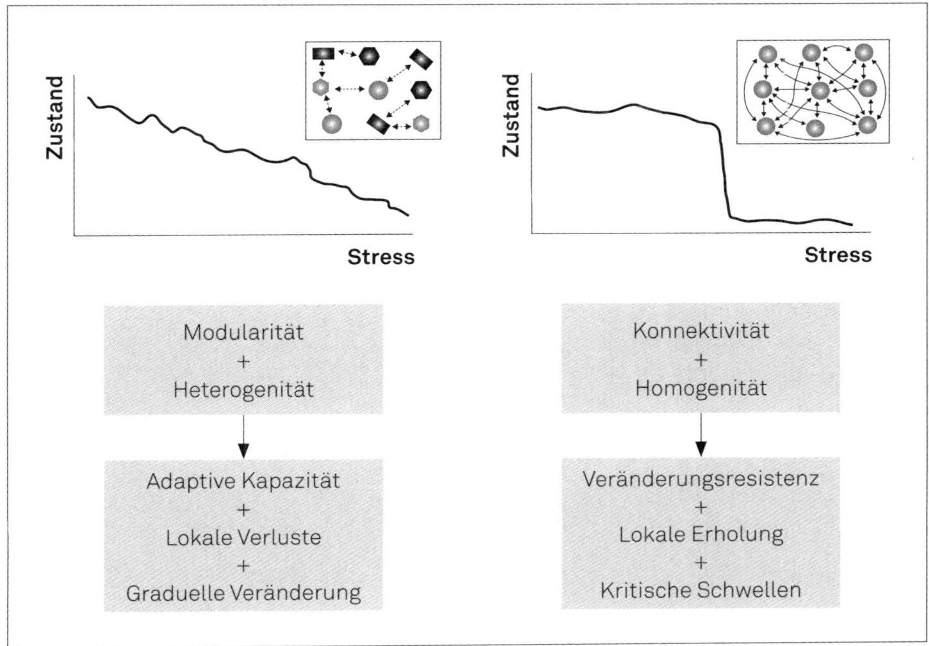

Abbildung 12: Homogene und stark vernetzte Netzwerke führen zu rupturhaften Veränderungen. Sind die Elemente isolierter (Modularität) und heterogener, ereignen sich Veränderungen eher graduell. (Aus Scheffer, M. et al. [2012]. Anticipating critical transitions. *Science, 338* [6105], 344–348. Übersetzung und Abdruck erfolgt mit Genehmigung von AAAS.)

Abbildung 13a zeigt eine graduelle Entwicklung einer psychischen Störung in Form von zunehmender Symptomatik als Reaktion auf mehrere Stressoren. Weniger homogene und vernetzte Netzwerke (d.h. hohe Modalität und geringe Konnektivität der Elemente) auf der Prozessebene führen zu einer solchen graduellen Entwicklung von psychischen Störungen. Ein Patient bemerkte: „Es hat sich schleichend über Jahre entwickelt. Ich habe es nicht bemerkt, so langsam bin ich da hineingerutscht." Ein solches Netzwerk ist wie ein biegsamer Ast, der sich langsam unter Belastungen neigt, ohne ganz zu brechen.

Abbildung 13b zeigt eine plötzliche Überschreitung der Schwelle hin zu einer psychischen Störung aufgrund eines einzigen großen Stressfaktors. Aus der Netzwerkperspektive betrachtet kommt eine solche Entwicklung zustande, indem homogene, stark vernetzte Strukturen plötzlich ihre Festigkeit und Stabilität von einem Moment auf den nächsten verlieren – wie ein Baumstamm, der lange standhält, aber plötzlich bricht. Ebenso abrupt beginnt die Störung, wie die Aussage einer Patientin illustriert: „Wie aus heiterem Himmel bin ich nervlich zusammengebrochen." Eine hohe Konnektivität und Homogenität des Netzwerkes führen hier also

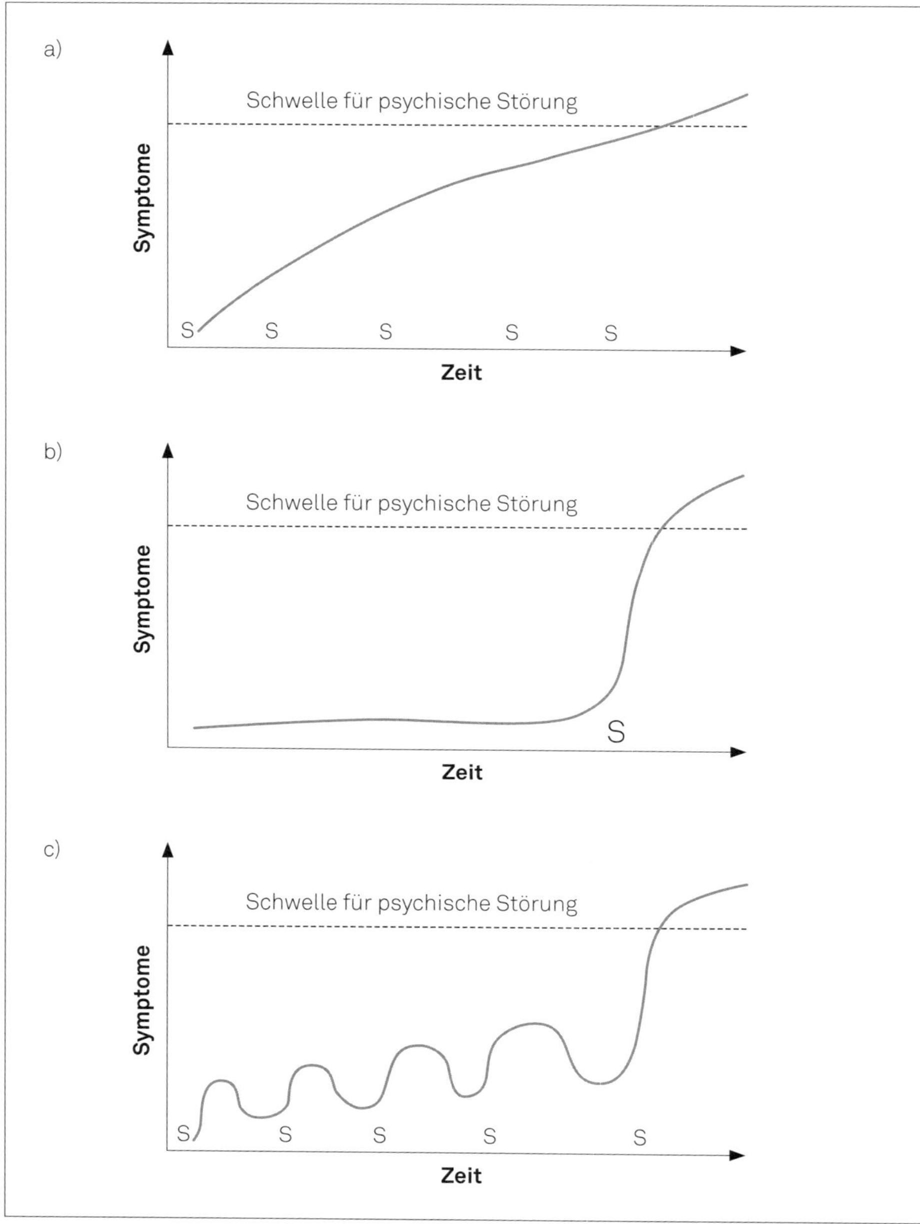

Abbildung 13: Entwicklung von psychischen Störungen als Reaktionen auf Stressoren (S) (nach Nelson et al., 2017). (a) Graduelle Verschlechterung des psychischen Zustands aufgrund der Reaktion auf Stressoren. (b) Plötzlicher Übergang in einen psychopathologischen Zustand ausgelöst durch einen plötzlich auftretenden, stark ausgeprägten Stressor. (c) Die Entwicklung der psychischen Störung wird bereits durch die immer stärkeren Reaktionen auf Stressoren und immer länger andauernden Erholungsphasen angedeutet. Weitere Erläuterungen im Text.

dazu, dass die Aktivität sich „dominohaft" ausbreitet und das gesamte Netzwerk zum Kippen bringt.

Schließlich kann ein (gesundes) Netzwerk durch wiederholte Erschütterungen schrittweise destabilisiert werden (vgl. Abb. 13c): Wiederholte Stressoren gehen hier mit immer stärkeren und länger anhaltenden Symptomen einher. Anfangs ist eine rasche Erholung zu beobachten; im zeitlichen Verlauf dauern die Erholungsphasen immer länger. Es ist hier davon auszugehen, dass relativ homogene und vernetzte Netzwerkstrukturen durch wiederholte Erschütterungen schrittweise destabilisiert werden, bis die Struktur den Widerstand aufgibt und in einen pathologischen Zustand übergeht. Dies verdeutlicht die folgende Aussage: „Ich war schon angezählt. Das letzte Ereignis war der Tropfen, der das Fass zum Überlaufen gebracht hat."

3.4.4 Störungsübergreifende Netzwerkstrukturen

Elemente verschiedener Störungskategorien können miteinander vernetzt sein. Das in Abbildung 14 dargestellte pathologische Netzwerk zeigt, wie Elemente des depressiven Netzwerkes mit Elementen des Netzwerkes der Generalisierten Angststörung verbunden sind. Es gibt auch Elemente oder Prozesse, die Teil von mehreren diagnostischen Kategorien sein können. Ruminatives Denken kann transdiagnostisch einen wichtigen Prozess einer Depression, einer Generalisierten Angststörung und einer Posttraumatischen Belastungsstörung (PTBS) darstellen (Wells, 2009). Oder es gibt Elemente, die als Brücke zwischen Störungsbereichen fungieren. Sozialer Rückzug kann ein solches Brückensymptom sein, dass einerseits Grübelprozesse einer Generalisierten Angststörung befördert und zugleich intrusive Erinnerungen einer PTBS aktiviert. Damit ist ein psychisches Netzwerk über Störungsgrenzen hinweg und auch multidimensional vernetzt.

Die Netzwerkvorstellung ermöglicht es auch, Kontextfaktoren in die Betrachtung der Psychopathologie mit einzubeziehen und nicht nur als situativen Auslöser einzuordnen (Hofmann et al., 2016; Hofmann & Hayes, 2018; Hayes et al., 2015). Betrachtet man das in Abbildung 14 dargestellte exemplarische psychopathologische Netzwerk, kann ein externaler Kontextfaktor wie andauernde familiäre Gewalt für das Fortbestehen der anderen Problembereiche wesentlich sein. Eine Fokussierung auf leitliniengerechte Behandlungen der Depression, der Generalisierten Angststörung oder der PTBS wird der vernetzten Gesamtproblematik nicht ausreichend gerecht. Erst durch die systemübergreifende Abbildung des Netzwerkes können individualisierte Hypothesen darüber gebildet werden, was die Störungsdynamik bei dieser Person und in dieser Situation aufrechterhält. Das Verständnis darüber bildet die Grundlage für die Entscheidung, welche Prozesse in welcher Reihenfolge therapeutisch beeinflusst werden müssen, um das pathologische Netzwerk in ein adaptiveres Netzwerk zu überführen. Ist es wichtig, erst die Ge-

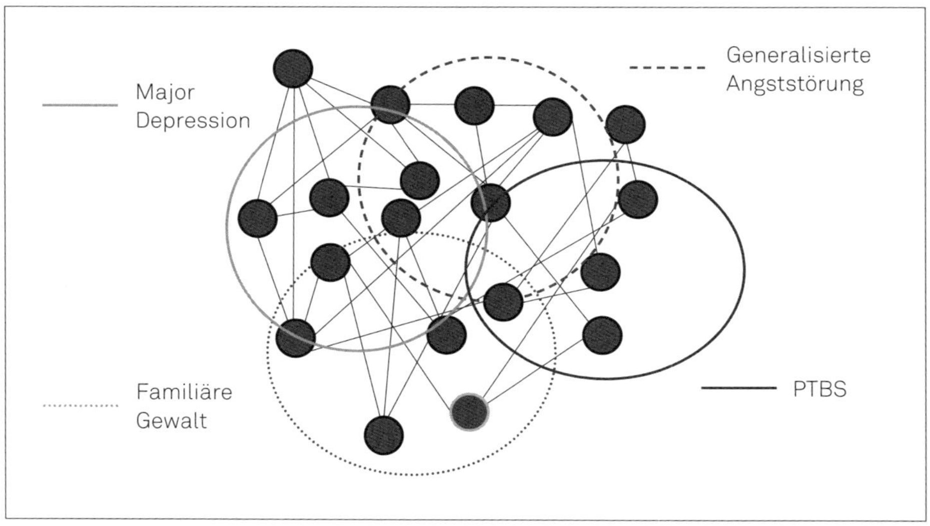

Abbildung 14: Psychopathologie als störungsübergreifendes Netzwerk (nach Hayes et al., 2015)

walt zu beenden? Oder verhindert die gelernte Hilflosigkeit oder ein negatives Selbstkonzept im Kontext der Depression eine Beendigung der Gewalt und muss daher zuerst adressiert werden? Oder sind transdiagnostische Prozesse verantwortlich für die Entstehung und Aufrechterhaltung des Gesamtsystems, sodass eine Änderung von einem Prozess zu Verbesserung in allen Problembereichen führt? Es gibt dafür keine allgemeingültige Antwort. Was in diesem Fall richtig ist, kann nur durch eine individuelle Analyse des Störungsnetzwerkes auf Prozessebene entschieden werden.

3.5 Psychotherapie: Netzwerkveränderungen auf Prozessebene

Die Arbeitsgruppe um Hayes et al. (2015) hat sehr eindrücklich und systematisch sowohl die Prozesse bei der Entstehung als auch bei der Verbesserung von Psychopathologie durch Therapie auf Prozess- und Netzwerkebene beschrieben. Abbildung 15 zeigt exemplarisch, wie ein depressives Netzwerk durch selbstverstärkende, problematische Prozesse (a) vernetzt und stabil wird. Das Netzwerk besteht aus vielen verbundenen Elementen, die Verbindungen sind zu Beginn noch nicht so stark ausgeprägt (dünne Linien). Die gebogenen Pfeile deuten selbstverstärkende Teufelskreise an, die die Verbindungen zwischen den Elementen der Depression verstärken. Das kann allein durch das gleichzeitige Auftreten von Symptomen durch Assoziationslernen passieren, bei dem die Verknüpfungen zwischen depressiven Symptomen etabliert und zusätzlich durch operante Mechanismen gestärkt werden. Ergebnis dieser selbstverstärkenden Prozesse ist ein stabiles, elaboriertes, aus vielen miteinander verbundenen Elementen bestehendes Netz aus depressiven Prozessen (b). Ein Element aktiviert das andere, bis das Netzwerk eine feste Struktur aus depressiven Elementen angenommen hat (angezeigt durch dicke Linien), die den Betroffenen gedanklich, emotional, behavioral und körperlich umschließt. Ein parallel bestehendes positives Netzwerk (c) ist zu diesem Zeitpunkt nur schwach ausgebildet. In der Therapiephase (c) bis (d) wird versucht, adaptive Netzwerkelemente weiter zu etablieren (c), z.B. durch positive Aktivitäten und hilfreiche Beziehungen. Gleichzeitig werden Verknüpfungen des maladaptiven Netzwerkes geschwächt (d). Schließlich werden in der Transfer- und Erhaltungsphase der Therapie (e) selbstverstärkende Prozesse im positiven Netzwerk etabliert, um den Betroffenen in diesem positiveren Modus zu verankern.

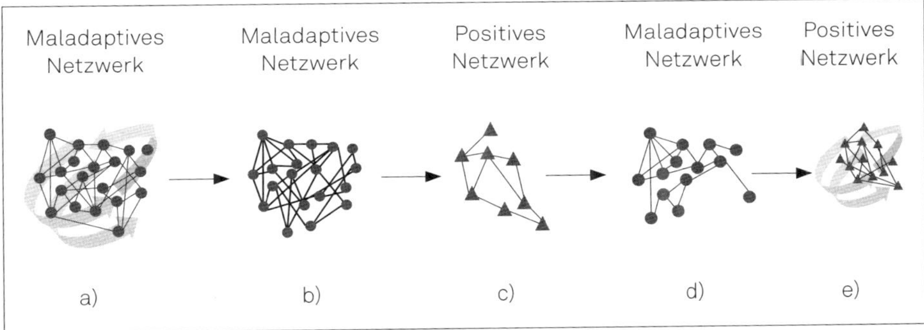

Abbildung 15: Exemplarische Darstellung eines pathologischen Netzwerkes und der Veränderungsprozesse in der Therapie. Das maladaptive Netzwerk ist zunächst stark multimodal durch rekursive und automatisierte Prozesse vernetzt (a) und damit stabil (b). Psychotherapie (c bis e) schwächt Kernprozesse, die das Netzwerk stabil halten. Sie aktiviert positive Netzwerkelemente, die zu einer adaptiven Verarbeitung von Anforderungen beitragen (c). Dies führt zu einer Schwächung und Deaktivierung von Verbindungen im maladaptiven Netzwerk (d) und erlaubt immer häufiger den Wechsel in den adaptiven Modus (e). Wiederholtes Üben und ein Elaborieren des positiven Netzwerkes stabilisiert den erwünschten Zustand und schwächt nach und nach das ursprüngliche Netzwerk (Hayes et al., 2015).

Die Kunst der prozessbasierten Therapie besteht darin, die *relevanten* Prozessmuster, die das pathologische Netzwerk stabil und die Störungsdynamik am Laufen halten, zu erkennen und zu beeinflussen. Relevante Prozesse erkennt man daran, dass sie zentrale Elemente sind – also Prozesselemente, die mit vielen anderen Elementen des pathologischen Netzwerkes verknüpft sind und so zur Ausbreitung eines pathologischen Musters im Netzwerk beitragen. Eine Temperamentsausprägung in Form eines negativen Affekts kann ein solches zentrales Element sein. Ein negativer Affekt ist meist mit dysfunktionalen Emotionsregulationsstrategien und einem negativen Aufmerksamkeitsfokus assoziiert und blockiert zugleich den Zugriff auf positive affektive Erinnerungen. Damit hat dieses eine Element des Netzwerkes weitreichende negative Effekte auf verschiedene Untersysteme des Anpassungssystems und leistet einen relevanten Beitrag zur Störungsdynamik (Hayes et al., 2015).

Alternativ kann ein Netzwerkelement sich selbst verstärken und damit eine Art negatives Energiezentrum bilden. Das geschieht vor allem durch negative Verstärkung, in deren Folge z. B. Rückzug weiteren Rückzug nach sich zieht, Vermeidung zu immer mehr Vermeidung führt, auf Grübeln immer mehr Grübeln folgt usw. Solche unbalancierten Prozesse erklären die Entwicklung von Teufelskreisen.

3.6 Von krank zu gesund: Netzwerkzustände überwinden

Aus Sicht dieser Netzwerkperspektive versucht Psychotherapie, eine pathologische Netzwerkstruktur zu stören und das System über eine kritische Schwelle (Tipping Point) in einen neuen, nicht pathologischen Netzwerkzustand zu bewegen. Die einzelnen Elemente eines Netzwerkes (Attraktoren) ziehen sich unterschiedlich stark an und bestimmen damit die Netzwerkstruktur und die Netzwerkstabilität. Um von einem Netzwerkzustand in den nächsten zu kommen, müssen daher Widerstände überwunden werden. Wie bereits beschrieben, kann das ein gradueller Prozess sein. Bei vielen psychischen Störungen sind wir jedoch mit einer festen, widerständigen Netzwerkstruktur konfrontiert. Ein zu überwindendes Angstnetzwerk besteht u. a. aus festen Überzeugungen, vernichtet zu werden, wenn es nicht möglich ist, der Angst auszuweichen, einem verfestigten Aufmerksamkeitsfokus auf relevante Bedrohungssignale, automatisierten Vermeidungsimpulsen und weiteren Mechanismen, die darauf ausgerichtet sind, die befürchtete Vernichtung zu verhindern. Ein depressives Netzwerk, aus dem sich ein Betroffener lösen möchte, besteht meist aus verfestigten negativen Überzeugungen, Vermeidung und rekursiven kognitiven Prozessen, die hilflos machen (Hayes et al., 2015).

Scheffer et al. (2012) und Nelson et al. (2017) veranschaulichen den jeweiligen Netzwerkzustand anhand eines energetischen Berg-und-Tal-Modells. Die Berge und Täler repräsentieren unterschiedliche Netzwerkstrukturen, und der aktuell erlebte Zustand wird durch eine Kugel symbolisiert, die sich durch die Berg-und-Tal-Landschaft bewegt. Stabile, resiliente Systeme werden als tiefe energetische Täler (vgl. Abb. 16a) dargestellt. Hier muss ein großer Widerstand überwunden werden, um die Kugel über einen kritischen Punkt hinweg zu bewegen, bei dem sich die Netzwerkstruktur neu formiert und nicht wieder in die Ursprungsform zurückkehrt. Je etablierter das Netzwerk ist und je mehr eng vernetzte Elemente das Netzwerk aufweist, desto mehr Kräfte stabilisieren das Netzwerk. Je tiefer ein solches energetisches Tal, desto mehr Widerstand muss in der Therapie überwunden werden, desto mehr Energie muss aufgebracht werden, um diesen Netzwerkzustand zu überwinden und über den Tipping Point hinwegzukommen. Das ist der Zustand, ab dem die Attraktoren eines neuen Netzwerkzustandes überwiegen. Allerdings werden der Druck und die Kräfte, die den Erhalt der pathologischen Struktur bewirken, stärker, je weiter die Kugel sich nach oben bewegt. Das kann man sich wie bei einer langanhaltenden Depression vorstellen, bei der die einzelnen Elemente der Depression festgefahren und eng miteinander und mit äußeren Kontextfaktoren verwoben sind. Ein Patient beschrieb diese verfestigte, multimodale Durchdringung eines Netzwerkzustandes folgendermaßen: „Alles in meinem Leben ist grau, jeder Gedanke, jedes Gefühl, meine Bewegungen, meine Erinnerungen, meine Erwartungen. Jede Faser meines Daseins ist von Depressivität durchtränkt. Selbst meine Wohnung ist von der Depression kontaminiert." Der Versuch, diesen Zustand zu überwinden, aktiviert zunächst das depressive Netzwerk, sodass die etablierten Kräfte des Systems gegen eine Änderung wirken. Betroffene haben dann den Eindruck, trotz Anstrengung diesen Zustand nicht überwinden zu können.

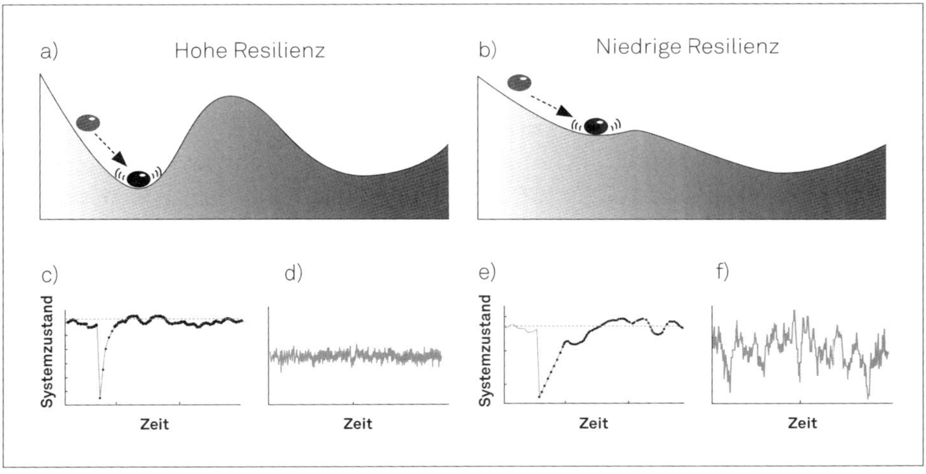

Abbildung 16: Visualisierung der Stabilität von Netzwerkzuständen. Erläuterungen im Text. (Aus Scheffer, M. et al. [2012]. Anticipating critical transitions. *Science, 338* [6105], 344–348. Übersetzung und Abdruck erfolgt mit Genehmigung von AAAS.)

Wenig resiliente Netzwerkzustände sind weniger stark vernetzt, und die Verknüpfungen sind instabiler. Solche Zustände können durch eine geringere Erschütterung überwunden und in einen neuen Netzwerkzustand überführt werden (vgl. Abb. 16b).

Ist ein pathologischer Ausgangszustand wenig resilient, benötigt es nur einen kleinen Stupser in der Therapie, um diesen zu verändern. Solche Therapien sind für Psychotherapeutinnen angenehm: Bei frühzeitiger Intervention und vorhandenen Ressourcen reicht nur ein kleiner Impuls aus, um eine Veränderung zu erzielen.

Dieses „Kippen" von einem Zustand in den nächsten geschieht nicht aus heiterem Himmel und lässt sich aus der Netzwerkperspektive sogar vorhersagen. Das Wissen dafür stammt aus der Untersuchung von komplexen Netzwerken in anderen Disziplinen, wie der Klimaforschung; diese untersucht, wie das Weltklima durch äußere Einflussfaktoren (z.B. CO_2-Ausstoß) aus dem bestehenden Gleichgewicht gebracht wird. Scheffer et al. (2012) konnten dieses „Kippen" auch für psychische Störungen demonstrieren. Bevor ein Netzwerk „kippt", weist es charakteristische Merkmale auf, die darauf hindeuten, dass es an Resilienz eingebüßt hat. So kommt es zu einer langsameren Erholung nach einer Destabilisierung des Netzwerkes (vgl. Abb. 16e im Vergleich zu Abb. 16c) sowie zu stärkeren Fluktuationen (vgl. Abb. 16f im Vergleich zu Abb. 16d) in der Konfiguration einzelner Elemente des Netzwerkes (Scheffer et al., 2012). Man kann sich das so vorstellen, als würde an den Netzwerkverknüpfungen gerüttelt. Die Fluktuationen und die Heftigkeit, mit der die Netzwerkstruktur verteidigt wird, spiegeln die Resilienz des Systems wider (Scheffer et al., 2012).

Für die Therapie ist es wichtig, diese Netzwerkeigenschaften zu beachten. Ein Loslösen aus dem Kraftfeld eines bestehenden pathologischen Netzwerkes führt in der Regel zunächst zu einer Zunahme von Symptomen und wird in der Regel als verunsichernd und destabilisierend erlebt. Angstpatienten kennen diesen Zustand von Expositionsbehandlungen, wenn sie fragen: „Ich dachte, die Angst geht durch die Therapie weg, dabei wird es immer schlimmer. Gibt es einen Wendepunkt, an dem die Spannung nachlässt? Sind Sie sicher, dass sich meine Angst nicht einfach immer weiter steigert, bis ich verrückt werde?" Was die Patienten während einer Konfrontation mit der Angst spüren, ist die Zuspitzung der Symptomatik bis zu dem Punkt, an dem die als unerträglich erlebte seelische Spannung maximal ist und die maladaptive Netzwerkstruktur destabilisiert wird. Erst die Destabilisierung des Ursprungsnetzwerkes bildet Raum für die Bildung eines adaptiveren Netzwerkes (Hayes et al., 2015). Essstörungspatientinnen berichten in dieser Phase, in der sie an Gewicht zunehmen, dass ihre Essstörungsgedanken immer lauter werden, der Bewegungsdrang unerträglich ist oder sie ihr Körpergefühl nicht mehr ertragen. Diese Destabilisierung wird nachvollziehbar als verunsichernd erlebt und von Patientinnen oft als Hinweis gedeutet, dass in der Therapie etwas schiefläuft. Sind Patientinnen darauf nicht vorbereitet, wird die Zunahme unangenehmer Symptome und Spannungen eine Vermeidungsreaktion auslösen oder zum Abbruch der Therapie führen.

Das Bild der energetischen Berge und Täler, durch die sich eine Kugel bewegt, ist in der Psychotherapie sehr hilfreich und für Patientinnen sehr eingängig. Sie können anhand dieses Modells sehr genau beschreiben, wo sie sich gerade befinden, was sie daran hindert, über gewisse Tipping Points in der Therapie zu kommen, oder was sie befürchten, wenn sie das Kraftfeld ihres pathologischen Netzwerkes überwinden. Aussagen wie: „Ich habe Sorge, dass ich es nicht aushalte. Die Spannung ist jetzt schon unerträglich. Ich glaube, ich halte das nicht mehr aus", zeigen, dass sich Patientinnen von diesen komplexen Netzwerkmodellen verstanden fühlen.

3.7 Psychopathologie begünstigende Störungen auf Prozessebene (Prozessstörungen)

Wie kommt es, dass sich pathologische Netzwerkzustände entwickeln? Was passiert auf Prozessebene, wenn Prozesse, die Psychopathologie erzeugen, die Oberhand gewinnen? Die Prozesse eines gesunden, stabilen Netzwerkes bilden im Normalfall ein selbstregulatives Gleichgewicht, dass bei Erschütterungen immer wieder in den Ursprungszustand zurückkehrt, sofern die Kräfte und Änderungen keine Neuorganisation erfordern. Dies geschieht auf einer multimodalen Ebene, bei der emotionale, kognitive, behaviorale und physiologische Reaktionsmuster mit früheren Schemata und Modi interagieren und eine neuronale Netzwerkstruktur bilden (Hayes et al., 2015). Im gesunden Zustand laufen diese Prozesse in der Regel „wie geschmiert" – synchron und harmonisch und im Einklang mit erwünschten allostatischen Zielzuständen – ab.

Problematisch wird es, wenn die zur Verfügung stehenden Reaktionsmechanismen keine adäquate Lösung für eine Anforderung finden. Woran erkennt man solche Prozesse? Problematisch sind Prozesse, die unproduktiv ins Leere laufen, oder Prozesse ohne ausbalancierende Feedbackschleifen. Beides hat zur Konsequenz, dass unregulierte Teufelskreise entstehen. Prozesse können gegeneinander arbeiten und eine adaptive Verarbeitung blockieren. Es kann Engstellen oder Schwellen auf Prozessebene geben, an denen ein Verarbeitungsprozess scheitert. Des Weiteren können Systembereiche, die für die Verarbeitung notwendig sind, nicht zugänglich sein und die Verarbeitung behindern. Hayes et al. (2015) erläutern in ihrem sehr empfehlenswerten Artikel über Netzwerkdestabilisierung und Transformation, wie solche Prozessphänomene ein gesundes Netzwerk in einen pathologischen Netzwerkzustand transformieren können.

Wichtig aus therapeutischer Perspektive ist, dass diese Entwicklungen auf Prozessebene, die zu einem psychopathologischen Momentum führen können, auch umgekehrt funktionieren. Aus Sicht der Psychopathologie geht es darum, negative Kreisläufe und Reaktionskaskaden zu unterbrechen. Aus Sicht der Salutogenese können Prozesseigenschaften genutzt werden, um positive Teufelskreise und Reaktionskaskaden zu initiieren, die den gesunden Netzwerkzustand eines Patienten fortlaufend stabil halten.

Die problematischen Prozesse, die zur Entwicklung von psychischen Störungen führen können bzw. zu deren Aufrechterhaltung beitragen, werden im Folgenden ausführlicher erläutert.

3.7.1 Unproduktive Prozessschleifen

Am Beispiel von depressiven Störungen kann das bereits erwähnte „Ins-Leere-Laufen" auf Prozessebene gut beobachtet werden. Obwohl etwas nicht funktioniert, wiederholt der Betroffene eine erfolglose Strategie. Zum Beispiel bleibt ein depressiver Mensch liegen, in der Hoffnung, später mehr Energie für das Aufstehen zu haben. Oder er grübelt weiter, obwohl keine neuen Erkenntnisse durch das Nachdenken gewonnen werden. Dennoch wird der Prozess nicht beendet. An Anorexia Nervosa leidende Patientinnen nehmen weiter ab, um mehr Selbstwert zu bekommen, obwohl der erwünschte Effekt ausbleibt. Auch bei anderen Störungen laufen Bewältigungsversuche ins Leere und sind unproduktiv. Das Problem hier ist nicht die Reaktion an sich (z. B. das Liegenbleiben), sondern dass ein unproduktiver Prozess (auf mehr Energie warten) wiederholt wird, auch wenn das erwünschte Ergebnis (mehr Energie) nicht eintritt.

Belegt ist die negative Auswirkung dieser unproduktiven Prozesse für die Aufrechterhaltung von depressiven Störungen. Aus der Netzwerkperspektive sind depressive Störungen dadurch gekennzeichnet, dass Betroffene ihre Aufmerksamkeit schlecht von negativen Stimuli und negativen emotionalen Zuständen lösen können. Betroffene nehmen etwas Negatives wahr, fokussieren wiederholt ihre Aufmerksamkeit darauf, und der Prozess beginnt von Neuem. Der Prozess läuft ins Leere und bildet nach Hayes et al. (2015) eine unproduktive Prozessschleife („unproductive processing loop"), in der sich der Prozess im Kreis dreht. Sekundäre Gefühle von Hilflosigkeit, Traurigkeit oder Selbstwertverlust sind eine nachvollziehbare Konsequenz dieser unproduktiven Loops. Aus dieser Sichtweise ist eine Depression ein Netzwerkzustand, bei dem die bestimmenden Elemente sich rigide um negative Valenzen, geringe Aktivierung und negative Affektivität organisiert haben und dieses Aktivitätsmuster durch zahlreiche Wiederholungen zur „Homebase" geworden ist (Hayes et al., 2015). Wie unproduktive Prozessschleifen eine negative Dynamik entfalten können, veranschaulicht das Beispiel in Abbildung 17, bei dem ein negatives Erleben durch einen negativen Aufmerksamkeitsfokus in Kombination mit einem gedanklichen Elaborationsprozess sich immer weiter ungebremst verstärkt.

Während unproduktive Prozessschleifen anfangs unscheinbar wirken, können sie das betreffende komplexe System mit jeder Wiederholung in einen pathologische-

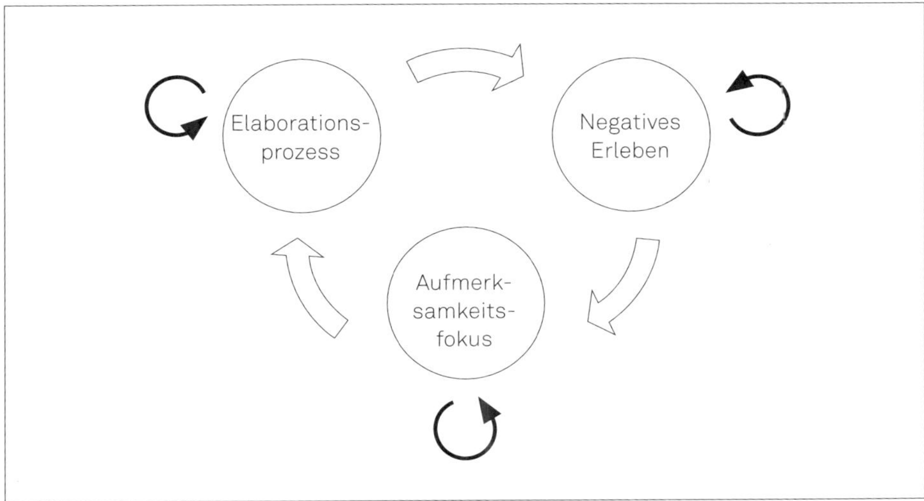

Abbildung 17: Beispiel für drei unproduktive Prozessschleifen (Loops) auf kognitiver Ebene, die gemeinsam Depressivität erzeugen

ren Zustand transformieren oder ab einer kritischen Schwelle rupturhafte Veränderungen erzeugen. Betroffene beschreiben letzteres als einen plötzlichen Zusammenbruch oder Absturz. Im obigen Beispiel des depressiven Menschen kann das negative Erleben mit einem ungünstigen Aufmerksamkeitsfokus sich mit weiteren depressiven Elementen aufschaukeln, bis scheinbar „plötzlich" eine suizidale Krise entsteht. Aus Sicht eines Patienten beschrieben stellt sich dies so dar: „Am Morgen ging es mir noch gut. Ich hatte meinen Kaffee verschüttet (negatives Erleben). Daraufhin verschlechterte sich meine Laune, und ich dachte an alle meine Probleme und Ungerechtigkeiten (negativer Aufmerksamkeitsfokus). Ich habe über meine Versäumnisse nachgedacht (Elaborationsprozess) und um mich herum nichts mehr wahrgenommen. Nach zwei Stunden fühlte es sich unerträglich an. Und dann wollte ich überhaupt nicht mehr da sein." Lineare Modelle können solche Entwicklungen nicht erklären, während sie für komplexe Netzwerke typisch sind.

Es ist sehr wichtig, solche unproduktiven, oftmals zirkulären Prozessmuster zu erkennen. Durch sie können kleine Anforderungen, auf die jemand mit ineffektiven Lösungsversuchen reagiert, sich aufschaukeln, sodass aus einer „Mücke ein Elefant" wird. Auch hier ist nicht das Symptom das Problem, sondern das selbstverstärkende Muster. Nimmt ein Symptom kontinuierlich pro Tag um 1 % zu, dann mündet dieser Prozess früher oder später in einem Exzess. Statt eine Stunde am Tag zu grübeln oder Alkohol zu trinken, verbringt die Betroffene viele Stunden mit dieser selbstschädigenden Aktivität. Erst, wenn man diese Hebelwirkung von ungebremsten Prozessen berücksichtigt, versteht man, warum bestimmte Prozesse bei einer Person unproblematisch sind und bei einer anderen eskalieren. Nicht das Verhalten ist das Problem, sondern der unregulierte Wachstumsprozess.

Besonders zu beachten sind zudem unproduktive Prozesse, die weitere unproduktive Prozesse auf anderen Systemebenen in Gang setzen. So kann unproduktives Grübeln (ein selbstverstärkender Prozess) einen ebenfalls selbstverstärkenden negativen Affekt initiieren. Dadurch treiben bereits zwei unproduktive Prozessschleifen die Psychopathologie voran. Entzündet sich dadurch ein dritter selbstverstärkender Prozess (z.B. Vermeidungsverhalten), entsteht eine multidimensionale negative Prozesskaskade mit kognitiven, emotionalen und behavioralen Elementen (vgl. Abb. 18), die sich zu einem Kreislauf schließen kann.

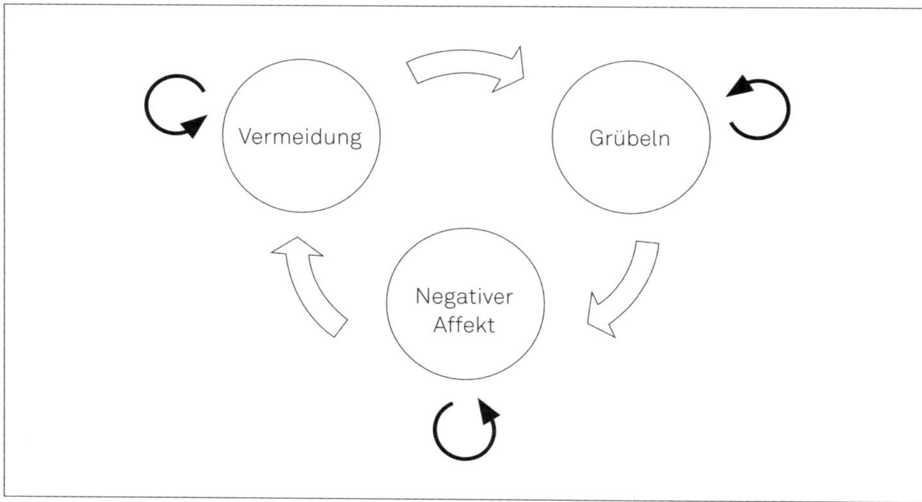

Abbildung 18: Ausbreitung von selbstverstärkenden Prozessschleifen über verschiedene Systemebenen. Grübeln (Kognition) bedingt negative Affektzustände (Emotion) und verstärkt Inaktivität und Vermeidung (Verhalten). Alle drei Prozesse erzeugen eine negative Eigendynamik und verstärken sich gegenseitig.

3.7.2 Fehlen von balancierenden Feedbackschleifen

Neben selbstverstärkenden Feedbackschleifen gibt es in stabilen, komplexen Systemen auch regulierende, balancierende Feedbackschleifen. Das sind Feedbackschleifen, Gegenprozesse oder inhibitorische Prozesse, die ein System ausbalancieren (vgl. Abb. 19). Beispiel dafür ist die Hunger-Sättigungs-Regulation. Je mehr Hunger ich habe, desto mehr esse ich. Ab einem gewissen Punkt, nämlich dann, wenn ich satt bin, verringert sich der Impuls zu essen. In einem regulierten System ist diese Kopplung von Prozessen und Gegenprozessen wichtig. Fehlt der ausbalancierende Prozess oder wird dieser nicht aktiviert, dann haben ein Prozess und dessen Auswirkungen „freie Fahrt".

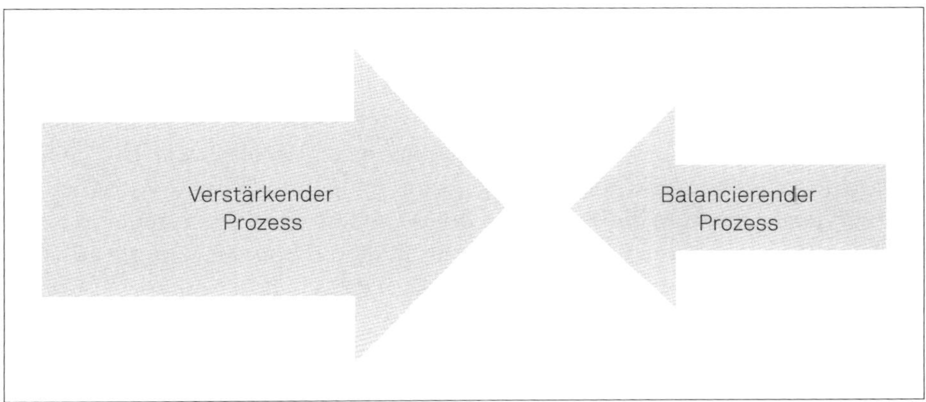

Abbildung 19: Regulation von Systemen durch balancierende Feedbackschleifen

Manchmal besteht das Problem darin, dass die Zeitverzögerung zwischen der Wahrnehmung eines instabilen Systemzustandes und der Wirkung von regulierenden Reaktionsmechanismen nicht einkalkuliert wird. Das kann dazu führen, dass ausbalancierende Reaktionen zu früh beendet werden. Beispielsweise kann jemand in einer angstbesetzten sozialen Situation eine selbstberuhigende Affirmation (balancierender Prozess) gebrauchen, um einer Zunahme der Angst (verstärkender Prozess) entgegenzuwirken. Die Betroffene muss jedoch einkalkulieren, dass die Wirkung der Affirmation nicht sofort eintritt und die Angst dadurch nicht plötzlich verschwindet. Diese Trägheit von Regulationssystemen halten von psychischen Störungen Betroffene bisweilen schlecht aus, sodass Vermeidungsreaktionen zum Einsatz kommen, die unmittelbar wirken, wie z.B. Rückzugsverhalten im Beispiel der angstbesetzten sozialen Situation.

Gerade bei Störungen, die die Wahrnehmung und Bewertung von Signalen betreffen (z.B. Alexithymie), wirkt sich das Fehlen von balancierenden Feedbackschleifen negativ auf die Steuerung von Regulationsprozessen aus (Sheppes & Gross, 2012). Bei der Alexithymie ist das Gefühlserleben verflacht, und Betroffene können ihre Gefühle nur schlecht wahrnehmen und interpretieren. Je ungenauer die Gefühle wahrgenommen und gedeutet werden, desto schwieriger ist es, Emotionsregulationsstrategien darauf abzustimmen. Es fehlt die Basisinformation für die Regulation. Das ist ähnlich wie bei Menschen, die das Gefühl für Hunger und Sättigung verloren haben: Die Selbstregulation beim Essen wird dadurch verhindert, dass die Wahrnehmung und Interpretation von Informationen über Hunger und Sättigung erschwert ist. Ausbalancierende Prozesse dienen dazu, auch bei Änderungen im Kontext immer wieder ein Gleichgewicht herzustellen und die Richtung beizubehalten. Die Emotionsregulation stellt einen fortlaufenden Prozess dar, Gefühle wahrzunehmen und so auf diese zu reagieren, dass man von ihnen nicht „umgeworfen" wird. Um die Fähigkeit, flexibel mit Gefühlen umzugehen, zu veranschaulichen, wird in der Therapie häufig der Begriff des „Emotionssurfens" verwendet. Dieses Bild transportiert die Aspekte der Emotionsbewertung und des richtigen Timings für eine gelungene Emotionsregulation. Die Fähigkeit, Emotionen lesen zu können und ihren Verlauf vorhersagen zu können, entscheidet, ob jemand in der Lage ist, auf einer emotionalen Welle zu „surfen", oder ob er von ihr „untergetaucht" wird. Für die zu treffende Entscheidung bezüglich der eigenen Reaktion muss die Betroffene die Welle lesen und interpretieren sowie zeitliche Verzögerungen angemessen einkalkulieren können. Ein alexithymer Mensch, bei dem die regulierenden Feedbackschleifen in Bezug auf seine Gefühlswahrnehmung und -interpretation beeinträchtigt sind, steht zwar auf dem Surfbrett, sieht die Wellen aber nicht kommen oder kann deren Bewegung und Kraft nicht interpretieren. Es bleibt ihm nur die Möglichkeit, sich flach auf das Brett zu legen und zu versuchen, nicht unterzugehen. Das kann für ihn ziemlich frustrierend sein, insbesondere, wenn er bemerkt, dass alle um ihn herum geschickt auf ihren Brettern vorankommen.

3.7.3 Maladaptive inhibitorische Kontrollprozesse

In komplexen Systemen können Reaktionsprozesse aber auch gegeneinander arbeiten und eine adaptive Regulation blockieren (Hayes et al., 2015). Zum Beispiel können – wie bei einer PTBS – in einem Teil des kognitiven Netzwerkes unverarbeitete Erinnerungen in Form von Intrusionen aktiviert werden, und zugleich können aktivierte Kontrollprozesse versuchen, diese Erinnerungen zu unterdrücken (vgl. Abb. 20). Intrusionen und inhibitorische Kontrollprozesse blockieren sich dann gegenseitig. Die Betroffene oszilliert zwischen diesen zwei Zuständen, und der eigentliche Verarbeitungsprozess bleibt stecken. Diese Sackgasse auf Prozessebene kann weitere Lösungsversuche initiieren. Beispielsweise kann sich die Betroffene mithilfe von Dissoziationen von diesem unangenehmen Zustand entkoppeln.

Diese maladaptiven inhibitorischen Prozesse können auf allen Systemebenen vorkommen. Bei depressiven Zuständen ist auf neurophysiologischer Ebene vorstellbar, dass die Kombination aus Hyperaktivität der Amygdala und inhibitorischen, kognitiven Kontrollmechanismen im dorsolateral-präfrontalen Kortex den bereits dargestellten negativen Elaborationsprozess in Gang setzt und sich zu einem manifesten depressiven Zustand aufschaukeln kann (Hayes et al., 2015; Frank & Davidson, 2014).

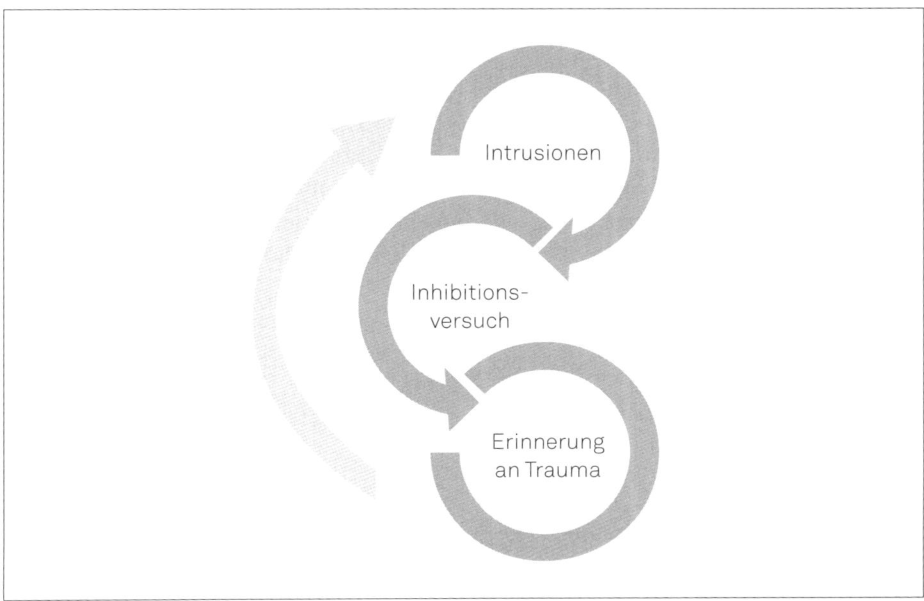

Abbildung 20: Maladaptive inhibitorische Prozesse im Umgang mit Intrusionen

3.7.4 Engstellen und Tipping Points

Neben diesen zirkulären Prozessmustern kann es an bestimmten Engstellen im System zu Prozessstörungen kommen (McKey, 2019). In der Regel entstehen die Engstellen dadurch, dass bestimmte Konsequenzen einer Bewältigung nicht toleriert und daher vermieden werden. In der Psychotherapie können Vulnerabilitätsfaktoren eine solche Limitierung im Bewältigungsprozess darstellen und eine Vermeidung bedingen. Zum Beispiel kann eine niedrige Disstresstoleranz dazu führen, dass die Auseinandersetzung mit einem emotional belastenden Thema verhindert wird. Der Betroffene hält die Intensität der Gefühle nicht aus und vermeidet es, dieses Gefühl zuzulassen.

Diese Engstelle im System lässt sich anhand des Berg-und-Tal-Modells von Scheffer et al. (2012) beschreiben (vgl. Abb. 16 in Kapitel 3.6). Nach diesem Modell lassen sich die Engstellen in Form von Schwellen auf dem Berghang bzw. in einem Netzwerk verorten (vgl. Abb. 21). Die Kugel muss, um den Netzwerkzustand (den Berg) zu überwinden, verschiedene Schwellen passieren und überwinden. Solche Schwellen können in Form von Angst oder Anspannung erlebt werden, die im Verlauf der therapeutischen Veränderung zunehmen, bis ein Wendepunkt (Tipping Point) erreicht ist. Dieser Verlauf ist bei allen expositionsorientierten Therapien gut zu beobachten. Zunächst kann sich dieser Zustand unangenehm anfühlen oder in Form von Anspannung erlebt werden. Später können die aktivierten Gefühle als „unerträglich“ oder sogar „vernichtend“ empfunden werden. Die limitierenden Engstellen sind in der Regel in der Nähe des Tipping Points, also des Wendepunktes, an dem die Kräfte des Systems überwunden werden und sich ein neues Netzwerk formiert. Neben emotionalen Tipping Points können auch kognitive, behaviorale oder physiologische Schwellen eine Veränderung limitieren. Die Vorstellung, etwas zu denken, zu tun oder körperlich aushalten zu müssen, erscheint unerträglich oder sogar vernichtend.

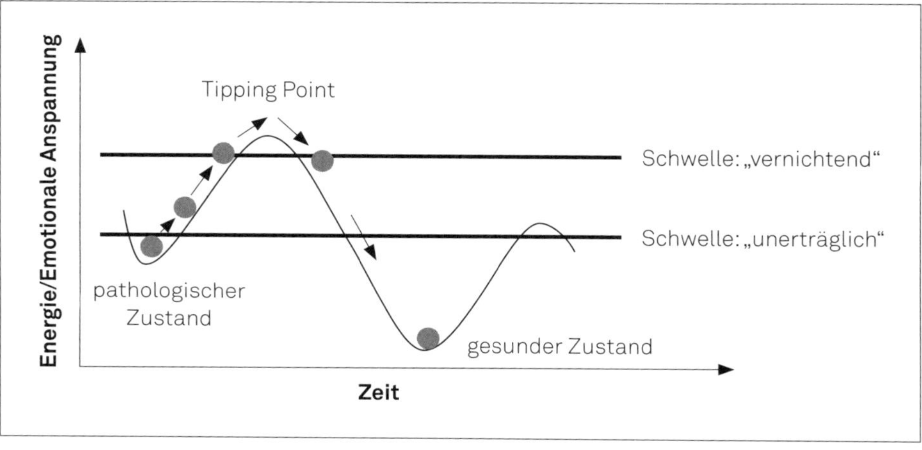

Abbildung 21: Emotionale Schwellen als limitierende Faktoren von Veränderung – Veranschaulichung anhand des Berg-und-Tal-Modells

3.7.5 Kerndimensionen mit starkem Einfluss auf das Gesamtsystem

Bei der Betrachtung von Psychopathologie auf Prozessebene sind immer wieder Prozesse zu beobachten, die eine ungünstige Hebelwirkung in Form von Dominoeffekten und Reaktionskaskaden auf das Gesamtsystem erzeugen. Dies geschieht u. a. dadurch, dass diese Prozesse auf mehreren Ebenen die Flexibilität einschränken. Die sechs Elemente des Hexaflex-Modells der Akzeptanz- und Commitment-Therapie (ACT; Hayes et al., 1996: Akzeptanz, Gegenwärtigkeit, Werte, Defusion, Selbst als Kontext, Commitment) konzentrieren sich auf zentrale Kernprozesse, die eine ungünstige Hebelwirkung entfalten. Beispielsweise beeinflusst die kognitive Fusion die Wahrnehmung, Bewertung und die Auswahl von Reaktionen und damit die regulatorische Flexibilität; Erlebnisvermeidung (statt Akzeptanz) hat eine ebenso starke Auswirkung auf die Flexibilität eines Netzwerkes und erzeugt deshalb eine ungünstige Hebelwirkung auf andere regulative Prozesse.

Gesunde regulative Prozesse sind gekennzeichnet durch Flexibilität. Voraussetzungen dafür sind: (1) Kontextsensitivität, d.h. die realitätsbezogene Wahrnehmung der Welt, (2) ein flexibles Repertoire an Reaktionen und (3) Feedbackschleifen, die Informationen über die Effektivität der Strategie zurückmelden. Dafür ist ein Sollzustand im Sinne eines Annäherungsziels notwendig (Bonanno, Papa, Lalande, Westphal & Coifman, 2004). Beschränkt man sich auf diese Voraussetzungen für eine regulative Flexibilität, ergibt sich eine Auswahl von Kerndimensionen, die je nach Ausprägung auf Prozessebene eine Hebelwirkung erzeugen können. Diese sind in Abbildung 22 zusammengestellt.

Negative Wirkung		Positive Wirkung
Vermeidung	–	Annäherung
rigides Repertoire	–	flexibles Repertoire
Fusion	–	Defusion
illusionäre Verarbeitung	–	realitätsbezogene Verarbeitung
fehlende Feedbackschleifen	–	realitätsbezogene Feedbackschleifen

Abbildung 22: Wichtige Kerndimensionen mit ihren jeweiligen Ausprägungen, die positive oder negative Hebelwirkungen auf das Gesamtsystem erzeugen können

3.7.6 Blockade positiver emotionaler Systemelemente

Untersuchungen von psychischen Netzwerkstrukturen zeigen, dass depressive Störungen nicht nur mit einer Bevorzugung von negativer Netzwerkaktivität einhergehen, sondern positive emotionale Netzwerkbereiche weniger zugänglich sind und dadurch schlechter aktiviert werden können. Depressive Menschen haben beispielsweise Schwierigkeiten, positive emotionale Schemata zu aktivieren, was das Steckenbleiben im negativen Netzwerkzustand begünstigt. Durch dieses Abgekoppeltsein von positiven Netzwerkregionen ist es daher schwer, ein alternatives Netzwerk zu bilden oder im Sinne eines Zielzustandes gedanklich zu aktivieren. Sind positive Netzwerkbereiche schlechter aktivierbar, dann wirken die Elemente dieses hilfreicheren Netzwerkes nicht als Attraktoren. Es besteht ein Neglect für positive Elemente. Damit ist die regulative Flexibilität stark eingeschränkt (Hayes et al., 2015). Der linke Teil von Abbildung 23 veranschaulicht dies: Im depressiven Zustand ist zunächst fast ausschließlich das depressive Netzwerk aktiviert; positive Netzwerkbereiche sind deaktiviert (a). Durch die Therapie werden positive Netzwerkelemente aktiviert, sodass das Netzwerk sich erweitert (b).

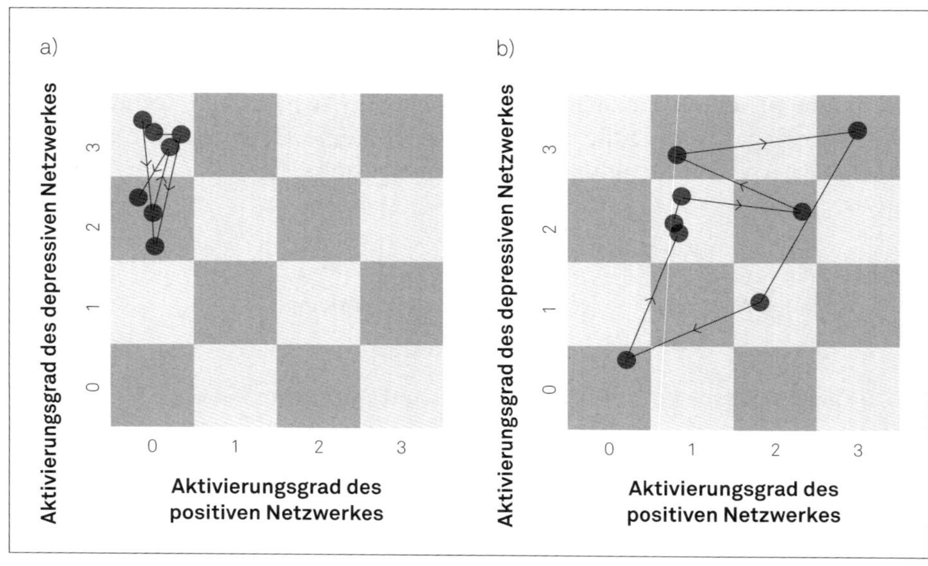

Abbildung 23: (a) Ausschließliche negative Netzwerkaktivität im depressiven Zustand (Blockade positiver Netzwerkaktivität) und (b) Aktivierung von positiven Netzwerkverknüpfungen im Verlauf der Therapie (nach Hayes et al., 2015)

3.7.7 Störung der emotionalen Verarbeitung und Auswirkungen auf Lernprozesse

Die in Abschnitt 3.7.6 beschriebene Schwierigkeit, auf die ganze Bandbreite von emotionalen Verarbeitungsprozessen zurückzugreifen, wirkt sich negativ auf Lernvorgänge aus. Nach dem Emotionsregulationsmodell von Barlow (2014) benötigt eine funktionale Affektregulation das positive Affektsystem. Die einseitige Regulation über das negative Affektsystem bedingt dagegen Emotionsregulationsstörungen. Wichtige emotionale Informationen aus dem Kontext können ohne das positive Affektsystem nicht verarbeitet werden, und hilfreiche Erwartungen, die den Regulationsprozess steuern, sind nicht verfügbar.

Diese Einengung des emotionalen Netzwerkes hat direkte Auswirkungen auf die Flexibilität von Lernprozessen. Sie beeinflusst die Wahrnehmung von Konsequenzen, beschränkt die Erwartungsbildung auf negative Erwartungen und beschränkt die Auswahl der Reaktionen (Rief, 2020). Im Prinzip ist dies für Betroffene wie ein Multiple-Choice-Test, bei dem nur negative Antworten zur Verfügung stehen; hilfreiche Antworten stehen nicht zur Auswahl. Nachvollziehbarerweise führen diese wiederholten erfolglosen Regulationsversuche zur Aktivierung von Vermeidungsmustern, negativen Selbstbewertungen, Hilflosigkeit und ruminativen Prozessen (Hayes et al., 2015).

3.8 Beispiele für prozessbasierte Störungsmodelle

3.8.1 Komorbidität von Depression und Angst

Die Vorteile des prozessbasierten Ansatzes möchten wir anhand von zwei hypothetischen prozessbasierten Störungsmodellen illustrieren. Abbildung 24 zeigt die hypothetischen Störungsmodelle (in Form von komplexen Netzwerken) von zwei Personen mit der Diagnose einer Major Depression und einer komorbiden Generalisierten Angststörung. Auf kategorialer Ebene unterscheiden sich beide Patienten nicht. Die beiden in Abbildung 24 dargestellten Netzwerke weisen jeweils Elemente aus depressiven Symptomen, Angstsymptomen und Symptomen, die als Brückensymptome zwischen den Störungskategorien fungieren, auf. Aus prozessbasierter Sicht erkennt man an den Pfeilen zwischen den Elementen, dass bei Person A und Person B jedoch ganz *unterschiedliche* Prozesspfade für die Aufrechterhaltung der Störungsdynamik verantwortlich sind. Dieses Beispiel soll illustrieren, dass bei gleichen Symptomen und Diagnosen die Kernprozesse, die für die Aufrechterhaltung und Veränderung der Störungsdynamik verantwortlich sind, andere sind. Wo Ansatzpunkte für Interventionen sind, zeigen in dem Modell die Pfeile, nicht die Elemente des Netzwerkes an. Die Störungsmodelle sind ideographisch, d.h., sie bilden das dynamische Störungsgeschehen jeweils einer einzelnen Person ab.

3.8.2 Komplizierte Trauer

Während es sich bei Abbildung 24 um erdachte Netzwerkmodelle handelt, basiert Abbildung 25 auf einem datengenerierten, prozessbasierten Störungsmodell eines Patienten mit der Diagnose einer komplizierten Trauer (Robinaugh et al., 2014). Für dieses prozessbasierte Netzwerkmodell wurden fortlaufend die statistischen

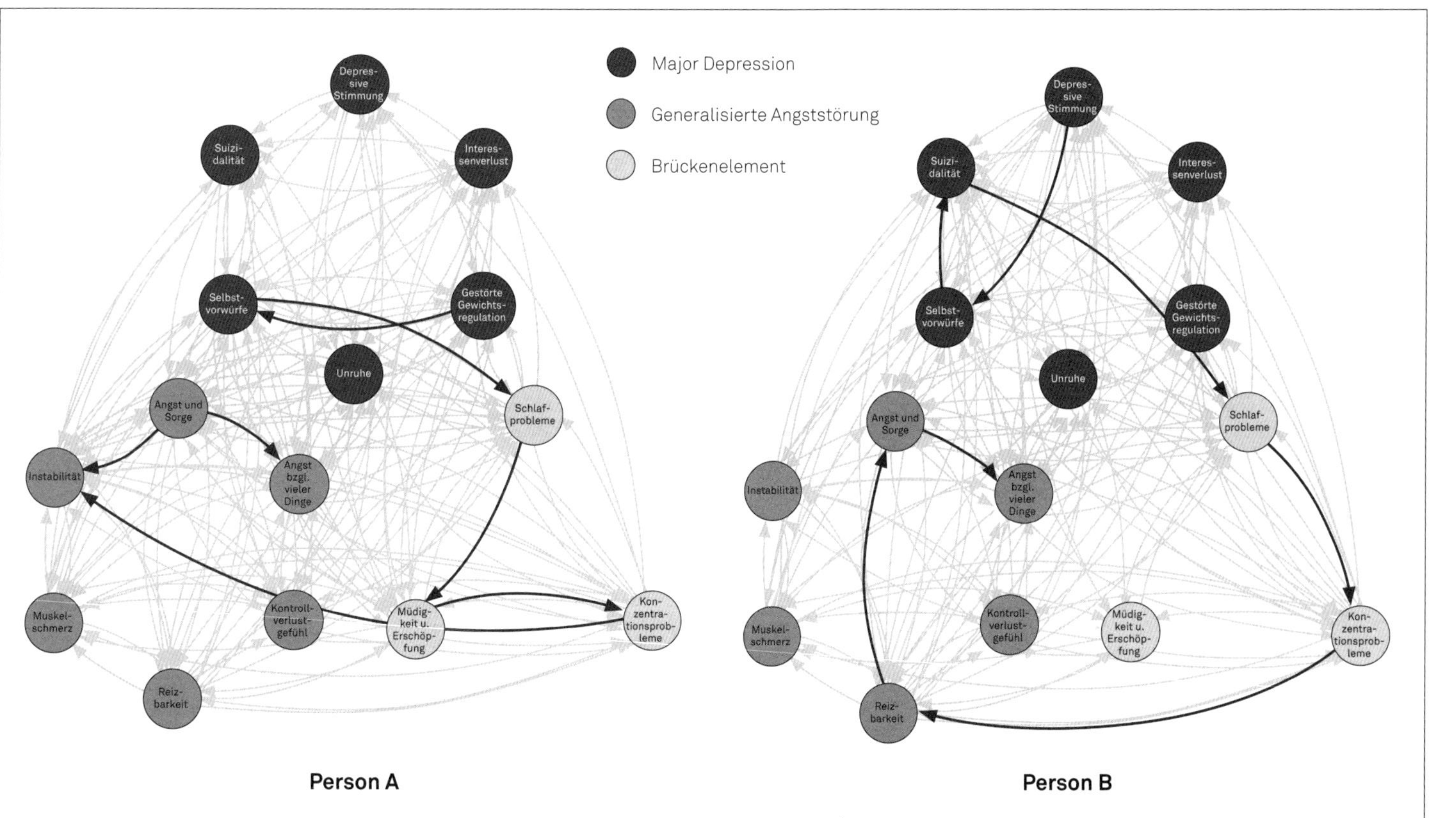

Abbildung 24: Hypothetisches Beispiel von komplexen Netzwerken zweier Personen mit den gleichen Diagnosen: Major Depression und Generalisierte Angststörung. Die Pfeile stellen kausale Wechselwirkungen dar, die Dicke der Pfeile bildet die Stärke der Beziehung ab (nach Borsboom & Cramer, 2013)

Zusammenhangsmaße zwischen den einzelnen Unterprozessen auf *individueller* Ebene berechnet. Das Ergebnis stellt ein Abbild der dynamischen Prozesse, die zur Aufrechterhaltung der Störung beitragen, dar.

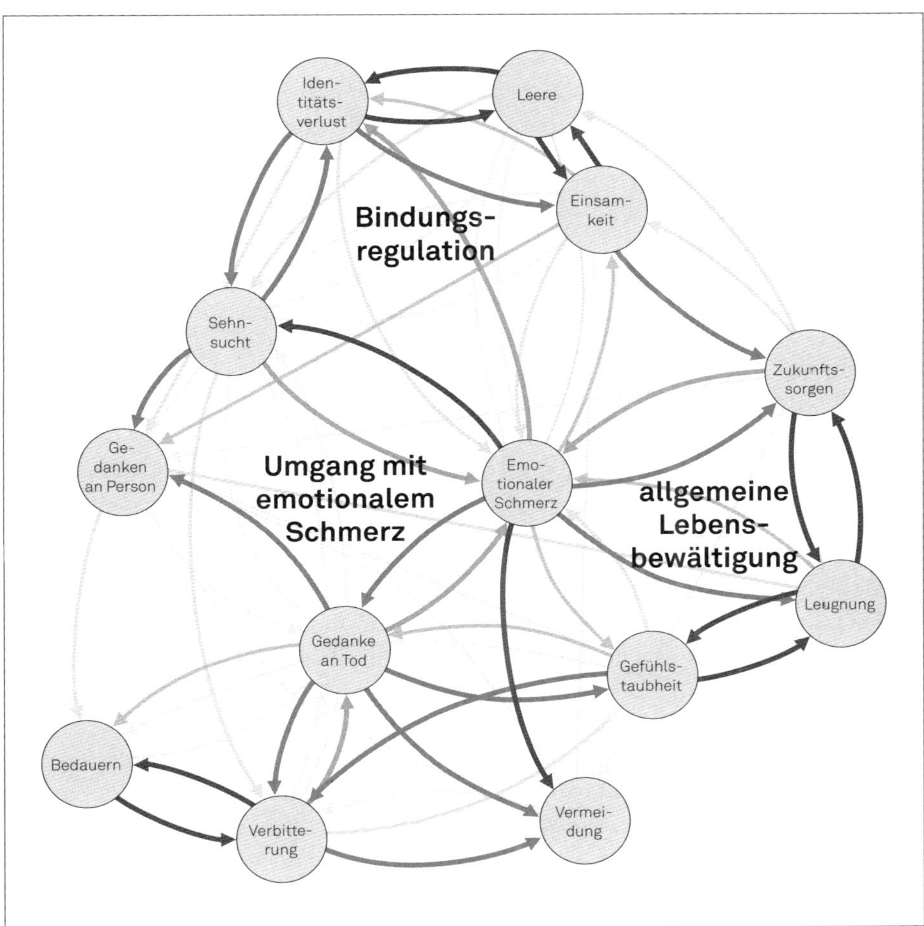

Abbildung 25: Prozessbasiertes Störungsmodell einer komplizierten Trauer (nach Robinaugh, LeBlanc, Vuletich & McNally, 2014). Erläuterungen im Text.

In Abbildung 25 lassen sich Netzwerkbereiche erkennen, die stärkere Verbindungen und Wechselwirkungen aufzeigen. Diese Aktivitätsmuster in Form von Clustern und Teufelskreisen weisen darauf hin, dass die daran beteiligten Elemente das Trauernetzwerk aufrechterhalten. Beispielsweise nimmt die *emotionale Schmerzverarbeitung* eine sehr zentrale Position im Netzwerk ein und ist hochgradig mit anderen Netzwerkelementen vernetzt, was darauf hindeutet, dass der Umgang mit Schmerzerleben sehr relevant für die Aufrechterhaltung der komplizierten Trauer ist. Im oberen Bereich des Netzwerkes bilden die Elemente *Identitätsverlust, Leere* und *Einsamkeit* ein selbstverstärkendes Unternetzwerk, was auf Probleme hinweist, den Bindungsverlust funktional zu bewältigen. Der Betroffene fühlt sich ohne die Partnerin wie „amputiert“, „allein“ und „leer“ und schafft es nicht, neue Bindungen einzugehen. Schließlich bilden die Elemente *Zukunftssorgen, Leugnung* und *Gefühlstaubheit* einen Teufelskreis (unten rechts). Diese Elemente beeinträchtigen Aufgaben der allgemeinen Lebensbewältigung, wie Herausforderungen angehen, sich überwinden und neue Ziele finden.

Diese Netzwerkbereiche, um die sich die Störungsdynamik der komplizierten Trauer dreht, bieten therapeutische Ansatzpunkte für eine Bewältigung (vgl. Robinaugh et al., 2014):

1. Netzwerkbereich „Umgang mit emotionalem Schmerz“: Lernen, mit dem erlebten emotionalen Schmerz umzugehen, ohne in Vermeidung oder passive Sehnsucht zu verfallen,
2. Netzwerkbereich „Bindungsregulation“: Wege finden, um den Bindungsverlust zu verarbeiten und in die eigene Identität zu integrieren, um so Einsamkeit und Leere zu überwinden, sowie
3. Netzwerkbereich „allgemeine Lebensbewältigung“: Lernen, die neue Lebensrealität zu akzeptieren und sich trotz Gefühlstaubheit auf zukünftige Ziele auszurichten.

Auf der Basis dieses prozessbasierten Netzwerkmodells lassen sich Blockaden oder Kompetenzdefizite für den Bewältigungsprozess eruieren und Interventionen zielgenau auf diese Prozesse abstimmen. Der Betroffene muss keinen normativen Trauerprozess durchlaufen, wie dies Leitfäden zur Trauerbewältigung suggerieren. Ziel ist es, Interventionen zu planen, die die für diese Person systemrelevanten Pfeile verblassen lassen, damit sich das pathologische Netzwerk auflöst bzw. eine geringere Anziehungskraft ausübt. Die Ansatzpunkte auf der Basis einer solchen Prozessanalyse können sehr individuell sein. Nicht die einzelnen Prozesse per se sind dysfunktional; die Adaptivität lässt sich an den individuellen Auswirkungen auf das Gesamtnetzwerk einer bestimmten Person in einem bestimmten Kontext ablesen (Hofmann & Hayes, 2018).

4 Prozessbasierte Modelle psychischer Störungen

Ein prozessbasiertes Störungsmodell ist ein funktionales Bedingungsmodell, in dem die für die Psychopathologie verantwortlichen Kernprozesse mit ihren kausalen Zusammenhängen zusammengefasst sind. Ein solches Fallkonzept hilft dabei, die folgende, relevante Frage zu beantworten: Auf welche Prozesse der Störungsentwicklung und Aufrechterhaltung muss in der Therapie fokussiert werden, um eine Veränderung zu bewirken (Jose & Goldfried, 2008)? Grundlage des prozessbasierten Störungsmodells ist ein auf Prozessen basierendes Diathese-Stress-Modell (vgl. Kapitel 4.2). Nach Macneil, Hasty, Conus und Berk (2012) sollte ein solches Fallkonzept folgende Elemente umfassen:

1. *Problembeschreibung – individuelle internale Anforderungen verstehen:* Eine Problembeschreibung geht über die Kenntnis der Problembenennung hinaus. Sie beschreibt die multidimensionalen internalen Bewältigungsanforderungen in ihrer individuellen Komplexität. Im Kontext des prozessbasierten Ansatzes will man verstehen, mit welchen internalen Anforderungen die Person zu kämpfen hat. Ist es ein überwältigender emotionaler Schmerz (emotionale Ebene), der Verlust einer zentralen Bindung (Beziehungsebene), der Verlust von Lebenszielen (motivationale Ebene), eine andauernde Überforderung (Verhaltensebene), oder sind es unlösbare soziale Probleme (soziale Ebene)?
2. *Prädisponierende Faktoren:* Gemäß dem Diathese-Stress-Modell (vgl. Kap. 4.1) wird eine Anforderung dadurch zu einem Problem, dass sie auf prädisponierende Faktoren trifft. Diese prädisponierenden Faktoren werden als Vulnerabilitätsmechanismen ausführlich in Kapitel 5.2 beschrieben.
3. *Kontextfaktoren:* Damit sind Faktoren gemeint, die zur Problementwicklung beitragen, wie finanzielle, berufliche oder familiäre Stressoren, mit denen der Betroffene zu kämpfen hat.
4. *Aufrechterhaltende Faktoren* sind die zentralen Prozesse, die zur Aufrechterhaltung der bestehenden Probleme und Störungen beitragen. Diese werden in Kapitel 5.3 zu den Reaktionsmechanismen ausführlich beschrieben. Aufrechterhaltende Faktoren beinhalten Aspekte wie Vermeidungsverhalten, ungünstigen Aufmerksamkeitsfokus und Rückversicherung.
5. *Protektive und positive Faktoren* sind im Kontext des prozessbasierten Ansatzes Ressourcen und Fertigkeiten, welche negative Effekte abfedern, aufrechterhal-

tende Prozesse schwächen oder die Entwicklung von Bewältigungsmechanismen fördern.

Wichtig dabei ist, dass das entwickelte Störungsmodell flexibel neue Informationen integrieren kann (Macneil, Hasty, Conus & Berk, 2012). Nach Persons (1989) sollte es einen kontinuierlichen Prozess darstellen, in dem relevante Informationen erhoben, bewertet, überprüft, verworfen, zusammengefasst und für die Entwicklung neuer Hypothesen für das Verständnis der Störungsdynamik verwendet werden.

4.1 Diathese-Stress-Modell

Das Diathese- bzw. Vulnerabilitäts-Stress-Modell wie auch das transaktionelle Stressmodell (Lazarus, 1974) erklären auf einer Makroebene die Entstehung von Störungen dadurch, dass Belastungen auf bestehende Vulnerabilitätsfaktoren treffen. Diese Diathese oder Verwundbarkeit begründet die „Bereitschaft" für eine Störung. Reagiert der Organismus auf den Belastungsfaktor auf angemessene Weise, kann die Entwicklung einer Störung jedoch verhindert oder abgemildert werden. Die Wirkung der Reaktion wird ebenfalls von Risiko- und protektiven Faktoren beeinflusst. Abbildung 26 zeigt ein klassisches Diathese-Stress-Modell für eine emotionale Störung.

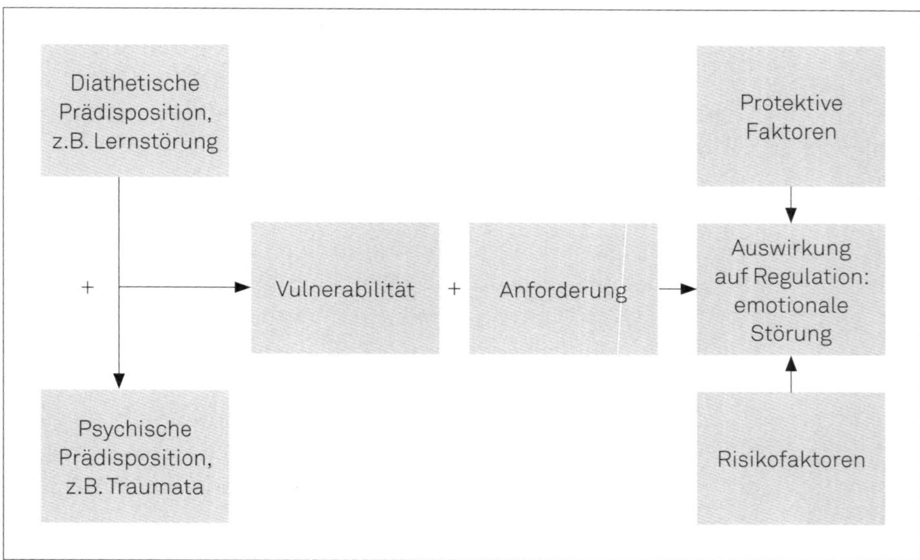

Abbildung 26: Beispiel eines Diathese-Stress-Modells für die Entstehung einer emotionalen Störung

Das Diathese-Stress-Modell bildet die Grundlage für prozessbasierte Vorstellungen der Störungsentwicklung und Aufrechterhaltung. Störungen werden im Diathese-Stress-Modell bereits multifaktoriell, multimodal, diagnoseübergreifend und ideographisch erklärt. Das Modell enthält sowohl störungsimmanente Faktoren als auch Kontextfaktoren. Erst das Zusammenspiel sämtlicher Faktoren erklärt das Zustandekommen einer Stressreaktion und die Entwicklung eines pathologischen Zustandes. Dadurch eignet sich das Diathese-Stress-Modell sehr gut als Ausgangsbasis für eine prozessbasierte Betrachtung psychischer Störungen.

4.2 Prozessbasiertes Diathese-Modell

Eine Anpassung des Diathese-Stress-Modells für das prozessbasierte Vorgehen stellt das prozessbasierte Diathese-Modell dar. Die Bezeichnung „prozessbasiertes Diathese-Modell“ soll den Blick auf die aufrechterhaltenden Prozesse lenken. Es erklärt das Zustandekommen einer psychischen Störung durch das Zusammenwirken von äußeren Anforderungen (Stressoren) und der Interaktion von Vulnerabilitäts- und Reaktionsmechanismen.

Den Anstoß gibt eine Änderung im Kontext, also eine Anforderung von außen. Diese löst eine Reaktion dadurch aus, dass sie in irgendeiner Weise zentrale Bedürfnisse oder Ziele bedroht. Diese Änderung im Kontext kann die physische Existenz bedrohen; häufig handelt es sich auch um Verluste, die das Selbst bedrohen oder zentrale soziale oder persönliche Motive (z. B. nach Sicherheit, Leistung, Zugehörigkeit) oder Werte (z. B. nach Ordnung, Status) angreifen (Scherer, Schorr & Johnstone, 2001). Diese Bedrohung stellt eine *Anforderung an den Anpassungsapparat* dar.

Die Störungsdynamik beginnt sich zu entwickeln, wenn *Anforderungen* an den Organismus auf bestehende *Vulnerabilitätsmechanismen* treffen und das System sich nicht über selbstregulative Prozesse stabilisiert. Beispielsweise wird die Anforderung, nach einem Umzug in eine andere Stadt neue Freunde zu finden, erst dann zu einem Problem, wenn sie auf Vulnerabilitätsmechanismen trifft, die das Freundefinden erschweren (z. B. eine starke soziale Unsicherheit). Der Organismus wird mit einer Anforderung konfrontiert, die nicht gleich bewältigt werden kann; so entsteht ein Spannungsverhältnis zwischen dem Wunsch, Freunde zu finden, und der durch die Anforderung ausgelösten Angst (z. B. Angst vor Zurückweisung). In dem Versuch, diesen Spannungszustand zu lösen und wieder ein Gleichgewicht herzustellen, werden *Reaktionsmechanismen* aktiviert, wie z. B. Vermeidungsmechanismen (kurzfristig hilfreich, langfristig problematisch), oder motivationale Mechanismen, die helfen, die Angst zu überwinden oder auszuhalten.

Diese drei Dimensionen (Anforderungen, Vulnerabilitäts- und Reaktionsmechanismen) sind miteinander über kontinuierliche Rückkoppelungsschleifen vernetzt

(Frank & Davidson, 2014). Die initiierte Reaktion erzielt entweder die erwünschte Wirkung und das System ist bereit für neue Anforderungen, oder der Bewältigungsversuch bleibt wirkungslos, dann bleiben die Reaktionsmechanismen aktiviert. Der in Abbildung 27 dargestellte Mechanismus der Wechselwirkung dieser drei Dimensionen ist stark vereinfacht. In Wahrheit treffen fortlaufend neue Anforderungen auf das System, auf die reagiert wird. Durch die initiale Reaktion ändert sich zudem die ursprüngliche Anforderung, sodass daraufhin wiederum eine weitere Reaktionskaskade ausgelöst wird. Die kann man sich etwa so vorstellen wie das Bild, das entsteht, wenn man zwischen zwei Spiegeln steht (Sheppes et al., 2015) – ein Regulationsprozess endet nie, sondern liefert immer wieder ein Ergebnis, welches wieder reguliert wird usw.

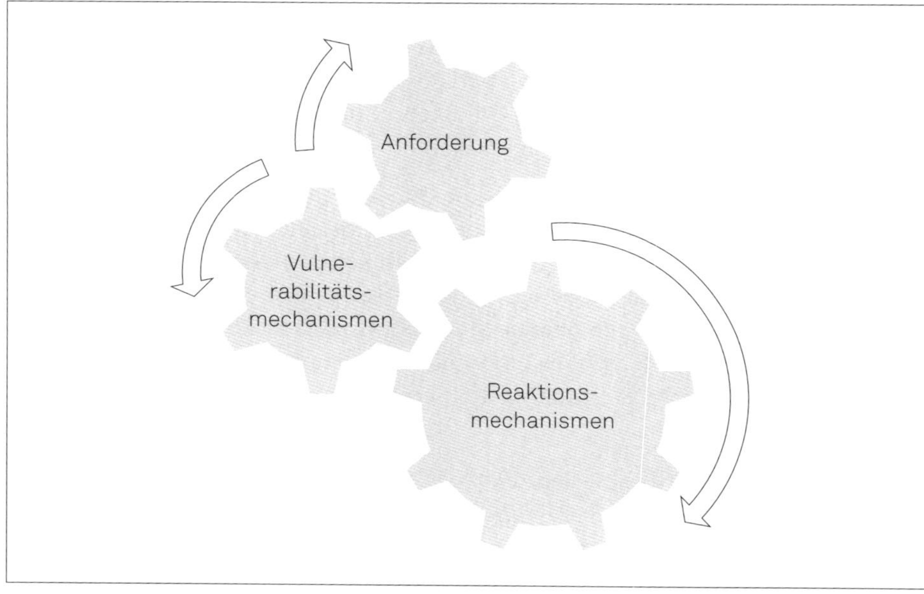

Abbildung 27: Wechselwirkung zwischen Anforderung, Vulnerabilitäts- und Reaktionsmechanismen

Im prozessbasierten Diathese-Modell werden nun die Prozesse festgehalten, die wesentlich für die pathologischen Auswirkungen der Wechselwirkungen zwischen Anforderungen, Vulnerabilitäts- und Reaktionsmechanismen sind (Kernprozesse). Abbildung 28 zeigt ein einfaches prozessbasiertes Diathese-Modell mit einer Auswahl an Kernprozessen (z. B. Rumination, geringe Unsicherheitstoleranz). Der Fokus ist auf die moderierenden Kernprozesse zwischen Anforderung und Auswirkung gerichtet.

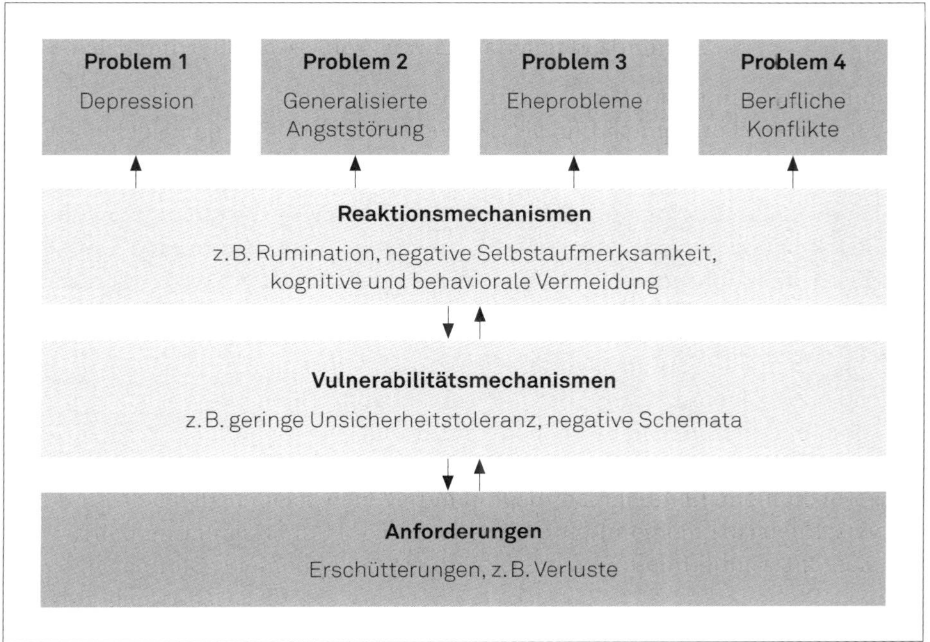

Abbildung 28: Beispiel für ein prozessbasiertes Diathese-Modell (nach Frank & Davidson, 2014)

Das prozessbasierte Diathese-Modell sagt jedoch nur etwas darüber aus, *welche* Prozesse für die pathologischen Auswirkungen eine Rolle spielen, aber nicht, *wie* diese genau zusammenwirken. Es berücksichtigt noch nicht, dass vor allem die Wechselwirkung zwischen zwei oder mehreren Prozessen eine Dynamik entfalten kann. Das ist wie in der Musik, wo die Kombination der Töne für eine Harmonie oder Disharmonie sorgt. Um genauer zu analysieren, *wie* die Prozesse interagieren, sodass dadurch eine pathologische Netzwerkstruktur entsteht, werden sie zu einem weiteren Modell zusammengefügt: dem prozessbasierten komplexen Netzwerkmodell.

4.3 Prozessbasiertes komplexes Netzwerkmodell

In einem weiteren Schritt werden nun die im prozessbasierten Diathese-Modell festgehaltenen Kernprozesse und ihre Wechselwirkungen genauer analysiert, um herauszufinden, welche von ihnen die psychopathologischen Auswirkungen maßgeblich verursachen und aufrechterhalten. Als Ergebnis erhält man ein individuelles prozessbasiertes komplexes Netzwerkmodell. Wie dieses erstellt wird, wird ausführlich in Kapitel 10 beschrieben. Dieses Modell bildet die individuelle Störungsdynamik auf Prozessebene ab.

Abbildung 29 zeigt eine schematische Darstellung eines solchen Netzwerkmodells. Die Pfeile im Modell zeigen an, welche Prozesse maßgeblich zur Aufrechterhaltung der Störung beitragen. Dies sind die Prozesse, die andere problematische Prozesse verstärken oder selbstverstärkende Spiralen bilden, welche sich wiederum negativ auswirken und eine psychopathologische Wirkung erzeugen. In Abbildung 29 erkennt man so, dass dem Reaktionsprozess 1 eine zentrale, verstärkende Bedeutung zukommt. Dieser interagiert ungünstig mit einem Vulnerabilitätsfaktor und mit einem weiteren ungünstigen Reaktionsprozess 2. Damit bildet dieser Reaktionsprozess ein „Sturmtief" oder Zentrum, um das herum sich eine Störungsdynamik verstärkt. Interventionen müssten daher an diesem Reaktionsprozess 1 ansetzen.

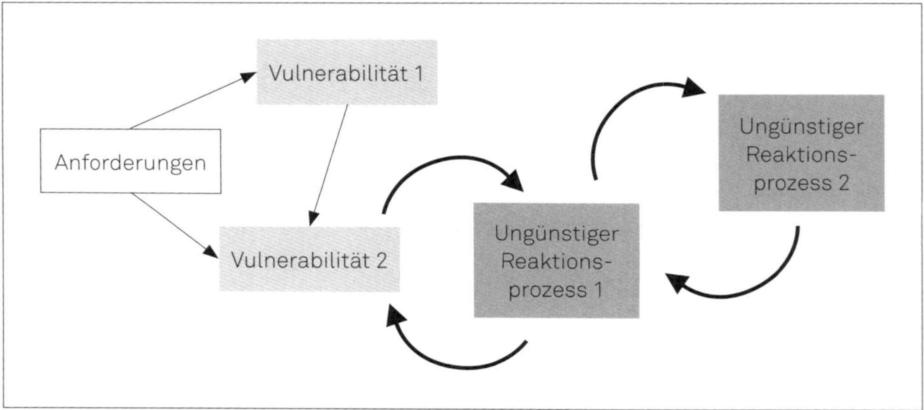

Abbildung 29: Schematische Darstellung eines prozessbasierten komplexen Netzwerks

Das komplexe Netzwerkmodell der Störung schafft damit eine Verbindung zwischen den individuellen Prozessen und der abgeleiteten Interventionsplanung (Nezu, Nezu & Lombardo, 2004; Persons, 1989). Es lässt erkennen, wo Interventionen ansetzen können, um die Störungsdynamik zu unterbrechen. Ab diesem Punkt in der Therapie kann auf einen Kanon bewährter, evidenzbasierter Therapiemethoden zurückgegriffen werden, wie sie von der Inter-Organizational Task Force on Cognitive and Behavioral Psychology Doctoral Education zusammengefasst wurden (Klepac et al., 2012; vgl. Tab. 9 in Abschnitt 12.1.2).

5 Kernprozesse von Psychopathologie

Blickt man auf die Prozessebene und will man verstehen, wie Vulnerabilitäts- und Reaktionsprozesse bei der Bewältigung von Anforderungen zur Entwicklung von psychischen Störungen beitragen können, ist es notwendig zu wissen, nach welchen Prozessen man Ausschau halten muss.

Mehrere Autorengruppen (Harvey et al., 2009; Frank & Davidson, 2014; Dixon & Rehfeldt, 2018; De Houwer, Barnes-Holmes & Barnes-Holmes, 2018; Papa, Emerson & Epstein, 2018) haben störungsübergreifende Befunde über relevante Kernprozesse, die für das Entstehen pathologischer Netzwerke systemrelevant sind, zusammengefasst. Bereits das Hexaflex-Modell der ACT (Hayes, Strosahl & Wilson, 2009) fokussiert auf sechs Kernprozesse psychischen Erlebens, die die Entwicklung von Psychopathologie erklären (vgl. Abschnitt 3.7.5). Bei einem Fokus auf eine bestimmte Auswahl von Prozessen besteht jedoch die Gefahr, dass dieser Ansatz sich selbst limitieren und dadurch zu einer dogmatischen Schule werden könnte. Der prozessbasierte Ansatz möchte daher den Blickwinkel in Bezug auf weitere, relevante Prozesse erweitern.

Dieses Kapitel gibt einen Überblick über die für den therapeutischen Alltag wichtigsten transdiagnostisch wirksamen Prozesse, die auch empirisch belegt werden konnten. Dabei orientieren wir uns an den drei Dimensionen des prozessbasierten Diathese-Modells aus Abbildung 27 (vgl. Kap. 4.2): Anforderungen, Vulnerabilitäts- und Reaktionsmechanismen. Für jede dieser Dimensionen fassen wir die bisher erforschten Kernprozesse von Psychopathologie zusammen. Die im Folgenden gegebene Zusammenstellung schließt nicht aus, dass noch weitere Prozesse, die aber möglicherweise noch nicht ausreichend erforscht sind, im Störungsgeschehen eine wichtige Rolle spielen können. Es handelt sich daher hier um eine Auswahl, die jedoch dabei helfen kann, den Blick für Prozesse zu schärfen.

5.1 Anforderungen an den Organismus

Die erste Komponente, die für die Störungsentwicklung eine Rolle spielt, ist ein Ereignis, das Bewältigungs- und Anpassungsprozesse auslöst. Dies kann ein belastendes Einzelereignis sein, oder es können überdauernde Belastungen sein.

Aus psychopathologischer Sicht handelt es sich dabei um Ereignisse in der Welt der Person (external oder internal), die in irgendeiner Form eine Bedrohung darstellen und eine multimodale Reaktion provozieren. Solche Ereignisse können eine reale Bedrohung der physischen oder psychischen Existenz darstellen oder eine Bedrohung wichtiger internaler Repräsentationen von sich (Selbstbild) oder der Welt (Werte). Nach der Selbstbestimmungstheorie (Deci & Ryan, 2008) stellt der Verlust von *Selbstwirksamkeit* (Kompetenz), *Autonomie* (Freiwilligkeit) und *Verbundenheit* eine relevante Bedrohung dar. Viele alltägliche Ereignisse, die uns belasten, lassen sich durch die Störung einer oder mehrerer dieser drei Dimensionen erklären.

Für ein solches Ereignis gibt es eine Fülle von Bezeichnungen, wie Auslöser, Trigger, Stressor oder auslösende Situation, die darauf hindeuten, dass dieser Faktor von außen kommt. Wir benutzen hierfür den allgemeinen Begriff der *Anforderung,* um den Anforderungscharakter an den Anpassungsapparat zu verdeutlichen. Damit geht der Blick weg von der konkreten Auslösesituation hin zu folgenden Fragen: Welche individuellen Anforderungen werden durch diese Situation an die verschiedenen Systemebenen dieser Person gestellt (kognitive, emotionale oder behaviorale Anforderung)? Mit welchen Vulnerabilitätsfaktoren interagiert die Anforderung? Welche multidimensionalen Reaktionsmuster werden auf den verschiedenen Systemebenen aktiviert?

5.2 Vulnerabilitätsmechanismen

Vulnerabilitätsmechanismen sind in der Verhaltenstherapie als Organismusvariable konzeptualisiert. Sie umfassen, neben organischen oder genetischen Bedingungen, überdauernde kognitive oder emotionale Konstrukte, wie Unsicherheitstoleranz oder emotionale Instabilität, sowie allgemeine Risikofaktoren, die zur Aufrechterhaltung der Probleme des Patienten beitragen (Frank & Davidson, 2014).

Aus Sicht des prozessbasierten Ansatzes bestehen auf der Ebene der Vulnerabilität individuelle Unterschiede, die darüber entscheiden, ob eine Anforderung zum Problem wird. Vulnerabilitätsmechanismen sind der Schlüssel zum Verständnis der individuellen Not des Patienten. Erst durch ein tiefes Verständnis für die Verletzlichkeit des Patienten ist es möglich, Mitgefühl und für ihn passende Bewältigungsmöglichkeiten zu entwickeln.

Der Begriff *Mechanismus* soll an dieser Stelle verdeutlichen, dass es sich um einen angelegten Reaktionsmechanismus im Sinne einer Prädisposition handelt. Eine Änderung erfordert eine bewusste Modifikation durch einen alternativen Prozess, der den bestehenden Mechanismus ablöst oder verändert.

Vulnerabilitätsmechanismen sind unter dem Blickwinkel verschiedenster theoretischer Konzepte diskutiert und erforscht worden, sodass die Bestimmung, was ein Vulnerabilitätsfaktor ist, oft nicht eindeutig ist. Der Begriff wird so unterschiedlich verwendet, dass die Eingrenzung auf eine überschaubare Anzahl von relevanten Vulnerabilitätsmechanismen schwerfällt. Wir verstehen Vulnerabilitätsmechanismen als individuelle Unterschiede, die die Bewältigung von Anforderungen auf kognitiver, emotionaler oder behavioraler Ebene erschweren.

Wir fokussieren daher auf eine für uns relevant erscheinende Auswahl von transdiagnostisch wirksamen Vulnerabilitätsmechanismen und beziehen uns dabei auf die hervorragenden Vorarbeiten von Frank und Davidson (2014) und Harvey et al. (2009), die diagnoseübergreifende Kernprozesse systematisch erfasst und bewertet haben. Die Vulnerabilitätsmechanismen auf emotionaler Ebene wurden zusätzlich von Hofmann (2019) beschrieben. Tabelle 1 enthält einen Gesamtüberblick über die in den folgenden Abschnitten beschriebenen Vulnerabilitätsmechanismen.

Bei den dargestellten Befunden wird oftmals implizit von einer eindeutigen Kausalität ausgegangen, bei der die Vulnerabilitätsfaktoren zur Entwicklung der Psychopathologie beitragen. Wie bereits erläutert, ist diese eindeutige Kausalattribution in einer prozessbasierten Netzwerkvorstellung hinfällig. Vulnerabilitätsfaktoren bedingen Psychopathologie, aber Psychopathologie erzeugt Vulnerabilität.

Tabelle 1: Vulnerabilitätsmechanismen auf verschiedenen Systemebenen

Systemebene	Vulnerabilitätsmechanismen
Neurophysiologische Ebene	• Anspannungsregulation und inhibitorische Prozesse • exekutive Funktionen • Schlafregulation • biologische Komponenten der Emotionsregulation
Emotionale Ebene	• Temperament • negativer Affekt • emotionale Granularität • Alexithymie vs. emotionale Klarheit • emotionale Intelligenz • reduzierte Belastungstoleranz • affektive Stile: Akzeptanz • emotionale Flexibilität
Behaviorale Ebene	• klassisches Konditionieren • operantes Konditionieren • soziales Lernen und Modelllernen

Tabelle 1: Fortsetzung

Systemebene	Vulnerabilitätsmechanismen
Kognitive Ebene	• Gedächtnisprozesse • kognitive Fusionsneigung • inflexible kognitive Schemata • negative Schemata • Ausmaß des negativen Denkens: – dysfunktionale Attributionsverzerrungen – negative Kontrollüberzeugungen – negative Problemorientierung • metakognitive Prozesse und Überzeugungen • symbolische Lernprozesse: Lernen und Sprache
Ebene des Selbst	• Inflexibilität des Selbst (u. a. Persönlichkeitsstörungen) • negative selbstfokussierte Aufmerksamkeit
Bindungs- und Beziehungsebene	• Bindungsrepräsentation
Spezifische Konstrukte	• regulatorische Flexibilität • Perfektionismus

5.2.1 Neurophysiologische Ebene

Beschäftigt man sich mit Vulnerabilitätsfaktoren, denkt man zunächst an organische Variablen, die direkten Einfluss auf Regulationsprozesse haben. Diese betreffen u.a. die Anspannungsregulation und inhibitorische Prozesse, Prozesse, die exekutive Funktionen steuern, basale Emotionsregulationsprozesse und die Schlafregulation.

Anspannungsregulation und inhibitorische Prozesse

Menschen haben unterschiedliche Möglichkeiten, Anspannung zu regulieren, sich selbst zu beruhigen oder Verhaltensimpulse zu steuern (Harvey et al., 2009). Defizite in diesen Bereichen erschweren zwangsläufig eine angemessene Bewältigung von Anforderungen und verursachen neue Probleme, die wiederum neue Anforderungen erzeugen. Erhöhte neurophysiologische Anspannungszustände sind verantwortlich für selbstverstärkende Loops, die sich auf emotionale und kognitive Untersysteme negativ auswirken und Lern- und Anpassungsprozesse behindern. Treffen als bedrohlich erlebte Anforderungen auf ein bereits angespanntes physiologisches Reaktionssystem, werden schnell kritische Schwellen überschritten, sodass eine adaptive Bewältigung nicht mehr möglich ist.

Defizite auf dieser basalen Anspannungs- und Impulskontrollebene bedingen Störungen auf höheren Systemebenen, wie Aufmerksamkeitsdefizit-/Hyperaktivitätsstörung (ADHS; Solanto, 2011), Suchterkrankungen (Batra & Bilke-Hentsch, 2012), PTBS (Henning-Fast & Markowitsch, 2010), Panikstörungen (Craske & Barlow, 2014), Sorgen (Turk, Heimberg, Luterek, Mennin & Fresco, 2005), antisoziales Verhalten und Suizidalität (Crowell, Beauchaine, McCauley, Smith, Stevens & Sylvers, 2005), und bilden den Nährboden für Emotionsregulationsstörungen, die Borderline-Persönlichkeitsstörungen ausmachen (Linehan, Bohus & Lynch, 2007).

Exekutive Funktionen

Eine Anforderung zu bewältigen erfordert eine kontinuierliche Steuerung und Abstimmung von exekutiven Funktionen: eine ständige Evaluation der Situation, eine Auswahl von Strategien, eine Vorhersage ihrer Wirkung, eine Entscheidung für eine Strategie und die Inhibition anderer Impulse, während die eingetretene Wirkung für die Anpassung der Strategie berücksichtigt wird. Damit bilden exekutive Funktionen eine wichtige Voraussetzung von regulatorischer Flexibilität (Bonanno et al., 2004). Die exekutiven Funktionen sind ebenfalls multimodal vernetzt, sodass die oben beschriebene Anspannungsregulation und die inhibitorischen Prozesse direkt auf exekutive Funktionen Auswirkungen haben. Diese Defizite in den kognitiv-emotionalen Steuerungsfunktionen des Frontalhirns lassen sich besonders bei ADHS-Betroffenen (Solanto, 2011) sowie bei Menschen mit Borderline-Persönlichkeitsstörungen und PTBS (Aupperle, Melrose, Stein & Paulus, 2012) beobachten. Defizite dieser exekutiven Funktionen können aber bei allen anderen psychischen Störungen eine moderierende Rolle spielen.

Entgegen der bisherigen linearen Vorstellung einer Kausalität zwischen Vulnerabilitätsfaktoren und psychischer Störung geht der prozessbasierte Ansatz von einer wechselseitigen Kausalität aus. Eine eingeschränkte kognitiv-emotionale Steuerungsfähigkeit kann Angststörungen begünstigen, aber Angststörungen haben zugleich negative Auswirkungen auf exekutive Funktionen (Eysenck, Derakshan, Santos & Calvo, 2007). Entscheidend für die Entstehung von pathologischen Netzwerkzuständen ist das Ergebnis der Interaktion zwischen Vulnerabilitätsfaktoren, Anforderungssituationen, Kontextfaktoren und Reaktionsmechanismen (Frank & Davidson, 2014).

Schlafregulation

Die Schlaf- und die Emotionsregulation basieren auf ähnlichen neurophysiologischen Prozessen und sind somit eng miteinander vernetzt (Gehrman, Pfeiffenberger & Byrne, 2013). Bei vielen psychischen Störungen ist der Schlaf gestört, was einen Indikator für den Zustand der Emotionsregulation darstellt. Auch hier ist keine eindeutige kausale Richtung zwischen Störungen der Schlafarchitektur und Emotionsregulationsstörungen auszumachen, sodass (1) transdiagnostische Prozesse für beides verantwortlich sein können, (2) Schlafstörungen die Emotionsregulation erschweren können oder (3) eine gestörte Emotionsregulation zu Schlafstörungen führen kann (Harvey et al., 2009).

Biologische Komponenten der Emotionsregulation

Die zum Großteil genetisch determinierten, biologischen Komponenten der Emotionsregulation (Scherer, 2009) produzieren evolutionsbedingte Bottom-up-Reaktionsmuster auf stereotype Bedrohungsreize. Defizite im Dopamin-Serotonin-Regulationssystem beispielsweise können die Emotionsregulation hochgradig stören und an der Entwicklung von bipolaren Störungen, Manien (Miklowitz & Johnson, 2006) oder Borderline-Störungen (Linehan, 1993) beteiligt sein. Eine erhöhte Amygdala-Aktivierung beeinflusst die Emotionsregulation und wurde beispielsweise bei Patienten mit Borderline-Störungen nachgewiesen (Herpertz et al., 2001). Auch die Wahrscheinlichkeit, nach einem Trauma eine PTBS zu entwickeln, ist von neuronalen Strukturen abhängig (Malta, Wyka, Giosan, Jayasinghe & Difede, 2009). Nicht das Trauma bestimmt das Ausmaß der Beeinträchtigung, sondern die Interaktion zwischen dem zu bewältigenden Ereignis und neurophysiologischen und psychosozialen Voraussetzungen. Wenn man über gute Möglichkeiten verfügt, um mit hoher Anspannung umzugehen, sowie über ein robustes Emotionsregulationssystem und wenn man sich auf seine exekutiven Funktionen verlassen kann, dann wird man auch größere Erschütterungen kompensieren können. Hat man dagegen auf dieser Ebene Defizite, dann werden eigene Reaktionsmechanismen eher überfordert sein und Not- oder Schutzreaktionen aktivieren, wie Vermeidungsreaktionen oder Erstarrungs- und Totstellreflexe (Porges & Lewis, 2010).

5.2.2 Emotionale Ebene

Obwohl Gefühlsreaktionen und emotionale Dysregulation Kern der meisten psychischen Störungen darstellen, wurden sie lange Zeit stiefmütterlich behandelt, und man tat sich schwer damit, überhaupt zu definieren, was Emotionen sind. Im Kontext von Psychotherapie ist man sich einig, dass Gefühle Reaktionen auf für das Selbst relevante – also in irgendeiner Form bedrohliche – Stimuli sind. Aus evolutionstheoretischer Sicht sind für das emotionale Reaktionssystem Situationen relevant, die die physische Integrität, den Verlust von Ressourcen oder die Integrität des Selbst gefährden (Ekmann & Friesen, 1982).

Exkurs: Emotionsregulationsprozess

Der Emotionsregulationsprozess ist ein multidimensionaler Prozess, der kognitive, emotionale, physiologische und behaviorale Elemente verbindet. Individuelle Unterschiede, die Einfluss auf die Wahrnehmung, Bewertung, Selektion und Anwendung von Emotionsregulationsstrategien sowie auf den fortlaufenden Evaluierungsprozess des Regulationsprozesses haben, stellen daher einen wesentlichen Vulnerabilitätsmechanimus dar. Wir gehen zunächst ausführlich auf diesen Prozess ein, da die hier beschriebenen Mechanismen und potenziellen Störungen der Regulation auch auf andere Regulations- und Anpassungsprozesse übertragen werden können.

Gross (2015) hat den Prozess der Emotionsregulation in seine Komponenten aufgeschlüsselt und in einem multidimensionalen Prozessmodell dargestellt. Nach Sheppes et al. (2015) kann man Emotionen als internale Veränderungen verstehen, die zu externalen Reaktionen führen, welche sich aus evolutionärer Sicht als vorteilhaft erwiesen haben. Die multisystemischen Änderungen können bezüglich ihrer Intensität (stark – schwach), Dauer (Minuten, Stunden), Frequenz (Auftretenshäufigkeit in gegebener Zeit) oder Art der Reaktion (Gefühlsqualität) unterschieden werden.

Der Emotionsregulationsprozess kann grob in eine *Emotionsentstehungsphase* (bottom-up) und eine *Emotionsregulationsphase* (top-down) unterteilt werden (vgl. Tab. 2). In der Entstehungsphase wird die emotionale Reaktion aufgebaut, in der Regulationsphase werden regulatorische Prozesse aktiviert, die die emotionale Reaktion an die jeweilige Situation und an das erwünschte Ziel anpassen sollen. In beiden Phasen können individuelle Unterschiede Vulnerabilitätsfaktoren für die Entwicklung von psychischen Störungen darstellen (Sheppes et al., 2015; Gross, 2015).

Tabelle 2: Emotionsregulationsphasen nach Gross (2015)

Phasen der Emotionsregulation	Was passiert in dieser Phase?
Emotionsaufbauphase	1. Änderung in der Welt des Individuums (world) 2. Wahrnehmung der Änderung (perception) 3. Bewertung als positiv oder negativ (validation) 4. Einleitung einer Reaktion (action)
Emotionsregulationsphase	1. Identifikationsphase: Reaktion erforderlich oder nicht? 2. Selektionsphase: Welche Regulationsstrategien sind möglich? 3. Implementierungsphase: Auswahl der Strategie und Umsetzung 4. Monitoringphase: fortlaufendes Beobachten der Effekte und Anpassung der Strategie

Emotionsaufbauphase

Ausgelöst werden emotionale Reaktionen durch die Wahrnehmung einer Bedrohung in der Welt (internal oder external) eines Menschen. Diese wird von erfahrbaren physiologischen Änderungen oder Verhaltensänderungen begleitet. Nach dem erweiterten Prozessmodell der Emotionsregulation (Gross, 2015) besteht dieser Prozess aus vier Komponenten (vgl. Tab. 2): (1) ein auslösender Aspekt in der Welt des Individuums in Form einer Änderung, (2) die Wahrnehmung dieser Änderung, (3) die Bewertung als positiv oder negativ und (4) eine eingeleitete Reaktion.

Individuelle Unterschiede bei der Entstehung von Emotionen sind daher bereits bei der Wahrnehmung und Bewertung von Änderungen in der Welt und der groben Einteilung in „gut" oder „schlecht" zu erwarten. Bestehende negative Schemata und ungünstige erlernte Assoziationen können Aufmerksamkeitsprozesse, Wahrnehmungs- und Bewertungsprozesse stark beeinflussen und das Bedrohungserleben generell, aber auch in spezifischen Situationen, erhöhen und dadurch die Stärke von emotionalen Reaktionen einleiten (Hofmann, 2019). Auch im Kontext von erwartungsbasierten Ansätzen, nach denen psychische Störungen allgemein als Störung der Erwartungen definiert sind, führen individuelle Unterschiede zur Ausbildung unterschiedlicher Erwartungen, die sich negativ auf den weiteren Anpassungsprozess auswirken (Rief, 2020). So wird jemand mit Panikattacken eine Katastrophe erwarten und sich dementsprechend verhalten (z. B. den Notarzt rufen), anstatt darauf zu vertrauen, dass die Angst wieder vergeht. Oder ein depressiver Mensch wird durch eine negative Zukunftserwartung ggf. gar nicht erst probieren, seine Situation zu ändern.

Emotionsregulationsphase

Diesem primären Prozess der Emotionsentstehung folgen Prozesse der Emotionsregulation (Gross, 2015). Die Emotionsregulationsphase lässt sich in vier Phasen unterteilen (vgl. Tab. 2). Jede dieser Phasen beinhaltet ebenfalls einen Wahrnehmungs-, Bewertungs- und Reaktionsprozess.

Die *Identifikationsphase* entscheidet, ob eine Reaktion erforderlich ist oder nicht. Hier können individuelle Unterschiede dadurch entstehen, dass z. B. alexithyme Menschen relevante Signale aus der Umwelt nicht wahrnehmen oder erkennen und daher unterreagieren. Menschen mit einer geringen Disstresstoleranz und hoher Sensitivität werden dagegen eher überreagieren. Auch kann eine starke Fusion mit bestehenden negativen Schemata die Bewertung von Situationen verzerren. Gelernte Hilflosigkeit kann verhindern, dass die Information dieser regulatorischen Phase weiterverarbeitet wird (Sheppes et al., 2015; Hofmann, 2019).

In der *Selektionsphase* wird ermittelt, welche Strategien zur Emotionsregulation zur Verfügung stehen. Aus behavioraler Sicht können Verknüpfungen zu maladaptiven Regulationsmechanismen überrepräsentiert sein (Dixon & Rehfeldt, 2018).

Zum Beispiel können Situationen, die einen negativen Affekt erzeugen, mit bulimischen Essattacken oder Drogenkonsum durch klassische Konditionierung assoziiert sein. Zusätzlich können diese operant verstärkt sein, z. B. durch negative Verstärkermechanismen oder unvollständige Feedbackschleifen, die lediglich kurzfristige Konsequenzen berücksichtigen (Dixon & Rehfeldt, 2018; Sheppes et al., 2015). So kann eine bulimische Patientin den verstärkenden Spannungsabfall nach einer Essattacke mit dem Erbrechen koppeln, jedoch keinen Zusammenhang zwischen dem Erbrechen und anderen negativen Konsequenzen herstellen.

In der *Implementierungsphase* wird entschieden, welche Strategie ausgewählt und angewendet wird. Auch hier können individuelle Unterschiede in der Wahrnehmung oder Bewertung von Strategien als Ergebnis bestehender kognitiver Schemata einen maladaptiven Einsatz von Strategien begünstigen (De Houwer et al., 2018). Bei der Generalisierten Angststörung überschätzen Betroffene, indem sie positive Metakognitionen nutzen, die Wirkung der Strategie „Nachdenken", sodass sie diese Strategie bei unangenehmen emotionalen Zuständen rigide anwenden (Wells, 2009). Bei Menschen mit depressiven Störungen kann in dieser Phase das Problem daran liegen, auf positive emotionale Netzwerkregionen zuzugreifen oder diese zu aktivieren. Dabei handelt es sich um die von Hayes (2015) beschriebene Prozessstörung, bei der depressive Menschen nicht nur in ihrem negativen Netzwerk verfangen sind, sondern auch von positiven Netzwerkregionen abgeschirmt sind (vgl. Abb. 23 in Abschnitt 3.8.1). Schließlich wurde die fehlende Kenntnis von Regulationsstrategien für die Entstehung von emotionalen Problemen verantwortlich gemacht (Sheppes et al., 2015; Papa et al., 2018). Ein eingeschränktes Repertoire reduziert die regulatorische Flexibilität und ist damit ein bedeutender Vulnerabilitätsfaktor. Als Konsequenz wurden für die klinische Praxis Behandlungsprogramme für das „Training emotionaler Kompetenzen" (Berking & Whitley, 2014) entwickelt, damit Betroffene konkret in dieser Phase des Regulationsprozesses unterstützt werden.

In der *Monitoringphase* werden die Auswirkungen der oberen Phasen evaluiert und angepasst. Störungen in dieser Phase können dazu führen, dass der Einsatz von Strategien nicht fortlaufend evaluiert und angepasst wird. Die Monitoringphase erfordert, dass operante Faktoren bei der Anpassung von Strategien berücksichtigt werden (Harvey et al., 2009; Bonanno & Burton, 2013). Als Ergebnis können (1) effektive Strategien zu früh aufgegeben werden, (2) es kann zu schnell zwischen wirksamen Strategien hin und her gewechselt werden oder (3) rigide an einer unwirksamen Strategie festgehalten werden. Störungen dieser Rückkoppelungsprozesse wurden für die Entwicklung chronischer Depressionen identifiziert (McCullough, 2003). Bezugnehmend auf Piagets Entwicklungstheorie (Montada, 1995) postulierte McCullough (2003), dass chronisch depressive Menschen kognitiv auf einer prä-operatorischen Stufe sind und daher ihre Reaktion vorwiegend Ich-zentriert und global auf die auslösende Situation ausrichten und nicht auf erwünschte Zielzustände.

Für den prozessbasierten Ansatz ist relevant, dass erst durch diese Feedbackschleifen ein fortlaufender, dynamischer Prozess möglich ist. Dieser erfordert Verknüpfungen auf kognitiver, emotionaler, behavioraler, physiologischer und kontextualer Ebene. Das Ergebnis ist ein konstanter Strom von monitorisierten Regulationsmechanismen. Dieser dynamische Charakter ist im erweiterten Prozessmodell der Emotionsregulation von Gross (2015) erfasst.

Temperament

In der Entwicklungspsychologie wird Temperament als biologienaher Anteil der Persönlichkeit verstanden, der schon in den ersten Lebensmonaten beobachtbar ist und situationsübergreifend sowie -überdauernd das typische Erleben und Verhalten einer Person kennzeichnet (Petermann & Ulrich, 2019; Thomas & Chess, 1980).

Tabelle 3 gibt einen Überblick über wichtige individuelle Unterschiede in Bezug auf das Temperament (nach Thomas & Chess, 1980), die bestimmend sind für die psychosoziale Anpassungsfähigkeit. Damit haben Menschen unterschiedliche Ausgangspunkte, und ihnen stehen ganz unterschiedliche Bewältigungsoptionen zur Verfügung.

Tabelle 3: Dimensionen des Temperaments nach Thomas und Chess (1980)

Temperamentsdimension	Ausprägungen (Endpunkte der Dimension)
Aktivitätsniveau	hoch – niedrig
Rhythmus	regelmäßig – unregelmäßig
Ablenkbarkeit	hoch – niedrig
Erstreaktion in neuen Situationen	Annäherung – Rückzug
Anpassungsfähigkeit	hoch – niedrig
Ausdauer und Aufmerksamkeit	lang – kurz
Intensität von Reaktionen	hoch – niedrig
Sensitivität	hoch – niedrig
Stimmungsqualität	positiv – negativ

Von besonderer Bedeutung für emotionale Reaktionen sind die prädisponierte Stimmungsqualität, also ob jemand eher einen überdauernden positiven oder negativen Affekt hat, das Ausmaß der emotionalen Sensitivität und die Intensität der Reaktionsbereitschaft. Menschen mit hoher Sensitivität werden von unangenehmen Situationen mit einer höheren Wucht getroffen als Menschen mit geringer Sensitivität. Kombiniert mit einer Bereitschaft zu intensiven Reaktionen ist ein konstruktiver Umgang mit einer solchen Situation erschwert. Sind bei einer Person mehrere ungünstige Temperamentsausprägungen vorhanden, ist es so, als würde diese bei einem Wettrennen als einzige mit zusammengebundenen Schnürsenkeln gegen Profiläufer mit Spikes antreten.

Negativer Affekt

Negativer Affekt wurde bereits im von Barlow, Sauer-Zavala, Bullis und Ellard (2014) weiterentwickelten Diathese-Modell als Vulnerabilitätsmechanismus beschrieben. Negativer Affekt ist dabei eher mit vermeidenden Tendenzen und Rückzug verbunden (Hofmann, 2019). Auf die ungünstige Wirkung von Vermeidungsverhalten wird in Kapitel 5.3 zu den Reaktionsmechanismen näher eingegangen. An dieser Stelle ist der Effekt eines unbalancierten, zum negativen Pol hin verschobenen Affekts wichtig, da Menschen mit einem eher positiven Affekt sich stärker an Annäherungszielen, Menschen mit negativem Affekt sich dagegen stärker an Vermeidungszielen orientieren. Positiver Affekt ist auch mit subjektivem Wohlbefinden assoziiert, was mit stärkeren Bindungen und Verbundenheit zu sozialen Gruppen einhergeht (Myers, 2000).

Unter dem Einfluss von negativen Affekten ist die Steuerung von regulatorischen Prozessen deutlich eingeschränkt, sodass eine Verbesserung des Affekts in der Therapie für die Umsetzung und Erhaltung von Änderungen entscheidend sein kann.

Fehlregulation von negativen Affekten: Rumination, Grübeln und Sorgen. Wells (2009) hat die Bedeutung von unproduktiven kognitiven Strategien im Umgang mit emotionalen Problemen beschrieben und postuliert diese ungünstige megakognitive Steuerung als Vulnerabilitätsmechanismus für die Entwicklung und Aufrechterhaltung von zahlreichen psychischen Störungen. Die rigide positive Metakognition „Wenn ich nur intensiv und genau meine Probleme analysiere und nach einer Lösung suche, werde ich die Probleme lösen“ führt beispielsweise dazu, dass Menschen diese Strategien bei emotionalen Problemen anwenden, auch wenn sie nicht wirksam sind. Rumination, Grübeln und Sorgen führen zur Verstärkung von chronischen negativen Affektzuständen und zu Hilflosigkeitserleben gegenüber der Bewältigung der im Fokus stehenden Probleme (Rozanski & Kubzansky, 2005). Die beteiligten Prozesse scheinen selbsterhaltend zu sein: Grübeln und Rumination fördern negativen Affekt – und umgekehrt. Sie sind aus prozessbasierter Sicht relevant, da sie einerseits negativen Affekt fördern und durch diese Aktivierung des negativen Affektsystems die Gefahr von Emotionsregulationsstörungen erhöhen (Barlow, 2014). Zum anderen initiiert diese inflexible Anwendung einer unproduktiven Strategie ebenso unproduktive Verarbeitungsschleifen, die sich weiter multimodal über andere Systemebenen aufschaukeln (Hayes, 2015).

Emotionale Granularität

Emotionale Granularität (Tugade, Fredrickson & Feldman Barrett, 2004; Suvak, Litz, Sloan, Zanarini, Barrett & Hofmann, 2011) bezeichnet die Fähigkeit, differenziert zwischen emotionalen Zuständen zu unterscheiden. Kann man Gefühlszustände mit einem hohen Auflösungsgrad wahrnehmen und beschreiben oder kennt man nur „gut" und „schlecht"? Kann man feine Abstufungen in der Gefühlsintensität bemerken? Das kann helfen, eine unangenehme Situation auszuhalten, wenn man bemerkt, dass die Gefühlsintensität langsam abnimmt. Die emotionale Granularität lässt sich gut mit einer Intensitäts-Valenz-Matrix erfassen (vgl. Abb. 30). Während manchen Menschen ein ausdifferenziertes Gefühlsleben zur Verfügung steht, agieren andere mit groben „Gut-schlecht"- und „Stark-schwach"-Kategorien. Obwohl es erst wenig Forschung zu diesem Konzept gibt, halten wir es für das Verständnis und die Therapie von emotionalen Störungen für sehr hilfreich. Wie in Abschnitt 5.2.7 zum Modell der regulatorischen Flexibilität erläutert wird, sind die möglichen Feinabstufungen in der Wahrnehmung und Reaktion entscheidend für die Fähigkeit, eigene Reaktionen ebenso fein abzustimmen (Bonanno & Burton, 2013).

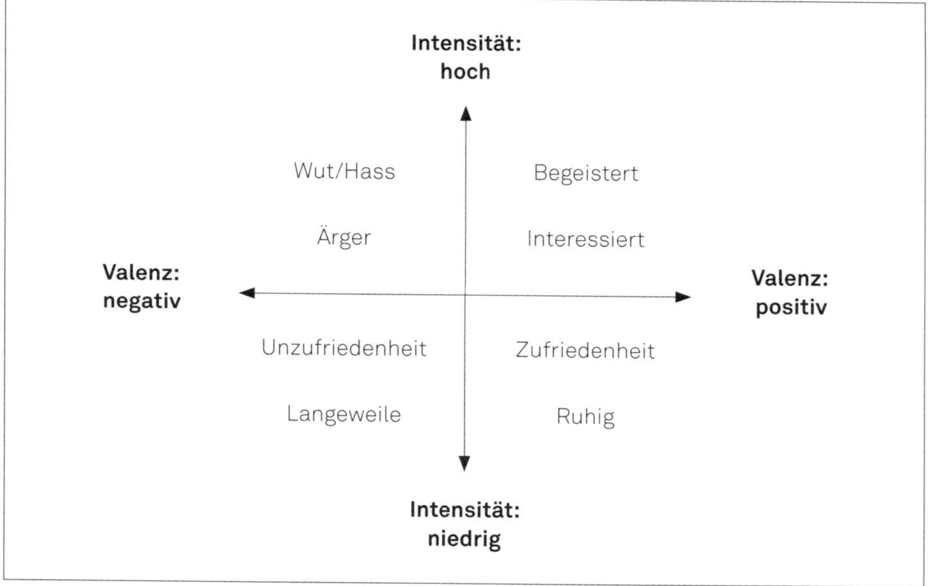

Abbildung 30: Valenz-Intensitäts-Matrix der Emotionswahrnehmung und -benennung

Alexithymie

Das Alexithymie-Konzept bezeichnet die Schwierigkeit, Gefühle wahrzunehmen und zu beschreiben sowie zwischen Gefühlen und körperlichen Empfindungen zu unterscheiden. In der Weiterentwicklung dieses Konzeptes (Taylor & Bagby, 2000) wurde es allgemeiner als Defizit in der kognitiven Verarbeitung und Regulierung von Emotionen definiert. Auf die Frage „Welche Gefühle hat die Kritik von Ihrem Vorgesetzten bei Ihnen ausgelöst?“ schaute eine alexithyme Patientin hilfesuchend und antwortete: „Hmm? Ich war müde und bin gegangen.“ Auch interpersonelle Spannungen können alexithyme Mensch schlechter wahrnehmen und einordnen und diese weder verbal noch mimisch kommunizieren (Taylor & Bagby, 2000). Dadurch wirkt dieser Vulnerabilitätsfaktor auch auf zwischenmenschlicher Ebene.

Alexithymen Menschen steht die emotionale Information bei der Bewältigung von Anforderungen nicht oder nur sehr verschwommen zur Verfügung. Daher fällt es ihnen auch schwer, emotionale Probleme zu nennen, um Hilfe zu bitten oder den Mehrwert von Therapie zu erkennen. In der Folge haben sie Schwierigkeiten damit, zwischen angepassten und weniger angepassten Emotionsregulationsstrategien zu unterscheiden. Bei schwierigen emotionalen Situationen versuchen sie daher nicht, Gefühlen auf den Grund zu gehen oder mit jemanden zu sprechen.

Aus prozessorientierter Sicht fehlen alexithymen Menschen entscheidende emotionale Informationen für die Gestaltung und Regulation von prozessualen Reaktionen auf Anforderungssituationen. Ihnen steht eine geringe emotionale Granularität und eine schlechte Wahrnehmung von emotionalen Feedbackschleifen zur Verfügung, und auch das Repertoire an Reaktionen ist weniger fein abgestimmt, sodass die flexible Regulation von Anforderungen deutlich beeinträchtigt ist (Bonanno & Burton, 2013).

Emotionale Klarheit

Emotionale Klarheit ist gewissermaßen das Gegenteil von Alexithymie. Es bezeichnet das Bewusstsein und das Verständnis für die eigenen Emotionen und die Fähigkeit, diese zu benennen (Gohm & Clore, 2000). Ein Mangel an emotionaler Klarheit kann nicht nur durch ein „zu wenig“ an Gefühlen verursacht sein, sondern auch durch ein „zu viel“ von Gefühlen, wie bei einer emotional-instabilen Persönlichkeitsstörung. Emotionales Erleben ist komplex und dynamisch und kann für den Betroffenen sehr verwirrend sein. In der PTBS-Behandlung infolge von innerfamiliärem sexuellem Missbrauch ist es für die Opfer oft sehr schwer, die Vielzahl der widersprüchlichen Gefühle in Bezug auf den Täter klar zu benennen: Angst, Abscheu, Ekel, Nähe, Liebe, Wut, Scham, Erregung und Schuld überlagern sich und bilden einen verschwommenen emotionalen Knoten. Klarheit zu erhalten über die Gleichzeitigkeit widersprüchlicher Gefühlszustände ist in diesem Zusammenhang ein therapiefördernder Prozess (Kircanski, Lieberman & Craske, 2012).

Emotionale Intelligenz

Emotionale Intelligenz vereint die o.g. Fähigkeiten. Sie umfasst die Fähigkeiten, (1) Gefühle zu beurteilen und auszudrücken, (2) Emotionen zu regulieren und (3) Emotionen bei der Lösung von Problemen zu verwenden (Mayer & Salovey, 1997). Während für den ersten Faktor die emotionale Granularität und die Empathie wesentlich sind, erfordert die Nutzung von Gefühlen zur Problemlösung zusätzlich Kreativität und Flexibilität im Denken sowie die Fähigkeit, die Aufmerksamkeit und Motivation auf Zielzustände zu lenken (Mayer & Salovey, 1997). Dadurch verbindet das Konzept der emotionalen Intelligenz die individuellen Voraussetzungen in Bezug auf die differenzierte Wahrnehmung von Gefühlen und die nötigen kognitiven, sozialen und kommunikativen Fähigkeiten, Emotionen bei der Bewältigung von Anforderungen adaptiv zu nutzen.

Reduzierte Belastungstoleranz

Eine reduzierte Belastungstoleranz zeigt sich in einer verringerten Toleranz dafür, unangenehme innere Zustände, wie unangenehme oder intensive Gefühle oder Empfindungen, auszuhalten. Belastungstoleranz ist eine Schlüsselfertigkeit für das Verständnis von Gefühlen. Sie erlaubt es, unangenehme Zustände zu erleben, ohne davon überwältigt und handlungsunfähig zu werden (Hofmann, 2019). Gerade bei schwierigen und zum Teil überfordernden Anforderungen gewinnt die Person so Zeit und kann impulsive Reaktionen aufschieben, um Klarheit über das Ereignis zu bekommen und die Reaktion feiner abzustimmen. Die Einschränkung der Belastungsreaktion erhöht die Wahrscheinlichkeit zur Erlebnisvermeidung (McHugh, Reynolds, Leyro & Otto, 2013). Eine reduzierte Belastungstoleranz kann sich auf unangenehme Gedanken, körperliche Zustände oder Gefühle beziehen, wobei die Intoleranz für negative Gefühle für die Entwicklung von zahlreichen Störungen eine zentrale Rolle spielt (Frank & Davidson, 2014). Als Vulnerabilitätsmechanismus führen diese Einschränkungen zur Aufrechterhaltung von Angststörungen (Keough, Riccardi, Timpano, Mitchell & Schmidt, 2010), Süchten (Richards et al., 2011) und Essstörungen (Anestis et al., 2012), und sie aktivieren maladaptive Reaktionsprozesse, wie Rückzugsverhalten, Rumination sowie Gefühlsunterdrückung oder gefühlsvermeidende Prozesse (vgl. Frank & Davidson, 2014).

Eine geringe Belastungstoleranz für *Unsicherheit* ist ein gut belegter Vulnerabilitätsmechanismus für die Entwicklung von Angststörungen und Depression (vgl. Frank & Davidson, 2014). Unsicherheitsintoleranz wird definiert als die Tendenz, emotional, kognitiv und verhaltensmäßig negativ auf unklare Situationen zu reagieren (Dugas, Buhr & Ladouceur, 2004). In Übereinstimmung mit den bisher genannten Konstrukten führt dieser Mechanismus dazu, dass neue Situationen eher als Bedrohung interpretiert und als weniger vorhersehbar erlebt werden. Er fördert daher Sorgenprozesse, einen negativen Fokus auf Probleme und kognitive Vermeidung (Buhr & Dugas, 2012).

Eine geringe Toleranz für *Angst* bzw. eine erhöhte Angstsensitivität stellt eine der drei zentralen Befürchtungen im Angst-Erwartungs-Modell von Reiss und McNally (nach Reiss, 1991) dar. Sie bezieht sich auf die Angst vor der Angst aufgrund der Überzeugung, dass Ängste zu unabwendbaren negativen körperlichen, kognitiven oder sozialen Konsequenzen führen. Neben dieser Angst vor der Angst ist im Angst-Erwartungs-Modell die Angst vor Verletzung oder Krankheit und die Angst vor Bewertung entscheidend für die Ausgestaltung von Ängsten. Eine hohe *Angstsensitivität* kann als gut belegter, transdiagnostisch wirksamer Vulnerabilitätsmechanismus bewertet werden (Frank & Davidson, 2014); sie erhöht die Wahrscheinlichkeit für Panikstörungen, allgemeine Ängstlichkeit, Phobien und Substanzmissbrauch (Reiss, 1991) und kann depressive Symptome vorhersagen. Die Erniedrigung der Angstsensitivität ist daher bei vielen Störungen ein übergreifendes Therapieziel (vgl. Frank & Davidson, 2014).

Eine geringe Belastungstoleranz für *Bewertungen* fördert die Entwicklung von emotionalen Problemen, die mit Scham, Schuld, Sorgen (Frank & Davidson, 2014) sowie der Angst vor Ablehnung verbunden sind (Gilbert, 2005). Die Angst, negativ bewertet zu werden, ist u. a. ein belegter Vulnerabilitätsmechanismus für soziale Ängste (Clark & Wells, 1995), Essstörungen (Utschig, Presnell, Madeley & Smits, 2010) und PTBS (Collimore, Asmundson, Taylor & Jang, 2009).

Affektive Stile

Affektive Stile sind eine Art Reaktionsschema und beschreiben die Art und Weise, auf die Menschen mit emotionalen Anforderungen umgehen. Für Davidson und Begley (2012) unterscheiden sich Menschen hinsichtlich ihrer affektiven Stile auf sechs Unterdimensionen. Diese beziehen sich auf verschiedene Fähigkeiten (z. B. die Fähigkeit, nonverbale Signale zu entschlüsseln und zu deuten), die bei Menschen unterschiedlich stark ausgeprägt sind. Tabelle 4 fasst die sechs Unterdimensionen zusammen. Der affektive Stil einer Person ergibt sich aus der Kombination der individuell ausgeprägten Fähigkeiten auf allen Unterdimensionen. Beispielsweise kann jemand sich nur langsam von emotionalen Erschütterungen erholen, aber eine eher positive Wahrnehmung der Welt haben.

Tabelle 4: Affektive Stile nach Davidson und Begley (2012)

Unterdimensionen affektiver Stile	Beschreibung
Resilienz	bestimmt, wie schnell oder langsam sich jemand von einer emotionalen Erschütterung erholt
Ausblick	bezieht sich auf die Neigung, die Welt eher als positiv oder als negativ wahrzunehmen

Tabelle 4: Fortsetzung

Unterdimensionen affektiver Stile	Beschreibung
Intuition	Fähigkeit, nonverbale Signale zu entschlüsseln und zu deuten
Selbstbewusstsein	Genauigkeit, mit der interne körperliche Signale entschlüsselt werden
Kontext	Fähigkeit, emotionale Reaktionen dem Kontext anzupassen
Aufmerksamkeit	Fähigkeit, die Aufmerksamkeit fokussiert zu halten und sich nicht ablenken zu lassen

Durch den veranlagten affektiven Stil haben Menschen ganz unterschiedliche Voraussetzungen, um auf emotionale Anforderungen zu reagieren. Die in Tabelle 4 aufgeführten affektiven Stile bestimmen die Basis für die in Abschnitt 5.2.7 beschriebene regulatorische Flexibilität (Bonanno & Burton, 2013).

Emotionale Flexibilität

Emotionale Flexibilität bezeichnet die Fähigkeit, die Emotionsregulation an die Anforderungssituation anzupassen (Hofmann, 2019). Die psychische Flexibilität stellt eine Kerndimension dar, wenn es um das Verständnis von Bewältigungsprozessen geht. Es ist nicht eine bestimmte Strategie oder Reaktion situationsübergreifend einer anderen überlegen, sondern es kommt darauf an, die Reaktion fortlaufend in Abhängigkeit vom Ergebnis flexibel anzupassen. Cheng (2001) untersuchte unter kontrollierten experimentellen Bedingungen die Flexibilität im Umgang mit emotional belastenden Stressoren. Er konnte eine beträchtliche Variabilität in Bezug auf die Bestimmung von Stressoren, die Bewertung der Kontrollierbarkeit von Stressoren und die Variabilität bei der Auswahl von Strategien feststellen. Die emotionale Flexibilität geht auch mit einer besseren Anpassungsleistung und weniger Angst und Depression einher (Cheng, 2003).

5.2.3 Behaviorale Ebene

Lernprozesse bilden die DNA sowohl der kognitiven Verhaltenstherapie als auch der prozessbasierten Therapie. Psychische Störungen sind ungünstige Netzwerkverknüpfungen, die sich durch assoziatives Lernen und operante Verstärkermechanismen entwickeln und aufrechterhalten. Lernprozesse formen sichtbares

Verhalten, aber auch kognitive, emotionale, physiologische und interpersonelle Netzwerkverknüpfungen (Dixon & Rehfeldt, 2018).

Barlows Verwundbarkeitsmodell (Suárez, Bennett, Goldstein & Barlow, 2009) für die Entwicklung von emotionalen Störungen sieht frühere Lernprozesse als Diathese (oder prädisponierend) für die Entwicklung von psychischen Störungen an. Neben den bereits genannten biologischen Faktoren führen frühe Lernerfahrungen, bei denen belastende Lebensereignisse als wenig vorhersagbar und unkontrollierbar erlebt wurden, zur Bildung generalisierter Schemata, wonach neue Anforderungen grundsätzlich als unvorhersehbar und unkontrollierbar und damit als bedrohlich bewertet werden. Diese Schemata stellen einen Risikofaktor für die Bewältigung zukünftiger Anforderungen dar. Eine auf diese Weise entwickelte Bereitschaft für Angststörungen kann erklären, warum jemand später im Leben eine Angststörung entwickelt – aber nicht, wie diese individuell ausgestaltet ist. Je nach individuellen Kontextfaktoren können sich die Ängste auf soziale Situationen beziehen, in körperbezogene Gesundheitsängste münden oder zu Panikattacken in beengten Räumen führen.

Klassisches Konditionieren: Verknüpfungen von Reiz und Reaktion

Klassische Konditionierung, also das Herstellen von Verknüpfungen durch die zeitliche Assoziation von Reizen, erklärt, warum vormals unkonditionierte Reize zu einem konditionierten Reiz werden. Auf diese Weise werden mühelos günstige – aber auch ungünstige – S-R-Verknüpfungen gelernt. Unser Gehirn ist ständig damit beschäftigt, Dinge, die zusammen auftreten, miteinander zu verknüpfen, sodass daraus ein Netzwerk von Assoziationen entsteht (Frank & Davidson, 2014; Bennett & Oliver, 2019; Dixon & Rehfeldt, 2018).

Ein pathologisches Netzwerk besteht aus vielen solcher multimodal vernetzten, ungünstigen S-R-Verbindungen. Je öfter Assoziationen wiederholt werden, desto stärker sind die S-R-Verbindungen des Netzwerkes. Ruminative Prozesse oder Vermeidungsverhalten führen dazu, dass Menschen bestehende negative Assoziationen wiederholen und generalisieren. Je mehr ungünstige S-R-Verbindungen ein pathologisches Netzwerk aufweist, desto schwieriger wird es sein, dieses Netzwerk zu verändern. Abbildung 31 zeigt ein einfaches Netzwerk, das sich durch eine klassisch konditionierte Verknüpfung zwischen einer neuen Situation, dem Gefühl von Unsicherheit und einer negativen Selbstbewertung gebildet hat. Eine solche Verknüpfung kann sich durch Wiederholung, Generalisierung und Relationslernen immer weiter festigen. Wenn ein Kind jedes Mal, wenn es etwas Neues ausprobiert, den Satz hört: „Lass das, das kannst du nicht", und sich fragt, ob es vielleicht dumm ist, dann wird dieser Gedanke immer wieder aktiviert, wenn das Kind etwas Neues ausprobiert. Da Kinder in ihrer Entwicklung immer etwas Neues ausprobieren, wird dieser Gedanke mit vielen Situationen und dem Gefühl von Unsicherheit verknüpft und die Entwicklung hilfreicher Netzwerke behindern.

Gefühl von Unsicherheit
Neues ausprobieren
Gedanke:
Vielleicht bin ich dumm.
Kommentar:
Das kannst du nicht.

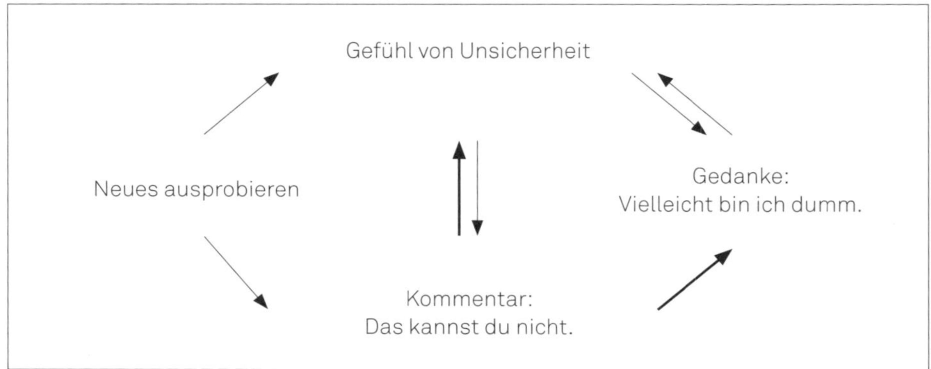

Abbildung 31: Einfaches assoziatives Netzwerk durch klassische Konditionierung

Auf diese Weise etablieren sich Gewohnheiten (habits), die automatisiert und unterbewusst unser Verhalten steuern. Diese Gewohnheiten helfen uns, solange alles nach Plan läuft. Erfordert die Situation eine Änderung unserer Verhaltensreaktionen, behindern Gewohnheiten ein flexibles Ausrichten auf ein gewünschtes Ziel (Wood, 2019).

Individuelle Unterschiede beim Herstellen oder Lösen von Verknüpfungen können sich ungünstig auf das Assoziationslernen auswirken und so Vulnerabilitätsmechanismen darstellen (vgl. folgender Kasten).

Individuelle Unterschiede beim klassischen Konditionieren, die Vulnerabilitätsmechanismen darstellen können

a) Ungünstige S-R-Verbindungen haben sich etabliert und sind nun veränderungsresistent und rigide. Die betroffene Person ist diesen etablierten Verknüpfungen verhaftet. Das ist u. a. bei Persönlichkeitsstörungen der Fall, bei denen überdauernde Erlebens- und Verhaltensmuster rigide sind und das aktuell Erlebte überlagern.
b) Die gelernten Assoziationen und neuen Verknüpfungen sind instabil. Das führt dazu, dass die Person ablenkbar und wechselhaft ist und gelernte Verknüpfungen nicht vertiefen kann. In der Therapie kann sich das so äußern, dass Patienten neue Ideen annehmen oder sich auf Veränderungen einlassen, die Veränderungen jedoch oberflächlich oder instabil bleiben.
c) Geringe Flexibilität beim Knüpfen oder Lösen von S-R-Verbindungen. Anpassungsreaktionen erfordern oftmals ein flexibles, differenzielles Lösen und Verknüpfen von Verbindungen. Das beinhaltet die Fähigkeit, einzelne, funktionale Verknüpfungen in einem Netzwerk beizubehalten und gleichzeitig ungünstige Verknüpfungen zu lösen.

d) Realitätsferne Übergeneralisierung von S-R-Verknüpfungen. Problematisch kann eine zu rasche Generalisierung von gelernten Verknüpfungen auf neue Situationen sein sowie das Relationslernen ohne Berücksichtigung von realitätsbezogenen Rückkoppelungen oder Kontextfaktoren. Dies ist beispielsweise bei traumatisierten Menschen der Fall, die „niemandem" vertrauen, also eine Erfahrung ungebremst auf viele Menschen und Situationen übertragen und dabei vernachlässigen, dass Menschen sowohl eine Bedrohung als auch einen wichtigen Schutz und Basis für Sicherheit und Geborgenheit darstellen können.

Operantes Konditionieren: Feedbackschleifen

Verstärkerprozesse (oder auch operante Konditionierungsprozesse) sind für die Herstellung und Festigung neuer Verbindungen relevant und als Mechanismus der Aufrechterhaltung von Verhalten bedeutsam. Wesentlich dabei ist die operante Rückkoppelung. Dazu ist es notwendig, dass Rückkoppelungsprozesse zwischen Systemebenen funktionieren und die Informationen zur Modifikation von Verhalten nutzbar sind (Frank & Davidson, 2014). Diese Feedbackschleifen sind beispielsweise bei vorhandener Alexithymie und geringer emotionaler Klarheit reduziert. Diese verringerte Möglichkeit, Informationen aus Feedbackschleifen für die Modellierung von Anpassungsreaktionen zu nutzen, stellt einen Vulnerabilitätsfaktor dar, der die regulatorische Flexibilität beeinträchtigt (Bonanno & Burton, 2013).

Anfälligkeit für negative Verstärkung. Verhalten wird vor allem von positiven und negativen Konsequenzen verstärkt bzw. gelöscht. Von besonderer Bedeutung ist das Ausbleiben von befürchteten negativen Konsequenzen als Verstärker, weil dies zum Lernen von Vermeidungsverhalten führt. Der durch Vermeidung verhinderte Kontakt mit der Umwelt bewirkt, dass dieses Vermeidungsverhalten fortgeführt wird – auch wenn der auslösende Grund nicht mehr existiert (Dixon & Rehfeldt, 2018; Frank & Davidson, 2014). Auch hier ist die schädliche Wirkung auf den fortlaufenden Lernprozess durch das Fehlen von realitätsbezogenen, auf langfristige Konsequenzen ausgerichteten Feedbackschleifen wesentlich für die Störung der regulatorischen Flexibilität (Bonanno & Burton, 2013).

Kognitive Reife. Die Fähigkeit, das eigene Verhalten auf langfristig erwünschte Konsequenzen auszurichten, erfordert zahlreiche Unterfunktionen, wie Frustrationstoleranz, Exekutivfunktionen und auch die Fähigkeit, eine innere Repräsentation vom erwünschten Zielzustand beizubehalten. Zugleich müssen unterschiedliche Wirkungen auf unterschiedlichen Systemebenen mit unterschiedlichen Zeitverläufen verrechnet werden. So mag eine Reaktion kurzfristig aversive Gefühle auslösen und mit zwischenmenschlichen Konflikten einhergehen, zugleich mittelfristig positive Beziehungseffekte haben und selbstwertstärkend sein. Die zahlreichen interagierenden Konsequenzen im Blick zu behalten und miteinander zu verrechnen ist ein komplexes Unterfangen (Dixon & Rehfeldt, 2018; Harvey et al., 2009). Die kognitive Reife nach Piaget (Montada, 1995) stuft Menschen, die ihr Verhalten vorwiegend auf unmittelbare Konsequenzen ausrichten, auf einer prä-operatorischen Ebene ein. Diese Störung des operanten Lernens führt dazu, dass Problemlöseversuche oftmals zu kurz greifen oder zu interpersonellen Problemen beitragen. Über diesen Umweg wird die Entwicklung von chronischen Depressionen erklärt. Betroffenen zu helfen, mit ihrer Störung des operanten Lernmechanismus umzugehen und ihr Verhalten auf erwünschte langfristige Konsequenzen auszurichten, stellt einen Kernprozess in der CBASP-Behandlung von chronischen Depressionen dar (*Cognitive Behavioral Analysis System of Psychotherapy;* McCullough, 2003).

Soziales Lernen und Modelllernen

Ein Parallelprozess zu den oben genannten klassischen und operanten Lernmechanismen sind Prozesse des sozialen Lernens oder Modelllernens, welches durch das Beobachten und Nachahmen von anderen entsteht. Im klinischen Alltag ist dies als Vulnerabilitätsfaktor relevant, da therapeutische Verstärker nicht selten im Widerspruch zu sozialen Verstärkern des Patienten stehen (Frank & Davidson, 2014; Bennett & Oliver, 2019; Dixon & Rehfeldt, 2018).

In einer Suchtbehandlung mag sucht- und deliktfreies Leben verstärkt werden. Dies nutzt wenig, wenn außerhalb der Therapie diese selbstschädigenden Verhaltensweisen durch soziales Lernen und Modelllernen verstärkt werden. Eine Patientin mit Suchtproblemen erlebt beispielsweise im Freundeskreis, dass Zugehörigkeit als wichtiger sozialer Verstärker an gemeinsamen Drogenkonsum oder an Beschaffungskriminalität gekoppelt ist. Oder Kinder mit Aggressionsproblemen erleben in ihrer Peergruppe, dass Status und Anerkennung durch die Ausübung von Gewalt erfolgen, während in der Therapie gelernte Strategien im sozialen Umfeld Spott nach sich ziehen.

Es gibt viele solcher Beispiele, in denen ein pathologisches Verhalten eine Anpassung an ein pathologisches System darstellt und daher eine Änderung innerhalb dieses Systems schwierig bis unmöglich ist. Soziale Lernprozesse können somit einen störungsaufrechterhaltenden Kernprozess darstellen (Hofmann & Hayes, 2018). Maßnahmen, um Veränderungen zu erwirken, können eine Distanzierung vom bisherigen Freundeskreis beinhalten oder das Schaffen einer lernfördernden Umgebung (z. B. therapeutische Wohngemeinschaft).

5.2.4 Kognitive Ebene

Mit der kognitiven Wende entstand eine Fülle von Forschungsarbeiten zu kognitiven Prozessen, die psychische Probleme bedingen können. Ungünstige Attributionsmuster, negatives Denken, dichotomes Denken, Katastrophisieren, Personalisieren und andere Denkstörungen wurden als wichtige Vulnerabilitätsfaktoren für die Entstehung und Aufrechterhaltung von psychischen Störungen identifiziert (vgl. Barlow, 2014). Selbsterzeugte Erwartungen, antizipierte Konsequenzen oder latente und implizite kognitive Vorgänge schaffen kognitive Spuren und bilden kognitive Schemata, die Gefühlszustände und Verhaltensweisen beeinflussen (vgl. Ellis, 1989; Beck, 1967). Durch symbolisches Lernen können Regeln und Relationen, also Muster zur Konstruktion von neuen, erfahrungsunabhängigen kognitiven Repräsentationen, genutzt werden. Symbolisches Lernen ermöglicht im günstigen Fall einen Quantensprung für erfahrungsunabhängiges Lernen, kann aber zur Ausbreitung ungünstiger Relationen führen (De Houwer et al., 2018).

Gedächtnisprozesse

Systematische Unterschiede beim Abspeichern und Nutzen von Gedächtnisinhalten sind transdiagnostisch wirksame Vulnerabilitätsfaktoren. Ein Bias beim selektiven Abspeichern von ungünstigen Gedächtnisinhalten, eine Übergeneralisierung von störungsrelevanten Gedächtnisinhalten sowie eine kognitive Vermeidung beim Abrufen und Dekodieren von störungsrelevanten Informationen begünstigen die Entwicklung von Störungen (Harvey et al. 2009). Betroffene erinnern sich verstärkt an negative Aspekte und können auf alternative, hilfreiche Informationen weniger leicht zugreifen.

Aus der Netzwerkperspektive sind störungsrelevante Netzwerkstrukturen aktiviert und/oder positive Gedächtnisbereiche des Netzwerkes inhibiert. Da Gedächtnisinhalte und -prozesse die Grundlage für Lernprozesse, die Bildung von Erwartungen und kognitiven Schemata darstellen, können Störungen im Bereich des Gedächtnisses zu Störungen auf anderen Prozessebenen führen und Psychopathologie verursachen (Harvey et al., 2009).

Kognitive Fusionsneigung

Bei einer Fusion verwechseln wir unsere Gedanken mit der Realität und vergessen, dass sie „nur“ Gedanken sind. Wir „verklumpen“ oder „verschmelzen“ mit unserem Denken. Wir denken nicht mehr, wir werden gedacht. Betroffene haben nicht den Gedanken, ohnmächtig zu werden, sondern sie werden ohnmächtig. Verwechseln wir unser Denken mit der Realität, überlagern unsere Gedanken die Wahrnehmung der Realität. Das schottet uns von korrigierenden Erfahrungen ab (vgl. Bennett & Oliver, 2019). Wells (2009) hat die Effekte von Fusion bzw. Defusion (detached mindfulness) für die Entwicklung von Depressionen und Ängsten beschrieben, und auch im ACT-Ansatz (Hayes et al., 2009) stellt die Fusion einen von sechs störungsaufrechterhaltenden Kernprozessen im Hexaflex-Modell dar.

Wesentlich aus prozessbasierter Sicht ist, dass kognitive Fusion (1) das Denken inflexibel macht, (2) eine realitätsferne Verarbeitung begünstigt, die (3) durch die Verschmelzung mit dem Inhalt veränderungsresistent macht. Ist man beispielsweise mit dem Gedanken, „wertlos zu sein“, hochgradig fusioniert, entsteht daraus leicht ein Sog, der den Blick auf einen selbst und die Welt auf diese Prämisse einengt: Der Satz wird nicht nur gedacht, sondern die vernichtende Dimension des Gedankens wird gefühlt (Wells, 2009).

Die im Folgenden beschriebenen kognitiven Vulnerabilitätsfaktoren sind daher vor allem bedeutsam, wenn die Person auch mit den kognitiven Mustern oder Inhalten fusioniert ist.

Negative Schemata

Kognitive Schemata werden in Anlehnung an Piaget (nach Montada, 1995) als relativ stabile, bewusste oder unbewusste Grundannahmen definiert, die die Informationsverarbeitung und das Verhalten steuern. Sie sind ziel- und handlungsorientiert, von Emotionen begleitet und führen zu charakteristischen Kognitionen. Rigide Schemata erhöhen die Bereitschaft, psychische Störungen zu entwickeln. So führen dysfunktionale Schemata zu falschen Grundannahmen bezüglich relevanter Selbst- und Lebensbereiche und damit zu inadäquaten Verarbeitungs- und Verhaltensmustern.

Negative Schemata bilden die Grundlage von Becks Depressionsmodell (1967). Die inneren Repräsentationen von sich („Ich bin wertlos“), anderen („Ich kann anderen nicht vertrauen“), der Welt („Die Welt ist bedrohlich und strafend“) und der Zukunft („Es wird nicht besser“) werden durch äußere Ereignisse oder Gefühlszustände aktiviert. So bestimmen diese Schemata den Bedrohungsgehalt von normalen Ereignissen und die Erwartungsbildung. Beides ist für die Entwicklung von psychischen Störungen entscheidend (Rief, 2020). Ein Misserfolg in einer Prüfung aktiviert die negativen Schemata und führt dazu, dass dieses Ereignis zur Bedrohung für das eigene Selbst wird. Zugleich wird die Erwartung bestätigt, dass man nicht gut genug ist, die Zukunft negativ ist und andere Menschen bewertend sind und ihnen nicht zu trauen ist (Dixon & Rehfeldt, 2018).

Ausmaß des negativen Denkens

Kendall, Howard und Hays (1989) haben die Macht des „nicht negativen Denkens“ als Schutz vor Psychopathologie untersucht. Sie betonen die Schädlichkeit von negativen, selbstreferenziellen Gedanken. Nach ihrem State-of-Mind-(SOM-)

Modell errechneten sie einen Koeffizienten, der positive und negative selbstreferenzielle Gedanken zueinander ins Verhältnis setzt. Im adaptivsten kognitiven Zustand beträgt dieser Koeffizient 0.62, d. h., die positiven Selbstaussagen betragen mindestens 62 %. In diesem Zustand befindet sich der Mensch im „erfolgreichen Bewältigungsdialog" (Schwartz, 1997). Schwartz hat das SOM-Modell überarbeitet; gemäß seinem Modell liegt der optimale Bereich bei 85 bis 90 % positiven Selbstaussagen. Das SOM-Modell verweist auf die besondere Bedeutung von negativem Denken als Vulnerabilitätsfaktor für die Entwicklung von Psychopathologie.

Die Rolle von *dysfunktionalen Attributionsprozessen* als Vulnerabilitätsfaktor ist störungsübergreifend gut belegt (Beck, 1967). Studien zeigen eine negative Verzerrung bei der Wahrnehmung von störungsrelevanten Reizen, sodass mehr negative Erwartungen und weniger positive Erwartungen erzeugt werden. Dadurch werden befürchtete Zusammenhänge überschätzt (Harvey et al., 2009). Frank und Davidson (2014) identifizieren zudem systematische inflexible Attributionsverzerrungen als störungsrelevant, die sowohl internal („Ich bin an allem schuld.") als auch inflexibel external („Ich kann nichts dafür. Andere sind schuld.") sein können.

Sind Attributionsprozesse systematisch verzerrt, kommt es immer wieder zu ähnlichen Fehlern bei der Aktivierung von Bewältigungsreaktionen. Wenn Ursachen von Problemen ungeprüft auf internale, stabile Eigenschaften meiner Person attribuiert werden, auf die ich wenig Einfluss habe, und ich zugleich die Konsequenzen als übertrieben negativ einschätze, dann wird es schwer sein, motivationale Prozesse zu aktivieren, die mir helfen, das Problem aktiv zu bewältigen.

Negative Kontrollüberzeugungen über unangenehme Ereignisse und Empfindungen als überdauerndes Schema infolge von prägenden negativen Erfahrungen stellen einen Vulnerabilitätsmechanismus für emotionale Störungen dar. Das negative Schema führt dazu, dass neue Anforderungen und Ereignisse als nicht kontrollierbar interpretiert werden (Chorpita & Barlow, 1998), und beeinflusst damit die Auswahl an Reaktionsmechanismen. Wenn ich nicht glaube, etwas beeinflussen zu können, werde ich eher mit Vermeidung, Flucht oder Emotionsunterdrückung reagieren, als wenn ich eine hohe Kontrollüberzeugung habe.

Dies mündet in einer *negativen Problemorientierung*. Dabei handelt es sich um stabile, generalisierte kognitiv-emotionale Reaktionsmuster auf Probleme. Menschen mit einer negativen Problemorientierung nehmen Probleme eher als Bedrohung wahr, bewerten die Probleme eher als nicht lösbar. Sie bezweifeln, dass sie selbst zur Lösung beitragen können, und sind schneller von Problemen frustriert. Dies reduziert die Selbstwirksamkeitserwartung und die Motivation zur aktiven Problembewältigung mit den zu erwartenden negativen Folgen für den Bewältigungsprozess (vgl. Frank & Davidson, 2014).

Eine übersteigerte Überzeugung, dass Dinge im eigenen Verantwortungsbereich liegen, sowie die übertriebene Bewertung des Bedrohungspotenzials stellt z. B. für zahlreiche Angst- und Zwangsstörungen einen gut belegten Vulnerabilitätsfaktor dar (Salkowskis, Shafran, Rachman & Freeston, 1999), aber auch für Depressionen und Sorgen.

Metakognitive Prozesse und Überzeugungen

Es gibt eine Reihe von generell sehr schädlichen und belastenden Denkprozessen, die zu einer Fusion mit ungünstigen Gedanken führen, die regulative Inflexibilität fördern, die Wirkung von ungünstigen Denkinhalten verstärken und von realitätsbezogenen Feedbackmechanismen abgeschottet sind. Gut belegte Störungen der Denkfunktion sind: rekursives Denken im Sinne von Sich-Sorgen-Machen als Prozess, Rumination und „post-event processing". Des Weiteren: kognitive Vermeidung durch Gedankenkontrolle, Gedankenunterdrückung und Sich-Sorgen als Funktion (Frank & Davidson, 2014). Diese Denkprozesse sind unproduktiv und münden in negative Kreisläufe, die dazu führen, dass die beabsichtigten Problemlöseversuche zur Verstärkung dieser Probleme beitragen. Wenn man Sorgen mit Sorgen bekämpft, dann führt dies zu einer weiteren Zunahme von Sorgen. Wenn man versucht, daraufhin Sorgengedanken zu verbieten, mündet diese Strategie ebenfalls in einem verstärkten Sorgenkreislauf. Gesteuert werden solche kognitiven Prozesse auf einer megakognitiven Ebene (Wells, 2009) durch positive und negative Metakognitionen. Positive Metakognitionen sind Überzeugungen über die positive Wirkung des Nachdenkens, wie: „Wenn ich nur genug nachdenke, dann finde ich eine Lösung." Diese Überzeugung ist die megakognitive Grundlage von Grübel- und Ruminationsprozessen (Wells, 2009). Negative Metakognitionen sind Überzeugungen über die negative Wirkung von Denkvorgängen, wie die Sorge, verrückt zu werden, wenn es einem nicht gelingt, mit dem Nachdenken aufzuhören. Dies löst in der Regel kognitive Kontroll-, Unterdrückungs- oder Vermeidungsreaktionen aus, die allesamt zu einer Verstärkung der toxischen kognitiven Aktivität führen (Harvey et al. 2009; Wells, 2009).

Symbolische Lernprozesse: Lernen und Sprache

Viele Forschungsarbeiten haben die Rolle der Sprache bei Lernprozessen untersucht und gezeigt, dass die oben dargestellten Lernprozesse erfahrungsunabhängig und durch symbolische Prozesse des Denkens und der Sprache auf eine kognitive Ebene verlagert werden können (Hayes, Barnes-Holmes & Roche, 2001). Studien konnten zeigen, dass verbale Ansagen die Wirkung tatsächlicher Verstärkerkontingenzen überlagerten. In letzter Konsequenz erlauben diese symbolischen Prozesse ein Abkoppeln von den realen Verstärkerprozessen und ermöglichen, dass neue Verknüpfungen durch abstraktes Herstellen von Relationen entstehen können.

Die daraus entwickelte *Relational-Frame-Theorie* (Hayes, 2004) erklärt, wie Verhalten allein durch die symbolische Verknüpfung auf sprachlicher Ebene die Entwicklung von psychischen oder somatischen Reaktionen erklären kann. In einer Studie von Dougher, Hamilton, Fink und Harrington (2007) lernte eine Versuchsgruppe, dass X<Y<Z, die andere, dass X, Y, Z in Beziehung zueinander stehen. Beide Gruppen wurden dann in Anwesenheit von „Y" durch aversive Reize geschockt und zeigten eine physiologische Angstreaktion. „X" löste in beiden Gruppen keine besondere Reaktion aus, während die Gruppenteilnehmenden, die gelernt hatten, dass „Y" kleiner als „Z" war, eine stärkere physiologische Reaktion auf „Z" entwickelten – ohne dass sie jemals negative Erfahrungen damit gemacht hatten. Sie haben die Relation auf einer symbolischen Ebene auf andere Systemebenen generalisiert.

Gerade aus einer Netzwerkperspektive sind diese Befunde interessant, denn wenn sich erst einmal ein problematisches Muster etabliert hat, dann kann sich dieses Muster über diese symbolische Ebene ungehindert ausbreiten und so zur Elaborierung eines pathologischen Netzwerkes beitragen – wie ein Computervirus, das in das Betriebssystem eingedrungen ist und die Programme – inklusive der Geschichte – umschreibt.

5.2.5 Ebene des Selbst

Die bisher dargestellten Regulationsprozesse auf kognitiver, emotionaler und behavioraler Ebene sind eng mit selbstbezogenen Prozessen verknüpft. Das Konzept des Selbst geht auf William James (1890/1983) zurück, der das „Ich" sowohl in ein Objekt (das erkannt wird) und ein Subjekt (welches erkennt) unterteilt. Das Objekt wird „Selbst", das erkennende Subjekt „Ich" genannt. Das „Ich" kann das Selbst erfahren, innere Zustände beobachten und bewerten, erlebt sich als Agent der eigenen Handlungen. Das Selbstkonzept setzt voraus, dass der Mensch zwischen sich und der Umwelt unterscheidet, dass andere Menschen auch ein Selbst haben und dass es möglich ist, die jeweiligen Perspektiven einzunehmen.

Nach dem ACT-Ansatz (Hayes et al., 2009; Bennett & Oliver, 2019) besteht das Selbst aus drei Dimensionen:

(1) das „self as content" beschreibt die inhaltlichen Dimensionen aller internalen Erfahrungen, wie Gedanken, Erinnerungen, Wahrnehmungen,
(2) das „self as context" ist der Raum, in dem dieser Inhalt stattfindet,
(3) das „self as process" beschreibt die Prozessdimension, also die Art und Weise, auf die der Inhalt und der Kontext betrachtet wird.

Inflexibilität des Selbst (u. a. Persönlichkeitsstörungen)

Als Metapher für diese Dimension kann man sich einen Raum vorstellen (Kontext), in dem Möbel stehen (Inhalt) und den man mit einer Taschenlampe ausleuchten kann (Prozess). Problematisch ist, wenn wir vergessen, dass wir mehr sind als der Inhalt unserer inneren Vorgänge und die Gedanken über uns (z. B. „Ich bin schüchtern") und dies unsere Selbstwahrnehmung und unser Verhalten dominiert. Es kommt zu einer Fusion mit unserem Selbstbild, und wir erkennen nicht, dass unser Selbstbild nur eine Geschichte von uns ist, neben der viele andere existieren können. Diese Unterscheidung ist wichtig, da unser Selbstbild sonst unsere regulatorische Flexibilität und das Repertoire an Reaktionsmöglichkeiten einengt (Hayes et al., 2009; Bennett & Oliver, 2019).

Bei Menschen, die in helfenden Berufen tätig und stark mit ihrem beruflich geprägten Selbstbild fusioniert sind, können so Probleme entstehen: „Ich bin doch der, der stark sein muss. Ich helfe anderen in der Not und darf keine Schwächen haben", sind Aussagen, die zeigen, wie stark der Inhalt der „Geschichte über sich selbst" die betroffene Person einengt. Adaptiv im Sinne des prozessbasierten Ansatzes ist eine flexible und distanzierte Beziehung zu seinem Inhalts-Selbst. Beispielsweise könnte ein Betroffener dann erkennen: „In meiner Rolle als Feuerwehrmann bin ich oft der Helfende und zeige Stärke, *und* bei manchen Dingen brauche ich Hilfe."

Negative selbstfokussierte Aufmerksamkeit

Aus Sicht des prozessbasierten Ansatzes sind darüber hinaus die Theorien von Pyszczynski und Greenberg (1987) interessant, nach denen Depressionen mit negativer selbstfokussierter Aufmerksamkeit einhergehen. Letztere entsteht, wenn ein Mensch in einem selbstregulatorischen Prozess stecken bleibt und es ihm nicht gelingt, die Diskrepanz zu einem erwünschten Zielzustand zu reduzieren. Diese kontinuierliche Selbstaufmerksamkeit des Misslingens eines regulativen Prozesses ist für den negativen Affekt und Selbstwertverlust verantwortlich. Neuere Theorien spezifizieren, dass ein privater Selbstfokus eher mit Depressionen (Traurigkeit, Hilflosigkeit), öffentlicher Selbstfokus hingegen eher mit sozialen Ängsten verbunden ist (Mor & Winquist, 2002).

In diesem Konzept nimmt das Selbst gewissermaßen die Monitoringfunktion von Regulationsprozessen ein. Mithilfe des Selbstfokus werden Informationen über den aktuellen Zustand, den erwünschten Zielzustand, Normwerte, Reaktionen der Umwelt und Maßnahmen gesammelt und bewertet. Das Selbst bestimmt, wann der selbstregulierende Prozess beendet werden kann oder ob er weitere Schleifen durchlaufen muss. Der erlebte positive oder negative Affekt ist abhängig vom Ausgang des Regulationsprozesses. Das Selbstwertgefühl sagt danach etwas über die Bewertung des eigenen Regulationsapparates aus. Nicht umsonst ist das Thema Selbstwert für die überwiegende Mehrheit der Patienten in Psychotherapie ein zentrales Thema (Potreck-Rose, 2006). Das Selbst beobachtet das Scheitern der Bewältigungsbemühungen. Das erzeugt Unzufriedenheit mit sich und erklärt zum Teil Schuld- und Schamgefühle, den negativen Affekt oder Ängste, bewertet oder abgelehnt zu werden.

5.2.6 Bindungs- und Beziehungsebene

Die Bindungstheorie postuliert ein genetisch angelegtes Bedürfnis nach Bindung oder Nähe. Durch frühe Bindungserfahrungen wird eine innere Repräsentation der Welt und der Beziehung zur Welt entwickelt, die als Blaupause fungiert und Reaktionsmuster in späteren Beziehungen prägt (Grossmann & Grossmann, 2004; Strauß, 2008).

Das innere Arbeitsmodell (inner working model) umfasst Erwartungen an andere und Bewertungen der eigenen Person. Dieser primäre Erfahrungsfilter bestimmt damit den potenziellen Bedrohungsgehalt der Welt und beinhaltet ein Grundschema in Bezug auf das Verhältnis zwischen mir als Individuum und der Welt (anderen). Es umfasst Themen wie: Wie sicher ist die Welt? Wie sehr kann ich anderen vertrauen? Werde ich getröstet oder werde ich allein gelassen, wenn es mir nicht gut geht? Eine sichere Bindungsbeziehung führt dazu, dass die Welt als sicherer Ort erlebt wird, dass man auf einem Fundament emotionaler Sicherheit explorieren kann. Eine unsichere und vor allem eine desorganisierte Bindung bietet keine sichere Ausgangsbasis. Die Mechanismen der Informations- und Affektverarbeitung dienen dann dazu, sich vor bindungsbezogenem Schmerz zu schützen (Grossmann & Grossmann, 2004).

Umfangreiche Studien belegen, dass eine sichere Bindung mit zahlreichen Vorteilen für selbstregulatorische Anpassungsprozesse einhergeht: u. a. erhöhte Emotionsregulationsfähigkeit, ein größeres Repertoire an Bewältigungs- und sozialen Kompetenzen, mehr Offenheit, Vorteile beim explorativen Lernen, ein besserer Umgang mit unangenehmen Gefühlszuständen, eine höhere Fehler- und Frustrationstoleranz. Menschen mit sicherer Bindung fokussieren Probleme besser, sind kooperativer, entwickeln positivere Arbeitsbeziehungen und zeigen eine differenziertere Objektwahrnehmung. Unsichere und desorganisierte Bindungsmuster zeigen dagegen defensive Reaktionsmechanismen, die sich auf alle Systemebenen auswirken und die funktionale Regulation stören (Grossmann & Grossmann, 2004). Das führt bei unsicherer Bindungsstruktur zu mehr Feindseligkeit, weniger Vertrauen und Bagatellisierungstendenzen und bei desorganisierter Bindungsrepräsentation zu stärkeren Störungen in der Lebensbewältigung (Strauß, 2008). Die Bindungsrepräsentation hat nachweislich einen Einfluss auf die Entwicklung von Essstörungen (Soares, Dias, Klein & Machado, 2008), Depressionen, somatoformen Störungen und Persönlichkeitsstörungen (Grossmann & Grossmann, 2004).

5.2.7 Spezifische Konstrukte

Regulatorische Flexibilität

Obwohl sich Regulationsprozesse als dynamisch betrachten lassen, werden Bewältigungs- und Regulationsstrategien oftmals nach „guten" und „schlechten" Strategien eingeteilt. In einer großen Metaanalyse von 306 Studien (Webb, Miles & Sheeran, 2012) zeigten sich in Bezug auf die Emotionsregulation jedoch nur schwache Unterschiede auf der Ebene der Strategien. Es ist also nicht der Einsatz *bestimmter* Strategien für eine gelungene Emotionsregulation entscheidend, sondern der *flexible* Einsatz von Strategien.

Bonanno und Burton (2013) betonen in Ihrem Drei-Komponenten-Modell die Bedeutung individueller Unterschiede in der regulatorischen Flexibilität. Regulatorische Flexibilität wird dabei als fortlaufender, multidimensionaler Reaktionsprozess verstanden und kann einen Vulnerabilitätsmechanismus darstellen. Individuelle Unterschiede in der regulatorischen Flexibilität können durch Unterschiede in der Kontextsensitivität, dem Repertoire an Strategien und dem Nutzen von Feedbackinformationen erklärt werden. *Kontextsensitivität* bezeichnet die Fähigkeit, Anforderungen und Möglichkeiten der Situation wahrzunehmen und Reaktionen den fortlaufenden Kontextanforderungen anzupassen – anstatt normativ auf einzelne Auslöser zu reagieren. Die *Repertoirekomponente* beinhaltet die Bandbreite an möglichen Strategien, die für die Reaktion auf sich ändernde Kontextanforderungen zur Verfügung stehen. Die *Feedbackkomponente* umfasst die Fähigkeit, die in Feedbackschleifen rückgemeldeten Auswirkungen zu beachten und auszuwerten und dementsprechend den Strategieeinsatz anzupassen. Das Drei-Komponenten-Modell ist in Abbildung 32 dargestellt.

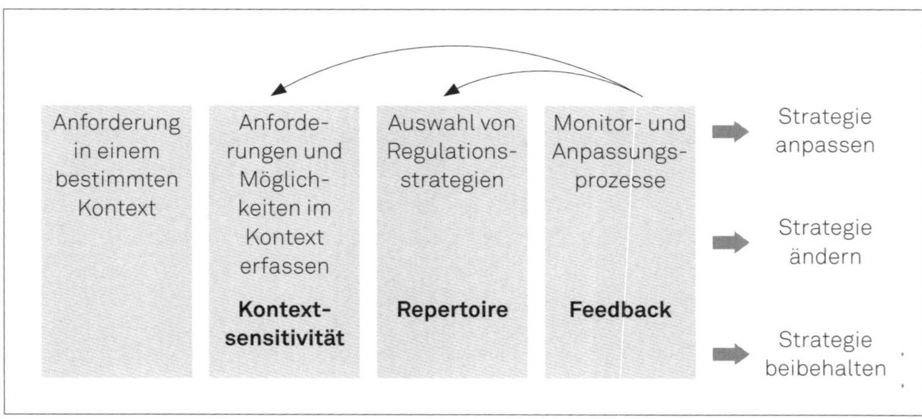

Abbildung 32: Drei-Komponenten-Modell der regulatorischen Flexibilität (Bonanno & Burton, 2013)

Im Kontext des prozessbasierten Ansatzes ist dieses übergeordnete Konzept für das Verständnis der bisher dargestellten Vulnerabilitätsprozesse hilfreich. Im Prinzip geht es immer wieder darum, wie flexibel und angepasst ein Individuum auf Anforderungen der Umwelt reagieren kann. Kann es die divergenten Auswirkungen auf einzelne Untersysteme berücksichtigen und Reaktionen aktivieren, die langfristig günstige Auswirkungen haben? Wesentlich dafür ist ein Regulationsprozess, der in der Lage ist, die verschiedenen Systeminformationen fortlaufend wahrzunehmen, auszuwerten und bei der Planung und beim Einsatz von Strategien flexibel anzupassen (Bonanno & Burton, 2013).

Perfektionismus

Perfektionismus ist ebenfalls ein transdiagnostisch wirksamer Vulnerabilitätsmechanismus und u.a. gut belegt für die Aufrechterhaltung und Entstehung von Ängsten, Depressionen und Essstörungen (Egan, Wade & Shafran, 2011). Er stellt den Gegenprozess zur regulatorischen Flexibilität dar. Perfektionismus in seiner klinischen Bedeutung beschreibt die rigide Verfolgung von bestimmten, selbstgesetzten Zielen oder Standards in einem oder mehreren Lebensbereichen und die Abhängigkeit von deren Erreichen. Ein solches Verhalten kann dazu führen, dass Betroffene nicht in der Lage sind, ihre Zielsetzung und den Einsatz von Strategien dem Kontext anzupassen, d.h., dass sie keine Informationen aus multidimensionalen Feedbackschleifen für den regulatorischen Prozess nutzen. Diese unproduktive Umgangsweise mit Anforderungen führt zeitweise zu Exzessen oder wiederholten Misserfolgen, zu Selbstabwertung und Versagensgefühlen. Eine Änderung dieses perfektionistischen Bewältigungsmusters ist daher u.a. in der Essstörungs-, Angst- und Depressionsbehandlung ein zentrales Therapieziel (Egan et al., 2011).

5.3 Reaktionsmechanismen

Reaktionsmechanismen sind Prozesse, die in Gang gesetzt werden, wenn Anforderungen auf Vulnerabilitätsmechanismen treffen und Feedbackschleifen weiterhin eine Diskrepanz zwischen dem aktuellen Zustand und Zielzustand registrieren. Bei Menschen mit einer guten regulatorischen Flexibilität handelt es sich dabei um einen Hintergrundprozess. Solche Personen sind in der Lage, ihre Reaktionen bei jeder Feedbackschleife feiner anzupassen und ggf. dabei ihr Repertoire an Strategien und ihre Kontextsensitivität zu erhöhen (Bonanno & Burton, 2013).

In den folgenden Abschnitten werden die häufigsten Reaktionen beschrieben, die transdiagnostisch mit einer psychopathologischen Entwicklung assoziiert sind. Sie sind nicht per se maladaptiv, aber sie können unregulierte Teufelskreise, ungünstige Reaktionskaskaden oder maladaptive inhibitorische Kontrollprozesse in Gang setzen und so adaptive Regulationsprozesse stören. Im Wesentlichen handelt es sich um multidimensionale Vermeidungsreaktionen, die zwar kurzfristig ungünstige psychische Zustände aufschieben, aber diese langfristig zwangsläufig verstärken.

Die Grenze zwischen Vulnerabilitäts- und Reaktionsmechanismen ist zum Teil fließend. Kognitive Fusion als Vulnerabilitätsmechanismus begünstigt eine pathologische Reaktion. Zugleich kann eine Fusion einen Reaktionsmechanismus darstellen, wenn jemand beispielsweise versucht, eine verunsichernde Situation durch einen fusionierenden Grübelprozess zu beherrschen. Tabelle 5 gibt einen Überblick über die in den folgenden Abschnitten beschriebenen Reaktionsmechanismen; wir haben versucht, diese grob nach Systemebenen zu unterteilen, wobei viele der Reaktionen multidimensionale Prozesse miteinschließen.

Tabelle 5: Reaktionsmechanismen (Kernprozesse) auf verschiedenen Systemebenen

Systemebene	Reaktionsmechanismen (Kernprozesse)
Behaviorale Ebene	• Vermeidungs- und Fluchtverhalten • Sicherheits- und Rückversicherungsverhalten • Zwänge • übergeordnetes Konzept der Erlebnisvermeidung
Kognitive Ebene	• selektiver Aufmerksamkeitsfokus • schädliche Denkprozesse und Prozesse der metakognitiven Steuerung • kognitive Vermeidung durch Gedankenkontrolle und Gedankenunterdrückung • kognitive Vermeidung durch Rumination, Grübeln und Sorgen • kognitive Fusion • kognitive Fehlbewertung • Fehlattributionen
Emotionale Ebene	• Emotionsvermeidung • dysfunktionale Emotionsregulationsstrategien
Motivationale Ebene	• Lageorientierung in Bezug auf das „Wünschen" • Vermeidungsmotivation • fehlende Verbundenheit mit eigener Werteorientierung
Soziale Ebene und Interaktionsebene	• Wechselwirkungen zwischen interpersonellen Faktoren und Psychopathologie • interpersonelle Regulationsprozesse

5.3.1 Behaviorale Kernprozesse

Die behavioralen Urmechanismen der Verhaltenstherapie (respondentes und operantes Lernen) sind auch im Kontext von prozessbasierten Ansätzen von großer Bedeutung. Sie erklären, an welcher Stelle und unter welchen Bedingungen Verknüpfungen in einem Netzwerk hergestellt werden und warum diese Verknüpfungen nicht wieder verlernt werden. Sie erklären zudem, wie Menschen prägende Erfahrungen durch das Herstellen von Relationen auf weitere Bereiche ihres Lebens ausweiten können (Dixon & Rehfeldt, 2018; Frank & Davidson, 2014). In diesem Abschnitt geht es um behaviorale Kernprozesse, die als Reaktion auf die Interaktion von Anforderung und Vulnerabilitätsmechanismen initiiert werden.

Vermeidungs- und Fluchtverhalten

Vermeidungsverhalten als Verhaltensdimension des Konzeptes der Erlebnisvermeidung (Hayes et al., 1996) ist störungsüberreifend an der Entstehung und Aufrechterhaltung von psychischen Störungen beteiligt. Die Vermeidungsreaktion basiert auf Annahmen oder Bewertungen über Konsequenzen der befürchteten Situation (Beck, 1967) und zielt darauf ab, unangenehme emotionale Zustände kurzfristig zu vermeiden. Bei Ängsten kann das die Überzeugung sein, in bestimmten Situationen zu sterben oder die Kontrolle zu verlieren, sich durch eine Panikattacke zu blamieren oder die antizipierten Angstgefühle oder körperlichen Symptome nicht auszuhalten (Frank & Davidson, 2014).

Vermeidungsverhalten vor einer befürchteten Situation und die Flucht aus einer Situation sind unter Lerngesichtspunkten problematisch, da sie neue Lernerfahrungen unterbinden und die Korrektur von negativen Überzeugungen und Erfahrungen verhindern. Vermeidungsverhalten schadet einer adaptiven Regulation, da es als reflexhafte „Alles-oder-Nichts“-Reaktion wenig kontextsensitiv und wenig flexibel ist und nicht über Feedbackschleifen reguliert wird (Bonanno et al., 2004). Es verlagert den Fokus auf inneres Erleben und begünstigt damit weitere problematische Prozesse wie rekursives Denken und hohe Selbstaufmerksamkeit. Langfristig führt die Vermeidung zur Vernachlässigung wichtiger Lebensaufgaben und positiver Aktivitäten, zu sozialem Rückzug, zu einer Einengung der Wahrnehmung auf Vermeidungsziele und zur Vernachlässigung von sozialen Aktivitäten (Harvey et al., 2009; Dixon & Rehfeldt, 2018). Inaktivität und Rückzug als Ergebnis von Vermeidungsverhalten bei depressiven Zuständen fördern zudem weitere negative Effekte wie Isolation, die wiederum mit negativen Prozessen assoziiert ist. Das Abkoppeln von realen Bedingungen fördert die Generalisierung von ungünstigen Verknüpfungen durch symbolische Lernprozesse (Dixon & Rehfeldt, 2018; De Houwer, Barnes-Holmes, Barnes-Holmes, 2018). Bei Ängsten unterbindet Vermeidungsverhalten den Habituationsprozess und damit eine selbstregulative Anpassungsreaktion sowie einen Aufbau von angstreduzierenden Kontrollüberzeugungen (vgl. Harvey et al., 2009).

Sicherheits- und Rückversicherungsverhalten

Sicherheitsverhalten ist Verhalten, das in Situationen genutzt wird, um ansonsten auftretende Ängste oder negative Konsequenzen zu verhindern. Entsprechende Verhaltensweisen sind dafür verantwortlich, dass sich ein Angstnetzwerk nicht auflöst, obwohl die befürchteten Konsequenzen, wie in Ohnmacht fallen, niemals auftreten. In der Logik des betroffenen Patienten wäre er tausendfach in Ohnmacht gefallen, hätte er auf das Sicherheitsverhalten verzichtet (Clark, 1999; Harvey et al., 2009).

Zwänge

Manchmal wird dieses Vermeidungsverhalten von repetitiven Verhaltens- oder Denkvorgängen kaschiert, die dazu dienen, unangenehme emotionale Zustände abzumildern. Checking-Verhalten, Zählen oder ritualisierte Bewegungsmuster haben die Funktion, der wahrgenommenen Bedrohung auszuweichen oder diese zu unterdrücken (Frank & Davidson, 2014).

Übergeordnetes Konzept der Erlebnisvermeidung

Erlebnisvermeidung ist ein übergeordnetes Vermeidungskonstrukt, das im Kontext des ACT-Ansatzes von Hayes et al. (1996) entwickelt wurde. Es beschreibt den Versuch, den Kontakt zu bestimmten Erlebensdimensionen (körperliche Sensationen, Gefühle, Gedanken, Erinnerungen) in seiner Form oder Intensität zu verhindern – auch wenn dies zu mehr Leid führt.

Bei Vermeidung einzelner Situationen (z. B. Fliegen) ist genauer zu eruieren, ob die Person *Gedanken* an einen Absturz oder den Tod vermeidet, ob sie die *Angstgefühle* nicht toleriert oder *körperliche Reaktionen* oder die *Bewertung von anderen,* die ihre Angst bemerken, befürchtet. Der Versuch, schmerzhafte Empfindungen zu vermeiden, schränkt das Verhaltensrepertoire ein und entkoppelt die Person von wichtigen Feedbackschleifen, erzeugt mehr Probleme, verhindert die Bewältigung von wichtigen Lebensaufgaben und intensiviert das Erleben, welchem betroffene Personen entkommen wollen (Hayes et al., 1996).

5.3.2 Kognitive Kernprozesse

Die Definition von Kognition (Denken) geht auf Neisser (1994) zurück, der mit dem Kognitionsbegriff alle Informationsverarbeitungsprozesse meint, die sensorische Reize verarbeiten, reduzieren, elaborieren, abspeichern, abrufen und verwenden. Kognitive Prozesse sind zentrale Bestandteile von Entstehungsmodellen emotionaler Störungen (Sheppes et al., 2015). Der Denkprozess ist dynamisch und besteht aus einer fortlaufenden Kette von Informationsverarbeitungsschritten.

Die fortlaufenden Denkprozesse erzeugen eine ständige Veränderung von bewussten und unbewussten mentalen Zuständen und verstärken oder verändern damit kognitive Netzwerkverknüpfungen. Kognitionen können unter dem Blickwinkel ihrer Funktion als Verhalten oder als mentaler Mechanismus beschrieben werden (De Houwer et al., 2018).

Selektiver Aufmerksamkeitsfokus

Es gibt eine Fülle von Studien, die die Rolle der Aufmerksamkeit für die Aufrechterhaltung von Störungen belegen. Psychisch gesunde Personen schaffen es, einen für die Bewältigung von Problemen günstigen Aufmerksamkeitsfokus zu behalten, während Menschen, die psychische Probleme haben, häufig ihre Aufmerksamkeit auf Dinge richten, die zu einer Verstärkung der Symptomatik beitragen. Diese auffälligen Unterschiede in der Aufmerksamkeitslenkung zeigen sich störungsübergreifend. Empirisch gut belegt und daher bei der Analyse von möglichen Kernprozessen von Psychopathologie zu beachten sind (nach Harvey et al., 2009):

1. selektive Aufmerksamkeit auf externale störungsrelevante Stimuli,
2. selektive Aufmerksamkeit auf internale störungsrelevante Stimuli und
3. Vermeidungsfokus und Aufmerksamkeitsfokus auf Sicherheitsquellen.

Diese selektiven Aufmerksamkeitsprozesse können aus prozessbasierter Sicht zu unregulierten Aufschaukelungsprozessen und Abwärtsspiralen führen, bei denen der Bedrohungsreiz die Aufmerksamkeit anzieht und den Bedrohungscharakter weiter verstärkt (Hayes et al., 2015). Aus Sicht der regulatorischen Flexibilität gelingt es durch den selektiven Aufmerksamkeitsfokus nicht, die Aufmerksamkeit auf angestrebte Zielzustände zu richten sowie relevante Feedbackinformation aufzunehmen oder für die Auswahl von geeigneten Bewältigungsstrategien zu nutzen (Bonanno et al., 2004).

Schädliche Denkprozesse und Prozesse der metakognitiven Steuerung

Es gibt eine Reihe von generell schädlichen Denkprozessen, die (1) zu einer Fusion mit ungünstigen Gedanken führen und somit Inflexibilität fördern, (2) die Wirkung von ungünstigen Denkinhalten auf emotionale Zustände verstärken und (3) durch ihre Beschränkung auf internale Vorgänge eine funktionale Regulation verhindern (Wells, 2009). Diese wurden bereits als Vulnerabilitätsmechanismen beschrieben; sie können jedoch auch als Reaktionsmechanismen fungieren. Hierzu gehören kognitive Vermeidung durch Gedankenkontrolle, Gedankenunterdrückung und Sich-Sorgen, rekursives Denken (im Sinne von Sich-Sorgen-Machen als Prozess), Rumination und Nachverarbeitungsphänomene (post-event processing; vgl. Frank & Davidson, 2014; Harvey et al., 2009).

Diese kognitiven Reaktionsmechanismen sind problematisch, da sie unproduktive, selbstverstärkende Kreisläufe erzeugen. Das wiederholte gedankliche Kreisen führt zu einer Verästelung und Vertiefung problematischer Gedanken und Gefühle, statt sie zu lösen. Sorgen mit Sorgen zu bekämpfen führt zu einer Zunahme von Sorgen. Versuche, Sorgengedanken zu verbieten, münden in einem verstärkten Sorgenkreislauf (Wells, 2009).

Kognitive Vermeidung durch Gedankenkontrolle und Gedankenunterdrückung

Kognitive Kontrollstrategien können dem Bereich der Erlebnisvermeidung (Hayes et al., 1996) zugeordnet werden. Ihre Funktion bei der Entstehung und Aufrechterhaltung verschiedener emotionaler Störungen wurde vor allem von der Arbeitsgruppe um Adrian Wells (2009) und der Arbeitsgruppe um Steven Hayes et al. (1996) belegt.

Nach Wells (2009) führt die metakognitive Überzeugung, unangenehme Gedanken kontrollieren zu können, zum Versuch, Gedanken zu kontrollieren oder zu unterdrücken. In Wirklichkeit entfaltet dieser Versuch eine paradoxe Wirkung und setzt einen selbstverstärkenden, rekursiven Prozess in Gang, der zu einer Erhöhung der negativen kognitiven Aktivität, zu einer Zunahme der Fusion mit befürchteten emotionalen Zuständen, Rückzugsverhalten und Hilflosigkeitserleben führt (Wells, 2009). Dieser pathologische Prozess ist auch bei Menschen mit PTBS zu beobachten. Die negative Bewertung von Intrusionen führt zu Suppressionsversuchen und situativer Vermeidung. In der Folge erhöht das den emotionalen Disstress, erhöht die inneren Erregungszustände, Intrusionshäufigkeit und verhindert emotionale Verarbeitungsprozesse (Steil & Ehlers, 2000).

Kognitive Vermeidung durch Rumination, Sorgen und Grübeln

Sorgen, Rumination und Grübeln können auch als Vermeidungsmechanismen eingesetzt werden, bei denen andere unangenehme mentale Bilder, somatische oder emotionale Aktivitäten verhindert werden. Damit wird die emotionale Verarbeitung gestört (Borkovec, Alcaine & Behar, 2004).

Sorgen beziehen sich auf die Bedrohung durch zukünftige Ereignisse, sodass wiederholtes Durchdenken auf einer kognitiven Ebene eine emotionale Auseinandersetzung verhindert und den aversiven Charakter vermeintlich abpuffert. In Wahrheit entfaltet auch dieser Sorgenprozess eine paradoxe Wirkung, erhöht die Intensität der Sorgen und verhindert eine adaptive Bewältigung (Wells, 2009; Wegner, Schneider, Carter & White, 1987).

Grübeln ist ein rekursiver kognitiver Prozess, der sich auf vergangene Ereignisse bezieht. Er wird ähnlich wie Sorgen über positive und negative Metakognitionen gesteuert und dient nicht selten der kognitiven, emotionalen oder situativen Vermeidung (Wells, 2009). Der Grübelprozess ist vor allem für die Entstehung der

Generalisierten Angststörung (Borkovec et al., 2004; Wells, 2009) und für depressive Störungen (Wells, 2009) gut belegt.

Kognitive Fusion

Kognitive Fusion wurde ebenfalls bereits als Vulnerabilitätsmechanismus beschrieben. Auch wenn jemand keine besondere Fusionsneigung hat, kann die kognitive Fusion als Reaktionsmuster eingesetzt werden. Wells (2009) hat den Effekt von Fusion bzw. Defusion (detached mindfulness) als problematischen Prozess für die Entwicklung von Depressionen und Ängsten beschrieben, und auch im ACT-Ansatz (Hayes et al., 2009) stellt die Fusion eine von sechs Kernprozessen im Hexaflex-Modell dar.

Kognitive Fehlbewertung

Kognitive Fehlbewertungen sind spezifische situationsabhängige kognitive Verzerrungen, wie dichotomes Denken, Personalisieren oder Gedankenlesen, und werden durch das Vorhandensein von kognitiven Schemata aktiviert. Im hierarchischen kognitiven Modell von Beck (1967) kann das Schema „Ich bin nicht liebenswert" dazu führen, in sozialen Situationen den folgenden automatischen Gedanken zu haben: „Wahrscheinlich habe ich etwas falsch gemacht, bestimmt werden die anderen mich auslachen." Diese automatisierten Reaktionen sind problematisch, da sie die zugrunde liegenden negativen Schemata verstärken und in einen negativen Kreislauf, bestehend aus negativen Selbstbewertungen und Vermeidungsverhalten (sozial und emotional), gefolgt von erneuter negativer Selbstbewertung, münden (Hayes et al., 2015).

Fehlattributionen

Fehlattributionen können ebenfalls sehr eng mit Vulnerabilitätsmechanismen, wie negative Schemata oder Emotionsregulationsstörungen, verknüpft sein. Daher kann es schwer sein, zwischen Vulnerabilitäts- und Reaktionsmechanismen zu unterscheiden. Ein Attributionsbias auf Schuld- und Schamgefühle ist für die Entwicklung von Essstörungen, PTBS, Suchterkrankungen, Ängsten und Depressionen ein aufrechterhaltender Mechanismus (Stuewig, Tangney, Heigel, Harty & McCloskey, 2010). Dabei werden Ursachen von negativen Ereignissen internalisiert und lösen damit überdauernde, negative Selbstbewertungen aus.

5.3.3 Emotionale Kernprozesse

Emotionsvermeidung

Wenn man einen Preis zu vergeben hätte für den Reaktionsmechanismus mit den meisten Hauptrollen bei der Entstehung und Aufrechterhaltung von psychischen Störungen, würde die Emotionsvermeidung in die engere Auswahl kommen. Viele Vulnerabilitätsmechanismen, wie Defizite der Anspannungsregulation, negative Schemata oder eine eingeschränkte regulatorische Flexibilität, führen dazu, dass sich Betroffene schwertun, aversive Gefühlszustände zu verarbeiten oder auszuhalten. Emotionsvermeidung als Reaktion auf schwierige Anforderungen ist daher stark mit diesen Vulnerabilitätsmechanismen verknüpft. Geringe Distresstoleranz oder Emotionsregulationsstörungen ziehen Vermeidungsreaktionen nach sich. Problematisch bei der Emotionsvermeidung sind, wie bei allen Vermeidungsstrategien, die paradoxe Wirkung, die fehlenden Feedbackschleifen und das Fehlen von Lernerfahrungen, die zu einer Erweiterung des Bewältigungsrepertoires beitragen können (Dixon & Rehfeldt, 2018; Frank & Davidson, 2014).

Hayes (2015) schlägt daher expositionsbasierte Verfahren für die Depressionsbehandlung vor, da der Versuch, unangenehmen Zuständen aus dem Weg zu gehen, zu einer Verstärkung eben dieser Gefühle beiträgt. Zusätzlich verhindert die Emotionsvermeidung die Entwicklung von adaptiven Emotionsregulationsstrategien, unterbindet Feedbackschleifen und ist damit illusionär und realitätsfern. Die paradoxe Wirkung der Unterdrückung von unangenehmen emotionalen Zuständen als Regulationsstrategie konnte für Schmerzen (Cioffi & Holloway, 1993), Gier (Szasz, Szentagotai & Hofmann, 2012), Ärger (Szasz, Szentagotai & Hofmann, 2011), Angst (Hofmann et al., 2009) sowie Verlegenheit bei Menschen mit Angst- und Stimmungsstörungen gezeigt werden.

Dysfunktionale Emotionsregulationsstrategien

Der Emotionsregulationsprozess wurde in Abschnitt 5.2.2 bereits ausführlich dargestellt. Dysfunktionale Emotionsregulationsstrategien sind im Prinzip Versuche, unangenehme emotionale Zustände zu vermeiden oder zu regulieren, wenn funktionale „Top-down"-Prozesse nicht zur Verfügung stehen. Beispiele für dysfunktionale Emotionsregulationsstrategien sind Zwänge, Essstörungssymptomatiken, Selbstverletzung, Risikoverhalten, substanzgebundene und substanzunabhängige Süchte.

5.3.4 Motivationale Kernprozesse

Um auf Anforderungen zu reagieren, sind die Aufrechterhaltung und Modulation des Motivationsprozesses entscheidend. Die bisher beschriebenen Vulnerabilitätsmechanismen erzeugen einen Veränderungswiderstand. Viele der dargestellten Reaktionsmechanismen sind vermeidend oder auf das Aushalten eines maladaptiven Netzwerkszustandes ausgerichtet. Diese motivationalen Ausgangsbedingungen in der Therapie limitieren zunächst einen flexiblen, realitätsbezogenen Bewältigungsprozess (Berking & Kowalsky, 2012).

Der Motivationsprozess nach Prochaska und DiClemente (1983) ist ein dynamischer Prozess, der fünf Phasen durchläuft (vgl. Abb. 33). In der Prekontemplationsphase *(Leugnen)* wird das Problem nicht wahrgenommen. In der Kontemplationsphase beginnt der Betroffene, das Problem zu erkennen, und es bildet sich erstmals der *Wunsch* heraus, irgendwann etwas zu ändern. In der Determinationsphase wird ein *Entschluss* gefasst: „Ich werde konkret etwas ändern". In der Handlungsphase werden Änderungen umgesetzt *(Umsetzung)*, und in der folgenden *Aufrechterhaltungsphase* werden Änderungen stabilisiert, damit man nicht in alte Muster zurückfällt. In der *Terminierungsphase* ist die Änderung stabilisiert. Dieser Prozess läuft nicht linear ab: Menschen können ihn mehrmals durchlaufen, in eine frühere Phase zurückfallen oder in manchen Aspekten der Krankheitsbewältigung weiter sein als in anderen.

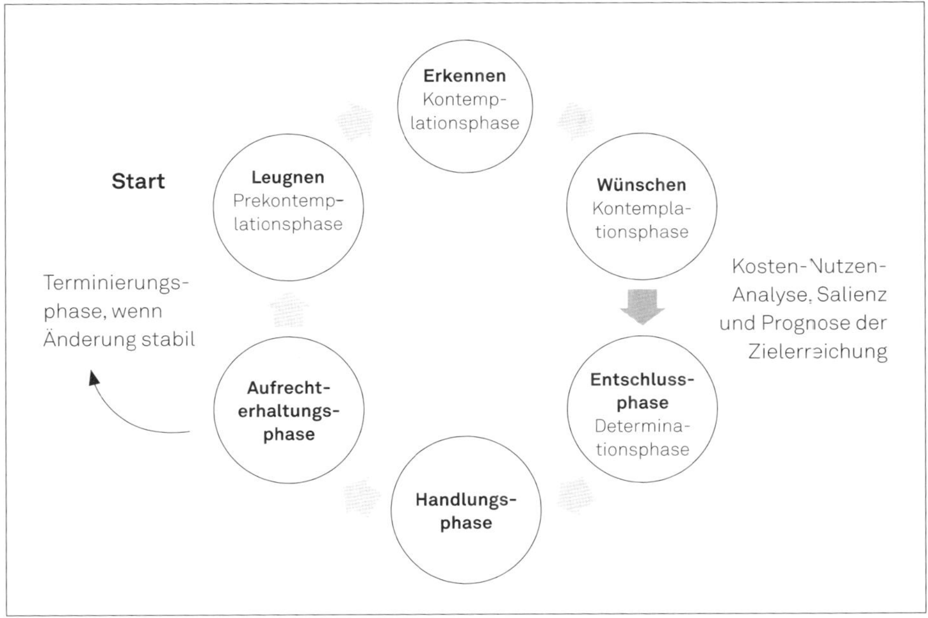

Abbildung 33: Motivationsprozess nach Prochaska und DiClemente (1983)

Bis jemand Psychotherapie in Anspruch nimmt, sind bisherige eigene Versuche in der Regel gescheitert. Wiederholte Misserfolge beeinträchtigen die Motivation und führen zur Demoralisierung (Berking & Kowalsky, 2012). Die Motivationsebene ist der Prozess, der alle anderen Anpassungsprozesse steuert, vorantreibt oder bremst. Der Motivationsprozess ist daher eng mit den Prozessen auf anderen Systemebenen verwoben. Im Kontext des prozessbasierten Ansatzes bestimmt die Motivationsphase, inwieweit maladaptive Systemzustände überwunden werden können, d.h. ob

1. die Lageorientierung überwunden wird,
2. eine Annäherungsmotivation oder eine Vermeidungsmotivation bestimmend ist und
3. ob eine überdauernde, auf eigenen Werten basierende intrinsische Motivation aufgebaut werden kann.

Lageorientierung in Bezug auf das „Wünschen“

Psychopathologie, als komplexes Netzwerk betrachtet, ist ein relativ stabiler Zustand. Psychotherapie dient dazu, diesen Zustand zu überwinden und einen adaptiveren Zustand zu etablieren. Die Lageorientierung kann mithilfe des energetischen Berg-und-Tal-Modells von Scheffer et al. (2012) und Nelson et al. (2017) visualisiert werden. Wenn keine ausreichende Veränderungsmotivation erzeugt wird, um diesen Systemzustand zu überwinden, ändert sich an der Psychopathologie nur kurzfristig etwas, bis sich der Ursprungszustand wieder einstellt. In der Kontemplationsphase, der Phase der Absichtsbildung, ist der Patient in einem Zustand des „Erkennens“ oder „Wünschens“ (vgl. Abb. 33). Beide motivationalen Zustände erzeugen jedoch noch keine konkrete Veränderungsmotivation, die zu einer Handlung führt. Diese Zustände sind zwar bereits belohnungsorientiert und vorausschauend, aber noch passiv (Berking & Kowalsky, 2012). Erst in der Entschlussphase wird daraus ein zielführendes „Wollen“, bei dem die Kosten und Nutzen mit der Wichtigkeit (Salienz) und der Wahrscheinlichkeit, das Ziel zu erreichen, in Beziehung gesetzt werden (Margraf & Berking, 2005).

In der Therapie wird oftmals das „Wünschen“ der Patientin als „Entschluss“ missdeutet. Beispielsweise kann eine Essstörungspatientin davon berichten, wie sehr sie unter der Mangelernährung leide, wie isoliert sie sei und wie sehr sie gesund werden wolle. Die Patientin befindet sich damit aber noch in der unspezifischen Kontemplationsphase („Erkennen“ und „Wünschen“). Erst wenn der Entschluss gereift ist, steht dem weiteren Veränderungsprozess eine Veränderungsmotivation zur Verfügung.

Vermeidungsmotivation

Wie die bisherigen Ausführungen der problematischen Reaktionsmechanismen zeigen, ist die Vermeidung eine Art „letzte Rettung“, wenn Versuche zur Bewältigung einer Situation erfolglos bleiben. Vermeidungsmotivation entsteht dann, wenn eine Belohnung oder ein positiver Zustand nicht als Annäherungsziel angestrebt wird („Pull"-Motivation), sondern negative Zustände (Strafe und Unmut) vermieden werden sollen (Margraf & Berking, 2005). Vermeidungsmotivation besitzt – wie bereits mehrfach beschrieben – wenig Flexibilität, eine geringe Kontextsensitivität und verhindert adaptive Lernprozesse.

Fehlende Verbundenheit mit eigener Werteorientierung

Eigene Werte sind nach der Definition von Hayes et al. (2009) die frei gewählte, verbal konstruierte Konsequenz von fortlaufender, dynamischer Aktivität, die in sich selbst intrinsisch verstärkend wirkt. Das bedeutet, dass wertebasierte Aktivität selbstverstärkend, richtungsgebend und erfüllend ist. Eigene Werte sind tief verankerte, kognitiv-emotionale Schemata und erzeugen in sich eine „Pull"-Motivation. Werte fungieren zugleich als Richtungsgeber und Antrieb. Fehlt die Verbundenheit mit den eigenen Werten, fehlen dem Betroffenen dieser intrinsisch verstärkende Antrieb und ein wichtiger Richtungsgeber. Dies kann die Entwicklung von Depressionen begünstigen und auch eine flexible Anpassung in schwierigen Situationen erschweren. Da die Werte ähnlich einem Kompass nur die Richtung unserer Verhaltensweisen, nicht aber die konkreten Schritte vorgeben, ermöglicht wertebasierte Aktivität ein hohes Maß an Flexibilität. Dieser übergeordnete Verstärker und Kompass hilft, aversive Konsequenzen und Widerstände zu tolerieren (Bennett & Oliver, 2019).

5.3.5 Soziale Prozesse und Interaktionsprozesse

Die bisher dargestellten Prozesse fokussieren stark auf den intrapersonellen Regulationsprozess. Der Mensch ist jedoch ein soziales Wesen. Der Wunsch nach Verbundenheit mit anderen ist ein zentrales Grundbedürfnis der meisten Menschen.

Wechselwirkungen zwischen interpersonellen Faktoren und Psychopathologie

Zwischenmenschliche Defizite können einen Vulnerabilitätsmechanismus darstellen, indem sie zu Beziehungsstörungen und Problemen beitragen und so zur Entwicklung von psychischen Störungen führen können. Fehlende zwischenmenschliche Fertigkeiten können die Nutzung von sozialen Ressourcen und Strategien zur Bewältigung von Problemen limitieren. Umgekehrt können psychische Erkrankungen einen negativen Effekt auf Beziehungen haben und zu Isolation und Einsamkeit führen.

Soziale Unterstützung zu nutzen ist an sich eine wichtige Regulationsstrategie. Die soziale Unterstützung kann instrumentell (z. B. materielle Dinge), informativ („Was hast du in der Situation gemacht?“) oder emotional (Trost, Verständnis) sein. Es wird angenommen, dass die zwischenmenschliche Emotionsregulation das Wohlbefinden beeinflusst und die soziale Unterstützung das Medium ist, durch das die zwischenmenschliche Regulation erfahren wird (Marroquín, 2011).

Interpersonelle Regulationsprozesse

Interpersonelle Prozesse können einen Regulationsprozess unterstützen (adaptiv sein) oder fehlangepasst sein. Eine Person mit einer Panikstörung, die ihre Angst reguliert, indem sie ihren Partner als Sicherheitsperson überall mitnimmt, wählt im klinischen Sinne eine fehlangepasste Strategie, da sie zur Aufrechterhaltung der Angst beiträgt. Für den prozessbasierten Ansatz bedeutet dies, dass interpersonelle Kernprozesse die Entwicklung von psychischen Störungen auslösen und aufrechterhalten können. Die Unfähigkeit, interpersonelle Ressourcen für die Bewältigung zu nutzen, kann ein limitierender Faktor in der Therapie sein. Die Aktivierung und Nutzung interpersoneller Ressourcen kann dagegen zentral für die Entwicklung eines adaptiven Bewältigungsnetzwerkes sein. Damit erweitert der prozessbasierte Ansatz den Blickwinkel auf zwischenmenschliche Faktoren und stellt diese gleichberechtigt neben intrapersonelle Aspekte.

6 Psychotherapie aus prozessbasierter Sicht

6.1 Kernprozesse von Psychotherapie

Die prozessbasierte Psychotherapie zielt darauf ab, die relevanten biopsychosozialen Kernprozesse der individuellen Störungsdynamik zu identifizieren und zu verändern – und zwar für eine *bestimmte* Person, in einer *spezifischen* Situation mit einem *spezifischen* Therapieziel. Therapeutische Prozesse sind die zugrunde liegenden Veränderungsmechanismen, die zum Erreichen erwünschter Therapieziele führen (Hofmann & Hayes, 2019).

Der therapeutische Prozess ist:

1. Theoretisch fundiert: Der Prozess basiert auf wissenschaftlich überprüfbaren Theorien.
2. Dynamisch und fortlaufend: Der Prozess beinhaltet Feedbackschleifen und nonlineare Veränderungen, die sich fortlaufend auf ein erwünschtes Ziel hin verändern.
3. Multidimensional bzw. wirksam auf verschiedenen Ebenen (multilevel): Veränderungen finden auf verschiedenen Systemebenen statt (behavioral, emotional, kognitiv, physiologisch), die miteinander in Wechselwirkung stehen.
4. Zielorientiert: Das heißt, die Veränderungsprozesse sind sowohl auf ein unmittelbares als auch auf ein langfristiges Ziel ausgerichtet.

Klaus Grawe (1995; Grawe, Donati & Bernauer, 1994) arbeitete an der Entwicklung einer wissenschaftlich begründeten Psychotherapie, die sich auf relevante Prozesse der Veränderung konzentrierte, anstatt auf Diagnosen und therapeutische Verfahren. Dabei postulierte er vier Wirkfaktoren: Ressourcenaktivierung, Problemaktualisierung, Problembewältigung und motivationale Klärung. Das bedeutsame an dieser Herangehensweise war, dass er die Wirkfaktoren in den Mittelpunkt stellte, also Wirkprozesse, und nicht die Therapiemethode. Durch diese Herangehensweise wollte Klaus Grawe die Psychotherapie schulenübergreifend auf ein wissenschaftliches Fundament stellen und dadurch eine Weiterentwicklung des Prozessverständnisses bewirken.

Klaus Grawe war ein Vordenker; die von ihm postulierten Wirkfaktoren entsprangen seiner „allgemeinen psychotherapeutischen Veränderungstheorie", wurden also aus einer noch nicht validierten Theorie abgeleitet. Inzwischen konnten zahlreiche Kernprozesse von Veränderung empirisch bestätigt werden. Zudem wurden mehrere Metaanalysen zum empirischen Nachweis von Wirkfaktoren der kognitiven Verhaltenstherapie und den Dritte-Welle-Verfahren durchgeführt. Die umfangreichste Arbeit stammt von Kazantzis et al. (2018).

Wesentlich für eine wirksame Psychotherapie scheinen nach dem Review bestehender Metaanalysen durch Kazantzis et al. (2018) zu sein:

1. die Entkoppelung von bestehenden kognitiv-emotionalen Schemata (je nach therapeutischem Hintergrund würde man von *decentering, Defusionsstrategien, detached mindfulness, Achtsamkeits-* oder *Mindfulness-Methoden* oder *Selbst als Kontext* sprechen),
2. die Einflussnahme auf kognitive Prozesse, wie Aufmerksamkeitsfokus und die Beendigung von ungünstigen Prozessen (z. B. fusioniertes rekursives Denken, wie beim Grübeln, Sich-Sorgen-Machen und bei negativen selbstbezogenen Gedanken),
3. die Umbewertung und Veränderung von Einstellungen und Erwartungen, die für die Aufrechterhaltung von pathologischen Zuständen relevant sind (z. B. negative Schemata),
4. der Abbau von Vermeidung auf allen Systemebenen durch Konfrontations- und Expositionsmethoden,
5. die Verbesserung der Emotionsregulationskompetenzen (z. B. Erhöhung der Disstresstoleranz, Akzeptanzmethoden, Habituation) und die Reduktion von dysfunktionalen Emotionsregulationsversuchen (z. B. Unterdrückung, Vermeidung und selbstschädigende Verhaltensweisen),
6. die Etablierung einer anhaltenden Motivation durch das Ausrichten der Therapieziele auf die Wertebasis des Patienten. Damit wird ein überdauernder, selbstverstärkender, flexibler Zielzustand als Annäherungsziel etabliert. Das steht im Kontrast zu starren, automatisierten S-R-Verknüpfungen und Vermeidungszielen, die pathologische Zustände dominieren.
7. Die Basis, um daran zu arbeiten, ist ein absoluter Konsensus in Bezug auf das Störungs- und Therapierational. Erst dadurch kann eine starke Kooperation zwischen den Akteuren in der Psychotherapie entstehen und eine Vertrauensbasis, die Offenheit für therapeutische Feedbackschleifen erlaubt.

Eine ausführlichere Zusammenstellung der Wirkfaktoren findet sich in Abschnitt 12.1.1 (vgl. dort Tab. 8).

Der prozessbasierte Ansatz fokussiert auf die systematische Anwendung von solchen evidenzbasierten therapeutischen Veränderungsprozessen und Methoden zur Modifikation der Prozesse, die ein leiderzeugendes, pathologisches Netzwerk konstituieren (Hayes & Hofmann, 2018a, b; Stangier, 2019).

Die Analyse von Wirkfaktoren gibt einen zusätzlichen Hinweis auf bedeutsame und beeinflussbare Prozesse in der Psychotherapie. Diese Ergebnisse des Reviews von Kazantzis et al. (2018) sind mit den komplexen Netzwerkmodellen von Psychopathologie (Hofmann et al., 2016), den Modellen zu dynamischen Veränderungsprozessen in der Therapie (Hayes et al., 2015) und den zusammengefassten empirisch belegten Vulnerabilitäts- und Responsemechanismen (Harvey et al., 2009; Frank & Davidson, 2014) gut vereinbar.

6.2 Prozessbasierte therapeutische Haltung

In den folgenden Abschnitten beschreiben wir die therapeutische Haltung und die Form der Zusammenarbeit mit der Patientin, die es ermöglicht, eine auf Prozesse basierende Therapie durchzuführen. Das prozessbasierte Arbeiten wird bestimmt von dem Fokus auf der Prozessebene und einer offenen therapeutischen Haltung, die es ermöglicht, gemeinsam mit der Patientin die im Normalfall nicht sichtbaren Prozesse in den Vordergrund zu rücken.

6.2.1 Komplexität mit allen Kanälen erfassen

Das prozessbasierte Arbeiten wirkt auf den ersten Blick komplex und technisch. Gerade wenn man versucht, das Zusammenwirken verschiedenster Prozesse auf kognitiver, emotionaler und behavioraler Ebene zu erfassen und zu beeinflussen, muss man sich für eine ganzheitliche Wahrnehmung öffnen. Dies erfordert auf therapeutischer Seite einen offenen, achtsamen „Zoom-out“-Modus, bei dem man versucht, am Inhalt vorbeizuschauen und wahrzunehmen, welche Informationen auf emotionaler, zwischenmenschlicher, motivationaler und metakognitiver Ebene sonst noch gesendet werden.

Beispielsweise erzählt ein Patient mit schwerer Depression zunächst gereizt von der Vielzahl von Schicksalsschlägen, die ihn depressiv gemacht haben. Auf der inhaltlichen Ebene ist nichts als Düsternis und Hilflosigkeit. Dennoch wirkt sein Blick nicht verhärmt, die Augen strahlen sogar etwas Lebendiges aus. Bei aller Antriebslosigkeit wirkt seine Stimme engagiert, und wenn er über nahestehende Menschen spricht, spürt man seine Verbundenheit zu ihnen. Wenn man den „Empfang“ nicht auf den Inhalt, sondern auf die nonverbalen Signale stellt, sieht man eine vielschichtige, positive und ressourcenreiche Person, die lediglich unter einer Lawine von negativen Ereignissen verschüttet ist. Diese Art der Komplexität ist weniger rational als intuitiv mit einer ganzheitlichen Betrachtungsweise von zwischenmenschlichen Informationsquellen erfassbar.

6.2.2 Kollaborativer Empirismus

Dieser etwas sperrige Begriff betont zwei wichtige Komponenten der kognitiv-verhaltenstherapeutischen Arbeit, die auch für den prozessbasierten Ansatz gelten: empirische Methoden *und* eine Kollaboration zwischen Therapeutin und Patient (Tee & Kazantzis, 2011). Kollaborativer Empirismus bezeichnet die auf Basis von Wertschätzung, Interesse und empathisch-respektvoller Neugier geprägte Zusammenarbeit bei der Entwicklung von Hypothesen und Strategien zur Bewältigung von Problembereichen. Die Aufgabe der Psychotherapeutin ist es, empirisches Wissen und evidenzbasierte Methoden für diesen gemeinsamen Prozess zur Verfügung zu stellen. Ohne eine sichere vertrauensvolle Allianz zwischen Patient und Therapeutin wird es nicht möglich sein, oftmals überwältigende und schambesetzte emotionale, kognitive und behaviorale Dimensionen von Problemen zu verstehen. Dieser Prozess der Informationssammlung, Bewertung und Hypothesenentwicklung ist transparent und bezieht den Patienten aktiv mit ein, sodass eine kontinuierliche Feedbackschleife zwischen Patient und Therapeutin entsteht (Frank & Davidson, 2014).

6.2.3 Informed Consent

Der in Abschnitt 6.2.2 beschriebene vertrauensvolle Prozess basiert wie jede Psychotherapie auf „informed consent" (APA, 2016). Informed consent oder „informierte Zustimmung" bezeichnet eine durch Verständnis geprägte Einwilligung des Patienten, dem Therapierational zu folgen. Dabei ist sowohl das Informiert-Sein, also das Verständnis darüber, mit welchen Methoden welche Veränderungen (Kosten und Nutzen) erzielt werden sollen, als auch die Bejahung der therapeutischen Maßnahmen gemeint.

Eine solche Zustimmung ist das Fundament für eine positive therapeutische Beziehung. Diese korreliert mit der Stärke der therapeutischen Allianz und höheren Therapieeffekten (Horvath & Bedi, 2002). Wenn zu Beginn einer Therapie das pathologische Netzwerk oftmals destabilisiert wird, ist es die therapeutische Allianz, die den Patienten die Sicherheit gibt, die damit einhergehende Unsicherheit auszuhalten. Besonders wichtig dabei ist die Vorhersage von zu erwartenden unangenehmen Reaktionen (Kosten) während des Veränderungsprozesses. Patienten haben oftmals die Erwartung, durch Therapie werde ein unangenehmer Zustand durch einen angenehmeren Zustand nahtlos abgelöst. Das Berg-und-Tal-Modell von Scheffer et al. (2012) zu erläutern und die Engstellen auf den verschiedenen Systemebenen zu besprechen ist essenziell, um den Patienten darauf vorzubereiten. Ansonsten wird der Patient die bei ihm auftretende therapiebegleitende Verunsicherung, die Intensität der unangenehmen Gefühle oder die Impulse, die Therapie abzubrechen, als Zeichen werten, dass die Therapie nicht funktioniert.

Durch eine Vorhersage dieser Phänomene zu Beginn der Therapie sind diese verunsichernden Begleiterscheinungen sogar ein Hinweis auf erzielte Fortschritte. Beispielsweise könnten Patienten folgendermaßen darauf hingewiesen werden:

„Wenn wir an relevanten Kernprozessen dran sind, werden Sie dies daran merken, dass die Intensität befürchteter Gefühle zunimmt, und Sie werden möglicherweise den Drang verspüren, die Therapie abzubrechen. Das wird Sie verunsichern. Wenn das passiert, sagen Sie mir Bescheid, weil das ein Hinweis darauf ist, dass Sie die Therapie ernst nehmen und Fortschritte machen."

Diese Abstimmung zwischen Therapeutin und Patient ist sehr wichtig: Wo stehen wir? Wer ist für was zuständig? Was kommt als Nächstes? Bordin (1979) hat hierfür folgende Punkte als bedeutsam hervorgehoben: (1) Klarheit über die Aufgabenverteilung zwischen Patient und Therapeutin, (2) eine hohe Übereinstimmung über angestrebte Therapieziele und Erwartungen und (3) die affektiven Komponenten der therapeutischen Beziehung.

Lässt man sich auf die Netzwerkperspektive ein, ist der transformatorische Prozess, den der Patient erlebt, ein kontinuierlich verunsichernder Vorgang. Dabei das Vertrauen in den Prozess und die Therapeutin aufrechtzuerhalten, Empathie und Mitgefühl zu zeigen und die zwischenmenschliche Verbindung zu stärken sind Kernprozesse des gemeinsamen Veränderungsprozesses.

Die Bedeutung der zwischenmenschlichen Verbindung erkläre ich (M.S.) meinen Patienten anhand der folgenden Metapher:

„Wir bilden ab jetzt in der Therapie eine Art ‚Seilschaft', und wir sind über eine Art emotionales Seil miteinander verbunden. Wir werden manchmal angstauslösende Stellen überqueren, und ich möchte über unsere Verbundenheit spüren, wie sie damit gerade zurechtkommen. Dazu muss ich mich darauf verlassen, dass Sie mir diese Signale senden, und Sie müssen sich darauf verlassen, dass ich sie höre und darauf reagiere. Das müssen wir üben. Wir müssen uns über Blicke und kleine Gesten zeigen, dass wir noch am gleichen Punkt sind, oder kurz am Seil rütteln, wenn wir auseinanderdriften."

6.2.4 Die Therapeutin als Mensch

Halt in der Therapie kann man nur geben, wenn man sich als Mensch einbringt. McCullough (2003) spricht von „disciplined personal involvement", Linehan, Bohus und Lynch (2007) sprechen von „radical genuineness", um zu beschreiben, wie Patienten durch Selbstöffnung und unmittelbare, authentische Reaktionen der Therapeutin ein hohes Maß an echter Validierung erfahren. An diesen existenziellen Engstellen begegnen sich nicht ein Patient und eine Therapeutin, sondern in erster Linie zwei Menschen. Auf dieser Ebene ist es eine Begegnung auf Augenhöhe.

6.2.5 Umgang mit Fehlern und Verunsicherungen

Die komplexe und verletzliche Arbeit an Kernprozessen ist nie fehlerfrei und schließt Momente der Verunsicherung auf beiden Seiten ein (Frank & Davidson, 2014). Als Metapher für den Umgang mit Komplexität verwende ich (M.S.) das Bild des Wellenreitens:

> „Das Leben, die Gefühls- und Gedankenströme sind wie die Wellen des Meeres, mit denen wir in der Therapie üben wollen umzugehen. Wir versuchen, die richtige Welle zu erwischen, die uns weiterbringt. Wahrscheinlich werden wir zunächst oft im Wasser landen – also Fehler machen. Es geht darum, dass wir immer wieder auf das Brett steigen und mit der Zeit besser darin werden, zu erahnen, wann uns welche Welle trifft. Mal werden Sie sich über mich ärgern, mal ich mich über Sie. Wenn wir zusammenhalten, werden wir mit der Zeit besser."

Nach Persons (1989) ist der Umgang mit Fehlern, wie zuzugeben, dass man etwas noch nicht verstanden hat, sich für Fehler zu entschuldigen oder sich zu bemühen, Beziehungsrupturen zu versorgen, ein entscheidender Prozess, der den Patienten und die Therapie weiterbringt (vgl. auch Frank & Davidson, 2014). Zumal es deutlich macht, dass ein hilfreicher Zustand dennoch eine ständige Anpassung und Auseinandersetzung mit schwierigen Aspekten benötigt. Die Therapeutin ist nicht die Allwissende, die über allen Problemen steht. Das Prozesshafte und die Wichtigkeit, eine Metaebene einzunehmen, wird in vivo in der therapeutischen Beziehung geübt.

6.2.6 Flexibilität und Treue im Hinblick auf das gemeinsame Behandlungsrational

Das Sich-Einlassen auf die Individualität des Patienten, der Wunsch, die Welt durch die Augen des Patienten zu sehen, erfordert ein hohes Maß an Flexibilität seitens des Therapeuten. Diese Flexibilität ist nicht mit Beliebigkeit zu verwechseln. Jede Therapie erfordert die individuelle Anpassung von Behandlungsprinzipien, ohne das zugrunde liegende Behandlungsrational zu verlassen. Nach den Ergebnissen des Reviews zahlreicher Metaanalysen von Kazantzis et al. (2018) sind die zentralen Wirkfaktoren der therapeutischen Interaktion (1) der Konsensus hinsichtlich der Therapieziele und (2) die Kollaboration in Bezug auf diese Therapieziele. Auf diesem Behandlungsrational fußen alle anderen Wirkfaktoren. Eine hohe Übereinstimmung in Bezug auf das Behandlungsrational ist daher eine notwendige Voraussetzung für eine wirkungsvolle Therapie.

Der prozessbasierte Ansatz bietet hierfür Flexibilität und Individualität, da das Störungsmodell sich auf empirisch nachgewiesene Vulnerabilitäts- und Reaktionsmechanismen bezieht und dabei die Individualität der Reaktionskombinationen und Interaktionseffekte berücksichtigt. Er stellt damit eine Art „Open-source"-Modell dar, das individuelle Entstehungsbedingungen mit evidenzbasierten Behandlungsmethoden auf einer wissenschaftlich fundierten Basis verbindet und dadurch Therapeutinnen und Patienten ausreichend Raum für Kreativität zur Lösung der Probleme überlässt (Frank & Davidson, 2014).

6.3 Bewertung der Adaptivität anhand von Evolutionsprinzipien

Eine Frage, die sich in der klinischen Praxis oft stellt und nicht leicht zu beantworten ist, ist: Was ist krank – was ist gesund? Bezogen auf den prozessbasierten Ansatz lautet sie: Woran mache ich fest, ob ein Prozess adaptiv oder maladaptiv ist?

Exkurs: Pragmatische Wahrheit

Einen Ansatz, mit der Frage der Adaptivität umzugehen, bietet das Konzept der pragmatischen Wahrheit („pragmatic truth"). Danach kann ein Verhalten nur durch die Kenntnis der Funktion und des Kontextes verstanden werden. Anhand der alleinigen Information, dass eine Person ins Badezimmer rennt und erbricht, ist eine Bewertung ihres Verhaltens nicht möglich. Erst wenn ich den Kontext erfahre, wird das Verhalten verstehbar. Die Person hat beispielsweise aus Versehen eine giftige Substanz geschluckt. Oder es handelt sich um eine bulimische Patientin, die nach dem Essen kurz allein gelassen wurde. Oder es handelt sich um einen Patienten in einer Praxis während einer Traumaexposition. Diese Beispiele zeigen, dass es keine objektive Wahrheit gibt, sondern Verhalten nur in Abhängigkeit vom Kontext zu verstehen ist.

Funktionaler Kontextualismus bedeutet, dass jedes Verhalten in dem Kontext, in dem es auftritt, betrachtet werden muss. Jeder Mensch verhält sich so, wie es aus seiner Sicht am besten ist. Das Verhalten im Kontext dieser Person hat eine Funktion. „Funktional" meint, dass es für die Person „funktioniert".

In der Therapie beschäftigen wir uns mit der Beziehung zwischen einem Organismus und seinem situativen und historischen Kontext (Hayes et al., 2009). Es geht nicht um „richtig" oder „falsch", sondern darum, Menschen auf „prag matische" Weise zu helfen. Es geht also darum, was sich im Interesse des Individuums am besten bewährt (Bennett & Oliver, 2019). Hierfür ist es wichtig, eine fundierte Entscheidungsgrundlage zu haben, um eine funktionalere Ausrichtung des Verhaltens der Patientinnen fördern zu können.

Eine Grundlage für die Bewertung von *Adaptivität* in der klinischen Praxis bietet eine der grundlegendsten Theorien überhaupt: die Evolutionstheorie. Diese Theorie befasst sich umfassend mit der Frage, welche Kriterien die Adaptivität und damit den langfristigen Überlebensvorteil eines Individuums, einer Gruppe oder einer Struktur bestimmen. Lange Zeit war die Evolutionstheorie mit genetischen Grundlagen beschäftigt. Die Theorien wurden genutzt, um zu erklären, wie evolutionäre Prinzipien zur Ausformung bestimmter Merkmale geführt haben. Inzwischen betrachtet man Verhalten und Lernen als Bestandteil des evolutionären Prozesses, bei dem nicht nur Gene (Biologie) das Verhalten beeinflussen, sondern auch umgekehrt Verhalten beispielsweise über epigenetische Mechanismen die Biologie verändert (Slavich & Cole, 2013). Lern- und Anpassungsprozesse des Menschen sind Stufen der Evolutionsleiter, bei der Variabilität, Kontextsensitivität und die Auswahl von Reaktionsstrategien über die Adaptivität des Organismus entscheiden (Hayes, Monestès & Wilson, 2018).

Die Evolutionstheorie beschäftigt sich mit der Frage, was Adaptivität begünstigt und was maladaptiv ist. Somit lassen sich die Prinzipien der Evolutionstheorie auf die Psychotherapie übertragen: Psychotherapie hilft, flexiblere Lösungen (Variation) zu finden, für den Kontext langfristig günstige Entscheidungen zu treffen (Selektion) und diese gelernte Anpassung beizubehalten. Die Patientinnen sind gewissermaßen von einem günstigen evolutionären Weg abgekommen und nutzen externe Hilfe, um wieder auf einen günstigeren evolutionären Pfad zu gelangen.

Adaptivität im Kontext der Evolutionstheorie ist multidimensional, da der Organismus mit zahlreichen Untersystemen reagiert, die aufeinander abgestimmt sein müssen (kognitive, emotionale, behaviorale, motivationale Prozesse etc.). Die Evolutionstheorie lässt sich anhand von wenigen zentralen Prinzipien zusammenfassen, die wir im Folgenden für die Anwendung in der klinischen Praxis in vereinfachter Weise darstellen wollen. Es handelt sich dabei um die vier Prinzipien *Variabilität, Selektion, Retention* und *Kontext.* Darüber hinaus sollen die *physiologische* und die *sozial/kulturelle Ebene* in die Betrachtung der Adaptivität miteinbezogen werden (diese werden im Folgenden als Analyse-Ebenen bezeichnet).

6.3.1 Variabilität

Variabilität (Unterschiedlichkeit) ist die Kerndimension der Evolution. Während sich die Evolutionstheorie zunächst mit blinder genetischer Variabilität[3] beschäftigte, ist die Evolvabilität – also die Möglichkeit, sich zu entwickeln – inzwischen als Evolutionsprinzip erkannt worden. Unter diesem Blickwinkel sind Prozesse wie Rumination, Erlebnisvermeidung, geringe Selbstkontrolle oder Rückzug wenig variabel. Viele der in Kapitel 5 aufgeführten Vulnerabilitätsfaktoren und psychopathologischen Reaktionsmechanismen führen zu mehr Rigidität, zur Einengung des Reaktionsrepertoires, zu weniger Kontextsensitivität, zur Abkoppelung von Feedbackschleifen und dadurch zu einer weniger flexiblen Adaptation (Hayes, Monestès & Wilson, 2018).

Fragen, die man sich im klinischen Alltag in Bezug auf die Variabilität stellen kann, sind: Ist der aktuelle Umgang mit Anforderungen flexibel oder rigide? Führt der gewählte Umgang mit Anforderungen zu einer Erhöhung der Flexibilität oder ist die Reaktion einengend? Fördert er Lernen und Wachstum? Ist er auf erwünschte Zielzustände ausgerichtet oder nur auf die Vermeidung aversiver Konsequenzen? Oder umgekehrt formuliert: Welche Veränderung führt zu einer Erhöhung der Variation und öffnet den Weg für mehr Entwicklung und Wachstum?

6.3.2 Selektion

Die Selektion (Auswahl) hängt im Kontext der genetischen Evolution zunächst mit dem Reproduktionserfolg von Individuen oder Populationen ab. Diejenigen Reaktionsweisen eines Organismus sind günstig, die sein Überleben sichern. Es geht also bei der Auswahl von Reaktionsstrategien um die Berücksichtigung der Konsequenzen für den Organismus. Aus Sicht der Klinischen Psychologie läuft dieser Mechanismus über operantes Lernen ab.

In der prozessbasierten Psychotherapie geht es um die Frage, ob die Auswahl der Reaktionsweisen an den aktuellen Kontext angepasst ist und langfristig für das Individuum von Vorteil ist. Reaktionsweisen, wie Rückzugstendenzen, Drogenkonsum, Vermeidung und Unterdrückung von Gefühlen, können in einem entwicklungshemmenden und feindseligen Kontext adaptiv sein. In einem sicheren Umfeld bewirken diese Reaktionen jedoch das Gegenteil und sind maladaptiv. Aus klinisch-therapeutischer Sicht stellt sich also die Frage, ob die gewählte Strategie im Umgang mit den Anforderungen an den Organismus sinnvoll ist oder ob andere Lösungsmöglichkeiten besser wären.

---

3 „Blinde Variabilität" bedeutet, dass am Ausgangspunkt zufällige genetische Variationen vorliegen und sich im Nachhinein herausstellt, welche Variation einen Überlebensvorteil bringt. Die Variationen sind daher „blind" in Bezug auf ihren späteren Vorteil.

Menschen mit psychischen Störungen sind oft mit ihrer Wahrnehmung fusioniert und denken, dass ihre Reaktion alternativlos ist. Es kann hier hilfreich sein, einen Schritt zurückzutreten und alle möglichen Reaktionsweisen – egal, wie abwegig sie zunächst klingen – aufzuschreiben. Dadurch wird eine Grundlage geschaffen, die es ermöglicht, aus verschiedenen Alternativen auszuwählen und die adaptivste Möglichkeit zu selektieren.

6.3.3 Retention

Retention (Beibehaltung oder Erhaltung) bedeutet, dass ein erreichter adaptiver Zustand beibehalten werden, d. h. stabil bleiben soll. Der Erhalt soll jedoch nicht immer wieder neue Energie erfordern. Diese Verankerung erfolgt in der Therapie durch Übung, Hausaufgaben, Herstellen von Gewohnheiten oder Einbeziehung des sozialen Umfeldes. Ungünstig ist es beispielsweise, unangenehme Bilder unterdrücken zu wollen, wie dies bei einer PTBS der Fall ist. Ein solches Vorgehen erfordert, dass permanent nach zu vermeidenden Gedanken gescreent werden muss, um sie dann schnell zu unterdrücken. Dieser Bewältigungsprozess bedarf ständiger Energie und Aufmerksamkeit. Sinnvoller aus evolutionstheoretischer Sicht ist die emotionale Verarbeitung der aversiven Bilder und die Aussöhnung mit dem Erlebten. Dieser Prozess führt zur Herstellung einer relativen Stabilität.

6.3.4 Kontext

Evolutionäre Prinzipien sind immer kontextbezogen. Es geht stets darum, die für den Kontext adaptivste Reaktion auszuwählen. Damit wird deutlich, dass allgemeine, nomothetische Strategien oftmals nicht kontextsensitiv sind. Ein Psychotherapeut mag beispielsweise die Vorzüge einer bestimmten Meditationstechnik für die Bewältigung von schwierigen Lebenssituationen entdeckt haben. Diese für ihn hochwirksame Strategie sollte er jedoch nicht auf einen Patienten aus einem ganz anderen Lebenskontext übertragen. In einem anderen Kontext kann Meditation fremdartig oder irritierend wirken.

6.3.5 Physiologische und soziale/ kulturelle Analyse-Ebene

Wenn die meisten Menschen an die Evolutionstheorie denken, denken sie meist an die Selektion durch zufällige genetische Variabilität. Inzwischen hat sich die Evolutionstheorie jedoch weiterentwickelt, und ihre Prinzipien wurden auf unterschiedliche Ebenen übertragen, sodass sie genetische, epigenetische, behaviorale, kognitive, emotionale, soziale Prozesse miteinschließen.

Im klinischen Kontext kann man z. B. zwischen der *physiologischen* und der *sozialen/kulturellen* Ebene unterscheiden. Eine Reaktion kann beispielsweise auf einer individuellen physiologischen Ebene von Vorteil sein, z. B. sich strikt von Anforderungen anderer abzugrenzen, um Stress zu vermeiden. Auf einer sozialen Ebene kann diese Strategie jedoch das Gefühl von Verbundenheit beeinträchtigen oder die betreffende Person von sozialer Unterstützung isolieren. In der klinischen Praxis geht es daher nicht nur um die Frage, ob die Strategie für das Individuum wirksam ist, sondern auch um die Auswirkungen auf andere Lebenssphären und die Gruppe, zu der die Person gehört.

Bei der Arbeit mit anorektischen Patientinnen ist das ein Thema, wenn die Essstörung intraindividuell keinen Leidensdruck auslöst. Erst durch die Diskussion der möglichen Auswirkungen auf Partnerschaft, Zukunftsplanung und Arbeit wird die negative Auswirkung der Essstörung auf einer sozialen Ebene deutlich (Hayes et al., 2018). Eine Motivation, normal essen zu können, wäre beispielweise, dass sonst die Familie wegen der Essstörung auseinanderbricht oder die Betroffene es nie schaffen wird, leistungs- und arbeitsfähig zu werden und dadurch eine Teilhabe an der Gesellschaft zu erleben.

6.3.6 Anwendung der Evolutionsprinzipien im psychotherapeutischen Kontext

Die beschriebenen vier Evolutionsprinzipien *Variabilität, Selektion, Retention* und *Kontext* können uns in der psychotherapeutischen Praxis eine Hilfestellung bieten, um adaptive und weniger adaptive Reaktionsweisen voneinander unterscheiden zu können (Hayes, Hofmann & Ciarrochi, 2020). Das sogenannte „erweiterte evolutionäre Metamodell“ (Hayes & Hofmann, 2020; Hayes, Hofmann & Ciarrochi, 2020) ordnet die vier Prinzipien gemeinsam mit den folgenden Ebenen bzw. Dimensionen in einer Matrix an (vgl. hierzu Arbeitsmaterial 14: Beurteilung der Adaptivität; vgl. Anhang sowie auch Kap. 10.2):

- Systemebenen:
  - Emotion,
  - Kognition,
  - Aufmerksamkeit,
  - Selbst,
  - Verhalten,
  - Motivation,
- Analyse-Ebenen:
  - physiologisch,
  - sozial/kulturell.

Zur Beurteilung der Adaptivität können die Reaktionen auf den einzelnen Systemebenen sowie der physiologischen und der sozialen/kulturellen Ebene jeweils anhand der vier Evolutionsprinzipien bzw. -kriterien eingeschätzt und bewertet werden. Während die Aufmerksamkeit und das Selbst in diesem Buch der kognitiven Ebene zugeordnet werden, stellen sie im evolutionären Metamodell eigenständige Ebenen bzw. Dimensionen dar. Das transparente Besprechen dieser Kriterien für die Beurteilung von Reaktionen kann den Betroffenen helfen, sich zu orientieren.

Nach diesem theoretischen Einstieg wollen wir im zweiten Teil den Nutzen einer auf Prozesse fokussierten kognitiven Verhaltenstherapie für die Praxis konkret und mit Beispielen aus der Praxis darstellen.

Teil II: Praktische Anwendung

7 Phasen der prozessbasierten Psychotherapie im Überblick

In diesem zweiten Teil des Buches geht es um die praktische Anwendung des im ersten Teil dargestellten Wissens. Wir beschreiben die Phasen der Therapie und erläutern an praktischen Beispielen den prozessbasierten Fokus.

Um das mehrstufige Vorgehen der prozessbasierten Psychotherapie zu verstehen, hilft eine Metapher über das Sprengen von Häusern: Die psychischen Störungen eines Patienten sind wie ein marodes, mehrstöckiges Gebäude, das man durch wenige, gezielte Interventionen zum Einsturz bringen möchte, um Platz zu machen für ein funktionaleres Gebäude (vgl. Abb. 34). Man möchte aber nicht mit globalen Ansätzen unsystematisch Wände zum Einsturz bringen. Die Frage lautet: Welche „Wände", also welche Prozesse, muss man destabilisieren, damit das pathologische Konstrukt in sich zusammenfällt? Um an diese Informationen zu gelangen, wird gemeinsam mit dem Patienten ein prozessbasiertes Störungsmodell erstellt, das Hinweise liefert, welche Prozesse für die Stabilität des pathologischen Netzwerkes verantwortlich sind. Die Entwicklung dieses komplexen, individuellen Netzwerkmodells nimmt einen großen Raum in der Therapie ein. Wie für jede evidenzbasierte Therapie bildet auch für das prozessbasierte therapeutische Vorgehen ein differenziertes Störungsverständnis das Fundament, auf dem Interventionen geplant und durchgeführt werden können (Bieling & Kuyken, 2003).

Nach Frank und Davidson (2014) handelt es sich aus einer transdiagnostischen Perspektive bei Diagnostik, Interventionsplanung und -durchführung um einen fortlaufenden, hypothesengeleiteten Prozess. Abbildung 35 bildet diesen fortlaufenden Diagnostik- und Interventionsprozess einer prozessbasierten Psychotherapie in sechs Therapiephasen ab. Im Folgenden wird zunächst ein kurzer Überblick über den Inhalt der einzelnen Phasen gegeben. In den Kapiteln 8 bis 13 wird anhand dieser sechs Phasen das prozessbasierte Vorgehen Schritt für Schritt beschrieben.

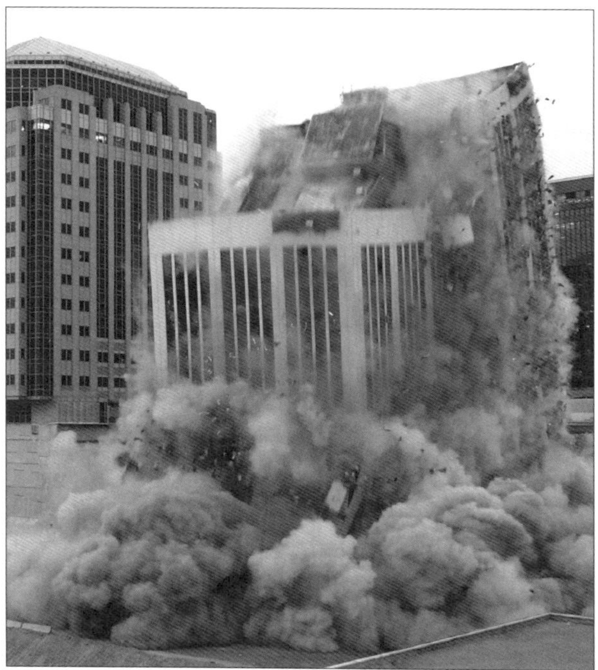

Abbildung 34: Analogie: Eine psychische Störung ist wie ein mehrstöckiges Gebäude, das durch gezielte Destabilisationen zum Einsturz gebracht werden soll (© iStock.com by Getty Images/Heath Knight)

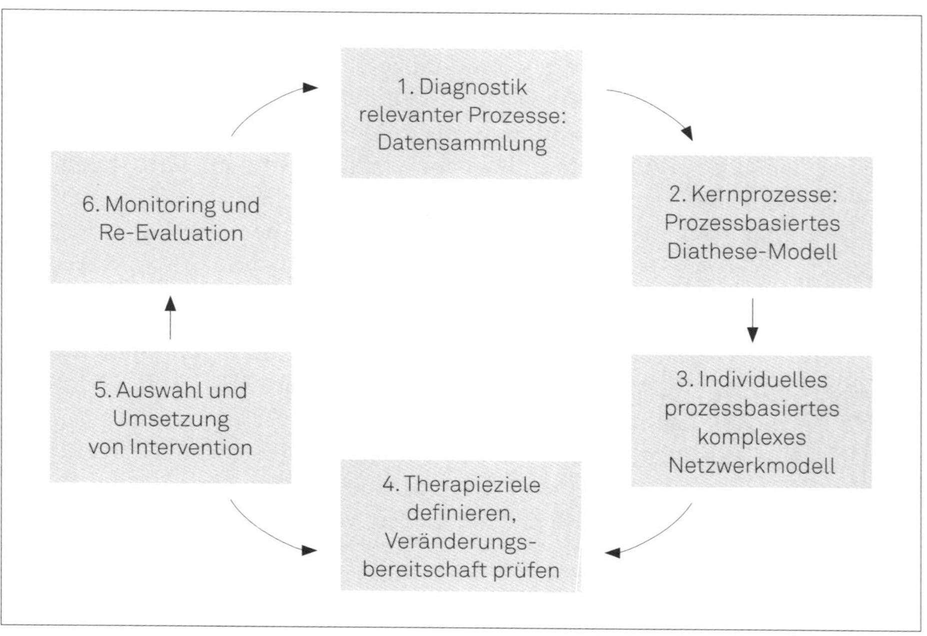

Abbildung 35: Schematischer Ablauf der prozessbasierten Diagnostik, Interventionsplanung und Therapie

Phase 1: Multidimensionale Diagnostik relevanter Prozesse

Ziel der prozessbasierten Psychotherapie ist es, die relevanten Prozesse (Kernprozesse) einer psychischen Störung zu identifizieren und zu beeinflussen. Diese sind jedoch nur zum Teil direkt beobachtbar (z. B. Vermeidungsverhalten). Manche relevanten Prozesse sind nur an den Auswirkungen erkennbar und müssen genauer erfragt werden. So ist einer Patientin möglicherweise nicht bewusst, dass der Prozess der Aufmerksamkeitsfokussierung auf schmerzhafte Körperregionen zur Verstärkung der Schmerzwahrnehmung beiträgt. Oder ein depressiver Mensch bemerkt nicht, dass der ständige Versuch, Gründe und Ursachen für die depressive Verstimmung zu finden, zur Verschlimmerung dieses Zustands beiträgt.

Um die Kernprozesse entdecken zu können, muss eine möglichst umfangreiche Datengrundlage geschaffen werden. Wie beim Goldschürfen benötigt man viel Ausgangsmaterial, um wertvolle Goldklumpen (Kernprozesse) zu finden. Da mit den gesammelten Daten ein multidimensionales, dynamisches Prozessmodell erstellt wird, muss die Sammlung der Informationen *multidimensional, multimodal* und *kontextuell eingebunden* sein und die Variation über die *Zeitachse* berücksichtigen (Gloster & Karekla, 2020; Hayes, Hofmann & Ciarrochi, 2020; vgl. Abb. 36). Variationen in diesen Daten geben Hinweise auf Prozesse, die diese Variationen verursachen. Dieser erste Schritt ist bei Weitem der zeitaufwendigste Teil der Therapie.

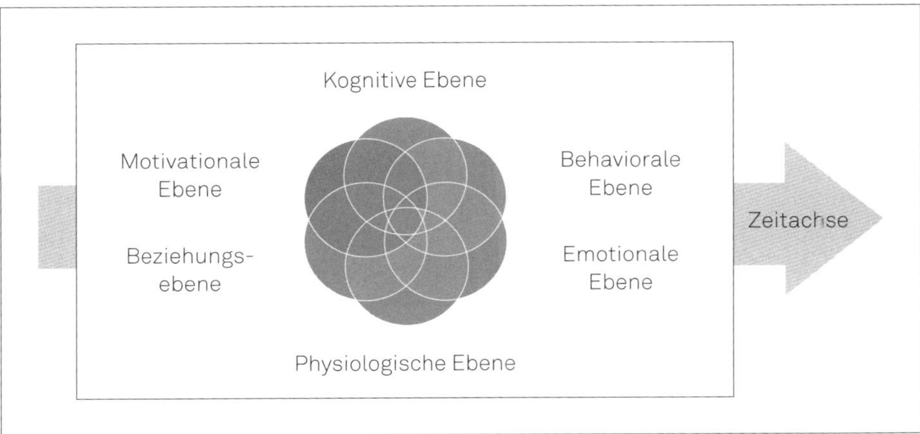

Abbildung 36: Prozesse werden sichtbar durch die längsschnittliche Beobachtung von Variation auf mehreren Systemebenen

Um diese Datengrundlage zu erhalten, werden alle zur Verfügung stehenden Informationen zu beteiligten kognitiven, emotionalen, behavioralen, körperlichen, interpersonellen und motivationalen Prozessen erhoben. Dabei wird weniger auf den Inhalt dieser Dimensionen als auf den Prozess geachtet. Nicht das, was jemand denkt, ist wichtig, sondern wie er denkt und mit Gedanken umgeht. Um sich vom Inhalt zu distanzieren, ist es notwendig, Informationen nicht nur aus verbalen Aussagen der Patientin zu generieren, sondern möglichst viele Informationsquellen zu nutzen: Neben den Selbstaussagen werden Fremdanamnesen, objektive Befunde, Verhaltensbeobachtungen und spezielle prozessorientierte diagnostische Methoden verwendet. Durch den längsschnittlichen Prozessfokus auf mehrere Systemebenen werden wiederkehrende Kernprozesse von Psychopathologie sichtbar (Gloster & Karekla, 2020). Prozessbasierte Psychotherapie besteht, abstrakt betrachtet, zu größten Teilen in der Erkennung von Mustern.

Phase 2: Kernprozesse: Prozessbasiertes Diathese-Modell erstellen

In der zweiten Therapiephase werden die identifizierten individuellen Kernprozesse der Psychopathologie zu einem hypothetischen prozessbasierten Diathese-Modell zusammengefügt. Dieses Modell erklärt, *welche* Kernprozesse für die Person in ihrer spezifischen Situation beteiligt sind, und vernachlässigt dysfunktional erscheinende Prozesse, die für die Aufrechterhaltung der Störung keine Rolle spielen. Abbildung 37 zeigt das allgemeine Schema für ein prozessbasiertes Diathese-Modell. Die einzelnen Komponenten wurden bereits in Kapitel 4.2 erläutert.

Das Diathese-Modell beschreibt jedoch noch nicht, *wie* diese Prozesse miteinander interagieren und wie diese Wechselwirkungen auf Prozessebene die Störungen, Probleme und den Leidensdruck aufrechterhalten. Erst diese individuellen Interaktionen zwischen Kernprozessen erklären die individuelle Dynamik, die zur Aufrechterhaltung eines psychopathologischen Netzwerkes beitragen. Das lässt sich am Beispiel der unterschiedlichen Auswirkungen eines überdauernden negativen Affekts bei der Aufrechterhaltung einer depressiven Störung erklären. In einem Fall ist der negative Affekt belastend, aber relativ stabil vorhanden, ohne sich auf andere Systemebenen auszuwirken. Der negative Affekt würde in der Interventionsplanung keine zentrale Rolle einnehmen. Bei einem anderen depressiven Menschen dagegen erzeugt der negative Affekt durch selbstverstärkende Kreisläufe eine gefährliche Abwärtsspirale, die immer wieder in suizidale Krisen mündet. Hier wäre der Umgang mit dem negativen Affekt ein zentraler Teil des prozessbasierten Störungsmodells (vgl. folgender Abschnitt). Bei einem dritten depressiven Menschen ist der negative Affekt zwar nicht selbstverstärkend, interagiert jedoch ungünstig mit Selbstabwertungstendenzen und bildet mit diesem Mediator einen selbstverstärkenden Kreislauf, der sich auf andere Systemebenen ausbreitet. Auch diese Dynamik stellt im prozessbasierten Störungsmodell einen Kernprozess dar, den es rasch zu entschärfen gilt.

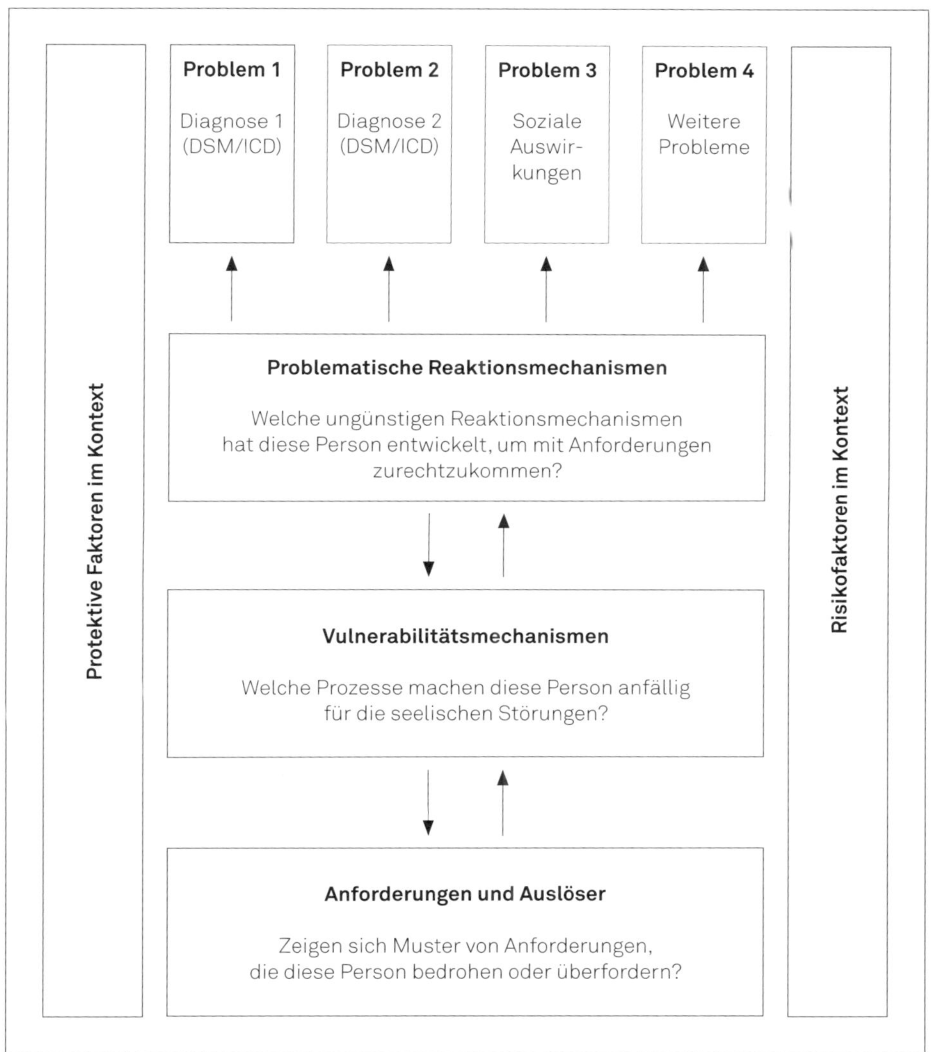

Abbildung 37: Allgemeines Schema für ein prozessbasiertes Diathese-Modell

Diese Beispiele verdeutlichen, dass in der Regel nicht einzelne Kernprozesse Psychopathologie erzeugen, sondern deren Eigendynamik oder Wechselwirkungen mit anderen Prozessdimensionen ihre Wirkung auf das Gesamtnetzwerk bestimmen. Das ist vergleichbar mit Musik, bei der nicht der Ton allein bestimmt, ob ein Musikstück traurig-düster oder fröhlich-beschwingt wirkt. Die Wirkung wird von der Kombination der Töne und den fehlenden Tönen bestimmt. Manchmal muss ein weiterer Ton (Prozess) dazukommen, um eine bestimmte Harmonie (Wirkung) zu erzeugen.

Phase 3: Individuelles prozessbasiertes komplexes Netzwerkmodell entwickeln

Diese individuelle Komplexität wird in der dritten Phase der Therapie berücksichtigt. Es wird untersucht, welche Wechselwirkungen zwischen Kernprozessen bei dieser Person eine aufrechterhaltende Dynamik entfalten. Das Ergebnis ist ein auf Prozessen basierendes komplexes Netzwerkmodell. Dessen Erstellung wird in Kapitel 10 genauer beschrieben. Abbildung 38 zeigt ein Beispiel für ein komplexes Netzwerkmodell eines depressiven Patienten. Entscheidend bei diesem Netzwerkmodell sind die Wechselwirkungen zwischen den Prozessen, die als Pfeile unterschiedlicher Dicke dargestellt werden. Bei gleicher Diagnose können unterschiedliche Prozessdimensionen (Kästchen) ein depressives Netzwerk erzeugen, und selbst bei gleichen Kernprozessen (Kästchen) können andere Wechselwirkungen (Pfeile) für die Aufrechterhaltung der Störung verantwortlich sein.

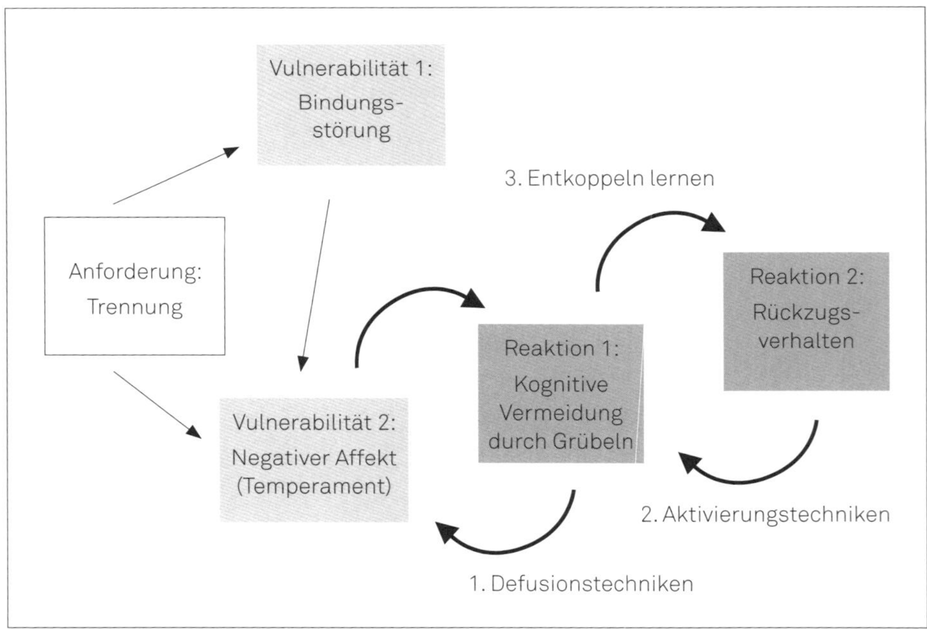

Abbildung 38: Beispiel eines komplexen Netzwerkmodells eines depressiven Patienten

Bei diesem depressiven Patienten verstärken sich der negative Affekt (als Vulnerabilität) und die vermeidende Grübelreaktion gegenseitig. Für ihn ist die erlebte Trennung besonders problematisch, da sie eine bestehende Bindungsstörung aktiviert und dadurch zusätzliche negative Affektzustände in dieser Situation erzeugt. Zugleich ist das Grübeln über selbstverstärkende Loops mit dem Rückzugsverhalten gekoppelt. Je mehr der Betroffene sich zurückzieht, desto mehr grübelt er und umgekehrt. Diese beiden vermeidenden Kernprozesse erzeugen eine Abwärtsspirale und tragen zur Aufrechterhaltung seiner Depression bei. Auf dieser Analyse-Ebene eines Prozessmodells werden mögliche Prozessziele sichtbar, um die aufrechterhaltenden Verstärkerspiralen zu unterbrechen. Die Pfeile in Abbildung 38 zeigen die störungsrelevanten Kraftfelder an. Konkret ist zu überlegen, welche Interventionen das „Schwungrad" bremsen, das die roten Pfeile erzeugen. Prozessziele sind in diesem Fall: (1) die Intensität des Grübelns durch Defusionsstrategien zu senken, (2) das Rückzugsverhalten durch Aktivierungstechniken abzubauen und (3) das Denken und Handeln vom negativen Affekt zu entkoppeln. Man erkennt die hohe Individualität des Störungsmodells. Die prozessbasierten Störungsmodelle für zwei Personen mit derselben kategorialen Diagnose müssen auf Prozessebene keine Übereinstimmung aufweisen.

Phase 4: Therapieziele definieren und Veränderungsbereitschaft prüfen

In der vierten Phase der Therapie werden wie in jeder Therapie *globale* Therapieziele definiert. Erst wenn die Netzwerkdynamiken den Betroffenen daran hindern, seine globalen Ziele zu erreichen, macht ein Therapieauftrag, etwas zu ändern, Sinn. Sind die globalen Ziele bekannt, können aus dem Netzwerkmodell konkrete *Prozessziele* abgeleitet werden. Das heißt: Welche Prozesse sollen sich im Störungsnetzwerk ändern, um den pathologischen Zustand zu überwinden und eine Annäherung an die globalen Therapieziele zu ermöglichen? Bei der Bewertung der Adaptivität des bisherigen Umgangs mit Problemen kann das in Abschnitt 6.3.6 beschriebene erweiterte evolutionäre Metamodell unterstützen (Hayes, Hofmann & Ciarrochi, 2020).

Auch wenn die Vorteile der angestrebten Veränderung offensichtlich sind, ist eine stabile Veränderungsmotivation erforderlich, um einen pathologischen Netzwerkzustand dauerhaft zu überwinden. Neben den Kernprozessen, die in einen psychopathologischen Zustand hineinführen, interessiert sich der prozessbasierte Ansatz für die Prozesse, die Veränderung erzeugen. Damit ist die Veränderungsmotivation bei jeder therapeutischen Überlegung ein relevanter Begleitprozess. Nach dem Motivationsmodell von Prochaska und DiClemente (1983) geht es an diesem Punkt in der Therapie darum, von einem noch passiven „Wünschen" (Behandlungsmotivation) zu einem handlungsorientierten Entschluss und schließlich zur Umsetzung (Veränderungsmotivation) zu gelangen.

Phase 5: Interventionen auswählen und umsetzen

Ist der Entschluss des Betroffenen für diese konkret angestrebte Veränderung ausreichend stabil, können aus dem gemeinsam erarbeiteten komplexen Netzwerkmodell Interventionen abgeleitet und umgesetzt werden. Die Interventionen setzen direkt am problematischen Prozess an. Interventionspunkte sind einerseits störungsaufrechterhaltende Regulationsstörungen, z. B. selbstverstärkende Kreisläufe auf kognitiver (z. B. Rumination), emotionaler (z. B. vermeidender Umgang mit unangenehmen Gefühlen) oder behavioraler Ebene (z. B. negative Verstärkung durch Vermeidungsverhalten). Damit wird das pathologische Netzwerk destabilisiert. Gleichzeitig werden alternative Attraktorzustände zum Aufbau und zur Etablierung eines Bewältigungsnetzwerkes aktiviert. Diese geschieht durch die Mentalisierung von alternativen Zielvorstellungen und die Entwicklung des notwendigen Bewältigungsrepertoires, um diese Zielvorstellungen zu erreichen.

Phase 6: Monitoring und Re-Evaluation des Störungsmodells

Der so gestaltete Therapieprozess liefert ständig neue Prozessinformationen. Durch ein permanentes Monitoring der Veränderungen und durch die Evaluation der Auswirkungen der Therapie auf die Psychopathologie werden die aufgestellten Hypothesen fortlaufend überprüft. Monitore sind zugleich Feedbackschleifen, die für das Lernen und die Entwicklung von adaptiven Anpassungsreaktionen notwendig sind. An einem Alltagsbeispiel wird die Wichtigkeit von objektivem Feedback leicht verständlich. Möchte ich lernen, einen Basketball in einen Basketballkorb zu werfen, erhalte ich ein schnelles Feedback über das Ergebnis in Form einer visuellen Rückmeldung: Geht der Ball in den Korb, trifft er den Ring oder die Rückwand des Korbes? Ohne diese visuelle Rückmeldung ist es unmöglich, meine Wurfkompetenz zu ändern oder zu verbessern. Würde ich auf das Feedback verzichten, indem ich mit verbundenen Augen übe, könnte ich viele Stunden am Tag üben, und ich würde dadurch meine bestehende Technik verfestigen, mich aber nicht weiterentwickeln.

In der Therapie funktioniert dies ähnlich: Übung mündet in eine Kompetenzerhöhung, wenn der Betroffene fortlaufend eine Rückmeldung erhält. Im oben genannten Beispiel des depressiven Patienten (vgl. Abb. 38) könnten der Affekt (als Stimmung auf einer visuellen Analogskala) sowie die Dauer des Grübelns in Stunden täglich monitorisiert und mit einem regelmäßig erhobenen Depressionswert in Beziehung gesetzt werden. So könnte der Betroffene einen Zusammenhang herstellen zwischen der angewendeten Technik (Grübeln) und dem Ergebnis (depressive Stimmung wird besser oder schlechter) und so lernen, die Technik zu ändern, um ein anderes Ergebnis zu erzielen. Stimmt das in Abbildung 38 dargestellte hypothetische Netzwerkmodell, müsste eine Reduktion der Ruminationsdauer auch zu einer Verringerung des negativen Affekts (Dauer oder Intensität) führen. Als Folge würde der allgemeine Depressionswert sinken. Tritt dieser Effekt nicht ein, wurde der Einfluss weiterer Prozesse nicht ausreichend berücksichtigt. Das Netzwerkmodell müsste angepasst werden.

In den nächsten Kapiteln werden die einzelnen Phasen des prozessbasierten Vorgehens näher beschrieben. Die Kenntnis des Standardvorgehens in der kognitiven Verhaltenstherapie wird vorausgesetzt.

8 Phase 1: Multidimensionale Diagnostik relevanter Prozesse

Ausgangspunkt der prozessbasierten Psychotherapie ist – wie in jeder Therapie – die Schaffung einer multidimensionalen Informationsgrundlage für den diagnostischen Prozess. Dazu werden nacheinander folgende Datenquellen durch eine Prozessbrille betrachtet: (1) die spontan berichtete Symptomatik aus Patientinnensicht, (2) eine präzisierende Exploration von Bedingungsfaktoren auf Prozessebene, (3) prozessorientierte Situationsanalysen, (4) die längsschnittliche Analyse des Krankheitsverlaufs, (5) Behandlungs- und (6) Fremdanamnesen und (7) eine Kontextanalyse von protektiven Faktoren und Risikofaktoren. Zusätzlich wird (8) ein prozessbasierter psychopathologischer Befund erhoben, und es werden (9) weiterführende Methoden zur längsschnittlichen Prozessdiagnostik angewendet. Ziel ist es, aus den so gesammelten Daten die für die Person relevanten Kernprozesse der psychischen Störungen zu extrahieren (vgl. Abb. 39).

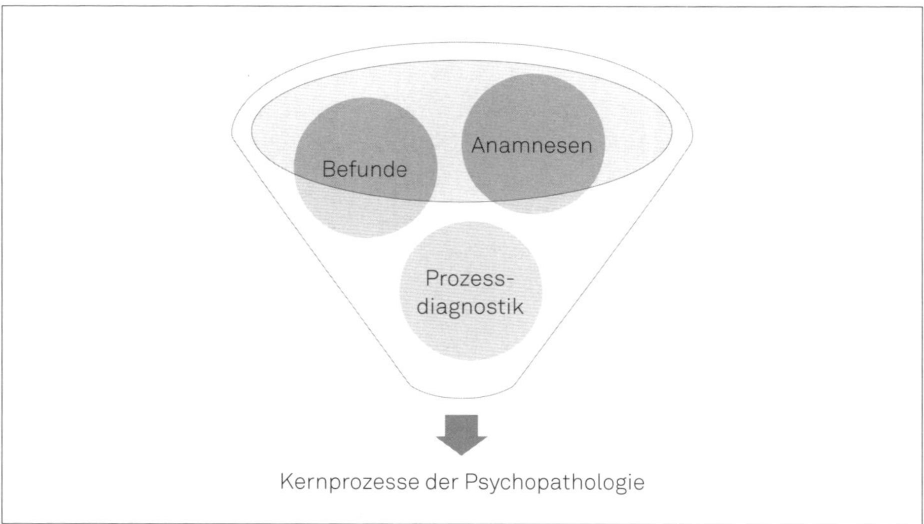

Abbildung 39: Aus der umfangreichen Datensammlung werden anhand der durch Variation erkennbaren Muster Kernprozesse der Psychopathologie herausgelesen.

Das Vorgehen wird im Folgenden als lineare, abgrenzbare Abfolge von Therapiephasen beschrieben. In der Realität überschneiden sich die Phasen. Kann die Patientin in der Anamnese differenziert internale Prozesse beschreiben, erübrigen sich manche Nachfragen in der präzisierenden Exploration. Aus diesem Grund zeigt der in Abbildung 35 dargestellte Therapieprozess einen Kreislauf: Man durchläuft die Therapiephasen immer wieder und fokussiert bei jedem Zyklus auf andere Aspekte, die man dann zu einem Gesamtbild zusammenfügt.

8.1 Spontan berichtete Symptomatik: Prozesse erkennen

Das Narrativ der Patientin stellt aus prozessbasierter Sicht Untersuchungsmaterial dar. Es dient dem prozessorientierten Psychotherapeuten als Informationsquelle, bei der neben dem Inhalt des Gesagten auch Prozesse sichtbar werden. Der Therapeut beobachtet, wie die Betroffene denkt, fühlt, in Beziehung geht und handelt. Dabei achtet er darauf, was das Erzählte über den Inhalt hinaus verrät, z. B. wie die Person auf Anforderungen in der Welt kognitiv, emotional, behavioral, interaktionell und körperlich reagiert. Welche Denkprozesse werden ausgelöst, und wie wird das Denken gesteuert? Worauf richtet sich die Aufmerksamkeit? Wie werden Gefühle wahrgenommen, bewertet und reguliert? Welches Verhaltensrepertoire steht der Betroffenen zur Verfügung, und nach welchen Kriterien werden Reaktionen ausgewählt? Wie flexibel sind die Reaktionen, und wie gut sind sie an den jeweiligen Kontext angepasst? Arbeitsmaterial 1 bietet zu diesem Zweck einen Leitfaden für die prozessfokussierte Anamnese (vgl. Anhang).

Beispiel: Erste Äußerungen eines Patienten

Th.: Wie kann ich Ihnen helfen?

Pat.: Ich bin am Ende. Ich hätte letzte Woche sofort den Termin gebraucht. Jetzt ist es vielleicht schon zu spät. Ich bin erst drei Monate mit meiner Freundin zusammen. Als sie mir letzte Woche eine Nachricht schrieb, dass sie mal ein Wochenende allein brauche, war das mal wieder ein Schlag ins Gesicht. Aus heiterem Himmel lässt sie mich fallen. Bestimmt betrügt sie mich von Anfang an. Ich war so ein Idiot, ihr zu vertrauen. Ich bekam Atemnot, dachte, ich muss sterben. Ich rief sie an und war außer mir. „Mit mir nicht!“, schrie ich. Es fühlte sich so vernichtend an. Ich betrank mich, aber es half nicht. Ich lief die ganze Nacht durch die Stadt. Wenn sie mich verlässt, dann bringe ich mich um. Das würde ich nicht nochmal aushalten. Das habe ich ihr auch gesagt. Sie weiß, dass ich da keinen Spaß verstehe. Das ist wie immer, wenn ich mich auf jemanden einlasse. Helfen Sie mir! Die meisten Therapeuten geben mir nicht mal einen Termin.

Dieser kurze Einstieg in die Therapie liefert bereits zahlreiche Hinweise auf mögliche Prozesse, die für die Entstehung der Probleme des Patienten verantwortlich sein können. Das Narrativ ist wie ungefiltertes Rohmaterial, das durch ein erstes grobes Prozesssieb geschüttet wird. Das Sieb ist das Wissen um evidenzbasierte Vulnerabilitäts- und Reaktionsmechanismen, die in Teil I ausführlich dargestellt wurden.

Durch dieses erste „Sieben“ lassen sich Hypothesen in Bezug auf mögliche Kernprozesse aufstellen. Hierfür kann Arbeitsmaterial 2 (Hypothesenblatt zu relevanten Kernprozessen; vgl. Abb. 40, vgl. Anhang) genutzt werden. Für die gezielte Suche nach Vulnerabilitäts- und Reaktionsmechanismen stehen Checklisten zur Verfügung (Arbeitsmaterialien 3 und 4; vgl. Anhang; für ausführlichere Erläuterungen vgl. Abschnitte 8.3.3 und 8.3.4). Aus den wenigen Äußerungen des Patienten im obigen Beispiel lassen sich so Annahmen über vermutete beteiligte Prozesse herausfiltern, die in Abbildung 40 zusammengefasst sind. Es handelt sich bei diesem Schritt um eine unvollständige und vorläufige Sammlung von *möglichen* Prozessen. Diese können sich in weiteren Phasen der Therapie als falsch oder irrelevant herausstellen.

Wie man an diesem Beispiel sieht, liefern bereits ein paar hingeworfene Informationsbrocken eine Fülle von Prozessinformationen. Die Hypothesen zu Prozessen sind umfangreicher als die Ausgangsdatenlage. Die Aufgabe des Therapeuten ist es, in dieser Phase durch eine förderliche therapeutische Haltung möglichst spontane und offene Problembeschreibungen zu erhalten und diese nach den Kategorien des prozessbasierten Diathese-Modells und nach Systemebenen zu sortieren.

Hat die Patientin ihr subjektives Erleben dargestellt, werden durch eine präzisierende Exploration die Leerstellen im Modell ergänzt, und es wird damit begonnen, die Hypothesen zu falsifizieren. Das geschieht wie bei einer körperlichen Untersuchung, bei der zunächst auf die Beschwerden der Patientin eingegangen wird, danach aber eine systematische körperliche Untersuchung dafür sorgt, dass man nichts übersieht.

8.2 Präzisierende Exploration von Bedingungsfaktoren auf Prozessebene

Ausgehend von diesen ersten Puzzlestücken ist es möglich, durch eine präzisierende Exploration gezielter nach weiteren Hinweisen auf relevante Anforderungen, Vulnerabilitäts- und Reaktionsmechanismen zu suchen. Die gezielte Exploration dient dazu, Abstand zum Narrativ der Patientin zu gewinnen und sich einen eigenen Überblick zu verschaffen. Während bei der spontan berichteten Symptomatik der Therapeut der Patientin in ihrer Darstellung folgt, übernimmt in dieser

Arbeitsmaterial 2

Hypothesenblatt zu relevanten Kernprozessen[1]

Situative Auslöser/ Anforderungen	Mögliche Vulnerabilitätsmechanismen (siehe Arbeitsmaterial 3)	Mögliche Reaktionsmechanismen (siehe Arbeitsmaterial 4)	Auswirkungen/ Konsequenzen
Externe Situation: • befürchtete Trennung	Emotionale Ebene: • geringe Distresstoleranz • Emotionsregulationsstörung • geringe Selbstberuhigung	Emotionale Ebene: • Impulskontrolle? reaktiv • Repertoire/Skills? • Emotionsvermeidung • dysfunktionale Emotionsregulationsstrategien (Alkohol)	Kurzfristige Konsequenzen: • Streit • Aggression reduziert Angstgefühle • Kontrolle und Nähe herstellen • Betäubung von Angst durch Alkohol und Bewegung
	Kognitive Ebene: • fusioniert mit kognitiven Schemata zu Beziehung, Selbst, Welt und Wirksamkeit • prä-operatorische Ausrichtung	Kognitive Ebene: • schnelle Fusion • Aufmerksamkeitsfokus	
Internale Anforderungen: • Regulation von Beziehungen und intensiven Gefühlen • Umgang mit Trennung/Bindungsverlust/Alleinsein	Verhaltensebene: • impulsiv • reflexhaft durch Situation, nicht an Konsequenz angepasst • geringe soziale Kompetenzen	Verhaltensebene: • Problemlösedefizite • impulsive Steuerung, Aggression • Suizidalität	Langfristige Konsequenzen: • Verstärkung der Beziehungsprobleme • Zunahme der Konflikte durch Alkohol, Streit • Panikstörung • Zunahme der Angst, verlassen zu werden • depressive Entwicklung
	Beziehungsebene: • Bindungsstörungen? • Beziehungsregulation? • Perspektivwechsel, Empathie?	Beziehungsebene: • soziale Kompetenz? • Rückzug • fehlender Perspektivwechsel	
	Somatische Ebene: • Selbstberuhigungsfähigkeit?	Somatische Ebene: • Selbstberuhigungsfertigkeiten?	

Kontextfaktoren	
Protektive Faktoren:	Risikofaktoren:

1 © Schön Klinik Bad Staffelstein. Abdruck erfolgt mit Genehmigung.

Abbildung 40: Beispiel für eine erste Sammlung von Hypothesen zu beteiligten Prozessen anhand von ersten Informationen aus der Anamnese. Kontext ist das Anfangsstadium einer Paarbeziehung nach wiederholten Trennungen.

Phase der Therapeut die Führung und exploriert systematisch gemäß der Struktur des prozessbasierten Diathese-Modells. Das ist wie ein zweiter Siebprozess: Die Informationen werden erneut durch das Prozesssieb gerüttelt, und mit jedem Siebprozess kommen Muster deutlicher zum Vorschein.

Zu diesem Zweck werden in den folgenden Abschnitten jeweils Hilfsfragen angeführt, um externale und internale Anforderungen, Vulnerabilitäts- und Reaktionsmechanismen aus prozessbasierter Sicht zu erfragen. Das konsequente Nachfragen ist wichtig, da Vermeidungsreaktionen der Betroffenen den Blick auf relevante Reaktionsmechanismen verstellen können. Damit sich die Patientin durch die gezielten Fragen nicht wie in einem „Verhör" fühlt, ist es wichtig, jeden Schritt in der Therapie transparent zu erklären.

8.2.1 Externale Anforderungen explorieren

Betroffene können in der Regel über auslösende Situationen ihrer Problematik berichten. Das klingt zunächst eindeutig. Im oben beschriebenen Beispiel wollte die Freundin des Patienten ein Wochenende allein verbringen. Was aber ist der externale Auslöser genau? Die Art der Mitteilung per Textnachricht? Das Vor-vollendete-Tatsachen-gestellt-Werden? Oder die Befürchtung und Unsicherheit, verlassen zu werden?

Dieses Beispiel verdeutlicht, dass eine Situation unterschiedliche Anforderungen an eine Person stellen kann. Der externale Auslöser für die Reaktion bezieht sich auf eine bestimmte Anforderung in einer konkreten Situation. Die *relevante externale Anforderung* ist die, durch die sich der Betroffene *subjektiv bedroht fühlt*. In diesem Fall waren es die Erwartungsenttäuschung in der Beziehung und das antizipierte Verlassen-Werden, durch die sich der junge Mann bedroht gefühlt hatte.

Es ist nicht immer leicht zu erkennen, was genau an einer Situation eine Bedrohung auslöst. Die folgenden Fragen können helfen, die externalen Anforderungen in einer Situation auszumachen.

Hilfsfragen: Externale Auslöser und Anforderungen

Einleitung: Ich möchte zunächst verstehen, was in der beschriebenen Situation für Sie bedrohlich und belastend war. Denken Sie daher noch einmal genau nach: Was war an der Situation für Sie so bedrohlich?

Hilfsfragen:
- Bis wann war die Welt in Ordnung?
- Was war es genau, was Ihnen in der Situation den Boden unter den Füßen weggezogen hat? Was genau?

- Was war das Schlimmste an der Situation?
- Was würden andere sagen, was Ihren Zustand mitverursacht hat?

Im oben dargestellten Fall berichtete der Patient auf diese Fragen, dass die Welt noch nie in Ordnung gewesen sei. Damit wurde deutlich, dass nicht die spezifische Situation das Problem war. Er berichtete davon, dass seine Probleme damit begonnen hätten, als er 9 Jahre alt war und seine psychisch kranke Mutter die Familie verlassen hatte. Danach sei er immer wieder enttäuscht worden. Das koste Kraft. Er war sich in dieser Situation sicher, dass er wieder verlassen werden würde. Andere würden sagen, er habe einfach kein Vertrauen zu anderen und würde andere Menschen verschrecken.

Häufige externale Anforderungen sind wie in diesem Fall: Verluste, Trennungen, Erwartungsenttäuschungen, überfordernde Veränderungen oder antizipiertes Scheitern. Meist geht es um die Bedrohung von wichtigen internalen Repräsentationen von sich (Selbstbild) oder der Welt (Grundwerte/Motive: Sicherheit, Kontrolle, Verbundenheit, Lust).

8.2.2 Internale Anforderungen an den Anpassungsapparat verstehen

Aus dem tieferen Verständnis der externalen Anforderungen erwächst das Verständnis für daraus resultierende internale Anforderungen an den Anpassungsapparat. Die im vorherigen Abschnitt dargestellte Auslösesituation weist auf Überforderungen des Bindungssystems, der sozialen Kompetenz und der Emotionsregulation hin.

Eine internale Anforderung kann hauptsächlich *eine* Systemebene betreffen, z. B. hält man ein bestimmtes Gefühl in Zusammenhang mit externalen Anforderungen nicht aus. In der Regel sind jedoch *mehrere* Systemebenen oder das Zusammenspiel von Systemebenen bei der Bewältigung von Anforderungen betroffen. Es können z. B. bestimmte Gefühle oder Gefühlsintensitäten überfordernd sein (emotionale Ebene), das Erlebte kann mit bestehenden Schemata über sich und die Welt nicht vereinbar sein (kognitive Ebene) oder das eigene Verhaltensrepertoire oder zwischenmenschliche Kompetenzen übersteigen. Eine Engstelle auf einer Systemebene ist ausreichend, um den Anpassungsapparat in unproduktive Prozessschleifen zu schicken oder Prozessstörungen auf anderen Systemebenen zu erzeugen.

Oftmals ist der Blick von Betroffenen auf die äußere Situation gerichtet, und es fällt ihnen schwer, über internale Anforderungen zu sprechen. Es ist häufig einfacher, die Arbeitsbedingungen oder Eigenschaften des Chefs zu beklagen als zu erkennen, dass man Schwierigkeiten hat, mit Unsicherheiten oder Misserfolgen umzugehen, oder dass es einem schwerfällt, sich in angespannten Situationen selbst zu beruhigen. Die folgenden Fragen können dabei helfen, den Blick von äußeren Ereignissen auf internale Anforderungen zu lenken.

Hilfsfragen: Internale Anforderungen

Einleitung: Ich denke, jeder kann verstehen, dass diese Ereignisse belastend sind, aber ich weiß noch nicht, was es genau ist, das *Sie* belastet. Das kann bei Menschen ganz unterschiedlich sein. Daher will ich besser verstehen, was die Ereignisse *bei Ihnen ganz individuell* innerlich ausgelöst haben.

Hilfsfragen:
- Was war das Schlimmste für Sie an der Situation?
- Was hat Sie so getroffen?
- Welche persönlichen *Werte* wurden dadurch verletzt? Welche Ängste berührt?
- Mit welchen *Gefühlen* hatten Sie ganz besonders zu kämpfen?
- Welche *Gedanken* konnten Sie nur schwer aushalten?
- Was bedeutet das für Sie als Person – für Ihr *Selbstbild* oder Ihr *Bild von der Welt?*

Mit diesen Fragen erfährt man, mit welchen Anforderungen der seelische Anpassungsapparat der Betroffenen kämpft oder innerlich ringt („struggle"). Der oben erwähnte junge Mann berichtete so von einer Angst, erneut verlassen zu werden, und von einem tiefen, nicht aushaltbaren Schmerz. Er kämpfe mit diesem intensiven Vernichtungsgefühl und dem Bild, „allein auf der Welt zu sein", „wie ein hilfloses Kind, das man an der Raststelle vergisst". Selbst durch viel Alkohol gehe der unerträgliche Schmerz nicht weg. Er wisse nicht, ob er die Person, die ihn so verletzt hat, oder sich selbst vernichten soll. Diese Antwort zeigt, mit welchen multidimensionalen Anforderungen der Betroffene zu kämpfen hat: Es geht um die Verarbeitung intensiver Gefühle, die Beziehungsregulation und Regulationsmechanismen, die das Selbst betreffen. Zugleich legen die Antworten den Blick frei auf Vulnerabilitätsfaktoren und fehlende Reaktionsmechanismen im Umgang mit Anforderungen an das Bindungs- und Beziehungssystem.

Im nächsten Schritt wird nun gezielt nach den Vulnerabilitätsmechanismen geforscht.

8.2.3 Vulnerabilitätsmechanismen identifizieren

Als Ergebnis der Anamnese und der Exploration internaler Anforderungen ist man in der Regel bereits auf einige Vulnerabilitätsmechanismen gestoßen. Durch die nun folgende Nachexploration will man verhindern, dass man wichtige Faktoren übersehen hat.

Die Besprechung der individuellen Verletzlichkeit lenkt die Aufmerksamkeit zudem auf innere Prozesse und den Umgang mit den eigenen Vulnerabilitäten. Statt sich auf die externe Situation zu konzentrieren (im Sinne von: „Sorgen Sie dafür, dass meine Freundin mich nicht verlässt!"), wird der Fokus auf den Umgang mit inneren Vorgängen gelenkt: „Helfen Sie mir, mit meiner Unsicherheit, verlassen zu werden, umzugehen." Der internale Prozessmechanismus soll verändert, nicht eine einzelne Situation bereinigt werden.

Hilfsfragen: Vulnerabilitätsmechanismen

Einleitung: Was jemanden belastet oder überfordert, ist für jeden Menschen unterschiedlich. Der eine tut sich mit den intensiven Gefühlen schwer, jemand anderes traut sich erforderliche Reaktionen im Verhalten nicht zu. Ich würde gerne verstehen, auf welchen wunden Punkt die auslösenden Ereignisse bei Ihnen treffen.

Hilfsfragen:

- Was ist für Sie so schlimm daran? *Nachfragen:* Was genau? Warum ist das schlimm?
- Welchen wunden Punkt haben die Ereignisse getroffen?
- Sind solche Situationen grundsätzlich für Sie schwierig? Womit hängt das zusammen?
- Welche ähnlichen Situationen sind schwierig für Sie? Welche noch?

Anhand von Arbeitsmaterial 3 (Checkliste: Vulnerabilitätsmechanismen; vgl. Anhang) können einzelne vermutete Faktoren mit der Patientin exploriert werden, auf die es in der Anamnese Hinweise gibt (z. B. Emotionsregulationsstörung). Des Weiteren dienen Vorbefunde, bekannte Erkrankungen und diagnostische Maßnahmen zur Erfassung von Vulnerabilitätsfaktoren als Datenquellen.

Durch die oben genannten Fragen konnte der junge Mann darüber sprechen, dass es in seinem Leben seit frühster Kindheit um das Verlassenwerden gehe und die Angst, den dazugehörigen Schmerz nicht auszuhalten. Dadurch ist man in der Therapie von der konkreten Situation weggekommen und bei der Verletzlichkeit des Betroffenen angelangt. Darauf aufbauend ist es möglich, nach Bewältigungsversuchen zu fragen.

8.2.4 Problematische Reaktionsmechanismen identifizieren

Im nächsten Schritt werden die problematischen Reaktionsmechanismen exploriert. Während die bereits identifizierten Anforderungen und Vulnerabilitätsmechanismen nur wenig beeinflussbar sind, sind Reaktionen veränderbar. Die typischen, problematischen Reaktionsweisen zu identifizieren und ihre Wirkweise zu verstehen ist daher der Dreh- und Angelpunkt in der Therapie. Auf Arbeitsmaterial 4 (Checkliste: Problematische Reaktionsmechanismen; vgl. Anhang) sind die wichtigsten empirisch belegten problematischen Reaktionsmechanismen zusammengefasst, sodass diese gezielt abgeprüft werden können. Neben der Exploration sind der Befund, die Verhaltensbeobachtung und die Fremdanamnese wichtige Datenquellen, um problematische Reaktionsmechanismen zu identifizieren.

Hilfsfragen: Problematische Reaktionsmechanismen

Einleitung: Bevor Sie zu mir gekommen sind, haben Sie schon einiges versucht, um mit solchen belastenden Situationen zurechtzukommen. Was haben Sie alles probiert?

Hilfsfragen:
- Welche Lösungsversuche haben Sie schon unternommen?
- Wie haben Sie gegen ihre Probleme angekämpft?
- Was haben Sie getan, um durchzuhalten oder auszuhalten? Was noch?

Nach Systemebene:
- Was würden andere sagen, wie Sie reagiert haben (im *Verhalten*)?
- Wie sind Sie mit den belastenden *Gefühlen* umgegangen?
- Wie sind Sie mit den belastenden *Gedanken* umgegangen?
- Wie hat sich Ihr Verhalten anderen gegenüber verändert *(Beziehungen)?*
- Wie haben Sie auf *körperliche* Symptome reagiert?

Der enttäuschte junge Mann, der befürchtete, erneut verlassen zu werden, antwortete auf diese Fragen folgendermaßen: Er habe versucht, den vernichtenden Gefühlen durch Alkohol, riskantes Verhalten und nächtliches Durch-die-Stadt-Laufen zu entkommen. Er berichtete, er wolle dann allein sein und verspüre den Impuls, etwas zu zerstören. Er habe geschworen, niemanden mehr an sich heranzulassen. Bei der Besprechung seiner bisherigen Lösungsversuche erinnerte er sich, dass er als Kind zu einer Pflegefamilie gekommen sei. Wenn jemand versucht habe, ihm nahezukommen, habe er getreten, sei dann weggelaufen und habe sich versteckt. Im Prinzip mache er das immer noch so.

8.2.5 Auswirkungen und Konsequenzen verstehen

Schließlich haben die Ereignisse, die individuelle Verletzlichkeit und die Bewältigungsversuche des Betroffenen Auswirkungen und Konsequenzen. Eine davon ist, dass der Betroffene eine Therapie begonnen hat. Daher gilt es an dieser Stelle – nach dem Standardvorgehen der kognitiven Verhaltenstherapie – langfristige und kurzfristige Auswirkungen und Konsequenzen zu erörtern.

8.3 Prozessorientierte Situationsanalysen

Durch die Analyse der spontan berichteten Symptomatik und eine präzisierende Exploration ist ein erstes Gerüst für ein vorläufiges prozessbasiertes Diathese-Modell entstanden. Nach diesem allgemeinen Problemüberblick besteht der nächste Schritt darin, in einzelne, konkrete Situationen „hineinzuzoomen". Damit wird der Auflösungsgrad der Betrachtung erhöht, und andere Prozesse kommen zum Vorschein.

8.3.1 Geeignete Anforderungssituationen auswählen

Um eine Situationsanalyse durchzuführen, müssen relevante Anforderungssituationen ausgewählt werden. Oftmals haben Patientinnen bereits bei der spontan berichteten Symptomatik eine Auswahl von Situationen genannt. Es ist sinnvoll, diese Liste zu erweitern und die als belastend erlebten Situationen nach Anforderungscharakter zu kategorisieren. Dadurch lassen sich äußerlich sehr unterschiedliche Situationen zu prototypischen Anforderungssituationen oder sogenannten Metaproblemen clustern. Eine Studentin nannte als schwierige Situationen Prüfungen, Small Talk auf Partys, Kleidung einkaufen und Gespräche mit ihrer Mutter über alte Schulfreunde. Diese inhaltlich unterschiedlichen Situationen hatten auf der Ebene der auslösenden Anforderungen den gemeinsamen Nenner „Angst, nicht zu genügen". Durch diese Gruppierung ist es möglich, eine Vielzahl von schwierigen Situationen unter dem Metaproblem „Situationen, in denen ich nicht genügen könnte" zusammenzufassen.

Betroffene erkennen, dass, auch wenn sie mit Vielem Schwierigkeiten haben, es sich dabei eigentlich um Varianten des gleichen Problems handelt. Das festzustellen ist bereits sehr entlastend. Diese prototypischen Situationen eigenen sich für Situationsanalysen, um typische Reaktionsmuster auf Prozessebene zu entdecken.

8.3.2 Konkrete prozessbasierte Situationsanalysen erarbeiten

Wie eine Situationsanalyse mit der Patientin erarbeitet wird, gehört zum Basiswissen der kognitiven Verhaltenstherapie. Beim prozessbasierten Ansatz liegt der Fokus stärker auf den „Wie-Fragen" (Prozess) als auf den „Was-Fragen" (Inhalt). Statt zu fragen: „Was haben Sie in der Situation gedacht?", interessieren die Fragen: „Wie hat sich Ihr Denken verändert? Wie haben Sie auf diese Gedanken reagiert? Wie lange haben Sie darüber nachgedacht? Wie hat sich Ihr Denken angefühlt (Fusion/Defusion)? Welche Auswirkungen hatte es, zwei Stunden über die Frage nachzudenken, ob Sie Schuld haben?"

Arbeitsmaterial 5 (Prozessbasierte Situationsanalyse: Hilfsfragen; vgl. Anhang) soll dabei unterstützen, beim Erarbeiten von Situationsanalysen zwischen dem Inhalt und den Prozessen der Reaktionen zu unterscheiden. Um relevante problematische Reaktionsmechanismen aufzudecken, kann auch hier die Checkliste von Arbeitsmaterial 4 hilfreich sein.

Das detaillierte „Hineinzoomen" in die einzelnen Systemebenen trägt wesentlich zum Problemverständnis sowohl für den Therapeuten als auch für den Patienten bei. Darauf folgt ein „Herauszoomen" mit einer Analyse des Krankheitsverlaufs über die Lebensspanne (vgl. Abschnitt 8.4).

8.4 Längsschnittliche Analyse des Krankheitsverlaufs (Life Chart)

Anhand eines „Life Charts" (Arbeitsmaterial 6: Life Chart: Krankheitsentwicklung über die Lebensspanne; vgl. Anhang; vgl. auch Abb. 41) lässt sich die längsschnittliche Entwicklung des Krankheitsverlaufs über die Lebensspanne abbilden. Diese längsschnittliche Visualisierung hilft, eine Metaperspektive einzunehmen, und macht im Vergleich zu den bisher beschriebenen Erhebungsmethoden andere Prozesszusammenhänge sichtbar. Patienten tragen auf dem Arbeitsblatt den Verlauf ihrer psychischen Beschwerden als Linie in einem Koordinatensystem ein. Die X-Achse dient als Zeitachse, die das Alter des Patienten in Jahren abbildet. Die Y-Achse bildet die wahrgenommene Intensität der Störung, des Leidens oder der Auswirkungen ab. Als einfachste Variante kann man die Patienten bitten, den Verlauf ihrer psychischen Erkrankung (z. B. Depressivität) über die Lebensspanne zu zeichnen. Der obere Bereich des Koordinatensystems auf Arbeitsmaterial 6 (7–10) weist auf einen hohen Leidensdruck oder starke Einschränkungen durch die Störungsdimension hin. Der untere Bereich (0–3) zeigt an, dass die Störung vorhanden war, jedoch als nicht oder nur sehr wenig belastend erlebt wurde. Damit werden der dimensionale Charakter und die Variation über die Lebensspanne berücksichtigt.

Neben Störungsdimensionen, die an den bestehenden diagnostischen Kategorien angelehnt sind, ist es möglich, andere relevante Symptomatiken oder Einflussfaktoren mithilfe eines solchen Verlaufsdiagramms abzubilden. Beispiele sind: Ausmaß der psychischen Belastung, subjektiver Leidensdruck, Arbeitsbelastung, Qualität der Partnerschaft, Konflikte im Umfeld, körperliche Beeinträchtigung, Verlauf somatischer Erkrankungen, finanzielle Sorgen, Gewicht, Schlafdauer in Stunden, allein verbrachte Stunden, PC-Konsum in Stunden, Alkoholmenge in Litern, Ausmaß der sozialen Integration oder erlebte Einsamkeit. Die Möglichkeiten sind vielfältig.

Das Life Chart eignet sich als Hausaufgabe und fördert die Entwicklung einer Metaperspektive auf die eigenen Probleme. Dennoch sollte man mit dem Patienten gemeinsam erste Bezugspunkte setzen und prüfen, ob der Betroffene damit zurechtkommt. Gerade die Einordnung des Schweregrades erfordert Hilfe. Patienten benötigen objektive Kriterien, um den Schweregrad einer Dimension in einer bestimmten Lebensphase beurteilen zu können. Schweregradkriterien können Arbeitsunfähigkeitszeiten, Zeiten, in denen stationäre Unterbringungen notwendig waren, oder Zeiten, in denen bestimmte Aktivitäten vernachlässigt wurden, sein. Zudem ist es hilfreich, die Zeitachse in überschaubare Phasen einzuteilen, indem man prägende Ereignisse, wie Schulabschluss, Berufswechsel, Umzüge, Hochzeit, Geburten, durch Hilfslinien auf der X-Achse hinzufügt.

Abbildung 41 zeigt ein beispielhaftes Life Chart einer Patientin, die sehr mit Problemen in ihrer Partnerschaft fusioniert war, sodass wir uns entschieden, zusätzlich zur Depressivität über die Lebensspanne (untere Linie) die Intensität der Partnerschaftskonflikte (obere Linie) zu visualisieren. Interessant war, dass die Partnerschaft von Beginn an als konfliktreich erlebt wurde und sich die Depressivität mit etwas zeitlicher Verzögerung mit vergleichbarem Verlauf entwickelte. Dies deutete auf Vulnerabilitätsfaktoren auf der Beziehungsebene hin. Dadurch war klar, dass die depressive Entwicklung an den Umgang mit partnerschaftlichen Anforderungen gekoppelt war.

Mögliche Fragen bei der Besprechung des Life Charts

- Wie erklären Sie sich diese Schwankungen über die Lebensspanne?
- Was war in dieser Zeit, als die Symptomatik geringer ausgeprägt war, anders?
- Welche Faktoren haben dazu beigetragen, dass die Kurve so stark angestiegen ist bzw. sich der Leidensdruck hier für eine Zeitlang verringerte?
- Was ist Ihnen in dieser Zeit gelungen, was Ihnen später nicht mehr gelungen ist?
- Welche Muster sind Ihnen aufgefallen?

Durch die Visualisierung ihres Problems mithilfe des Life Charts erkannte die Patientin, dass sie in verunsichernden Situationen in der Partnerschaft reflexhaft mit Ohnmachtsschemata und Selbstabwertungsspiralen reagierte. Diese Schwierigkeit, mit partnerschaftlichen Anforderungen umzugehen (Vulnerabilität), und ihre ungünstigen Reaktionsmuster lösten weitere Symptome aus, die zusammengenommen die Kriterien einer Depression erfüllten. Ziel in der Therapie war es, zu lernen, die ungünstigen Reaktionsmuster auf Verunsicherungen und Erwartungsenttäuschungen in der Partnerschaft zu entkoppeln und die depressiven, selbstabwertenden Ohnmachtsschemata durch handlungsorientierte Kompetenzen zu ersetzen.

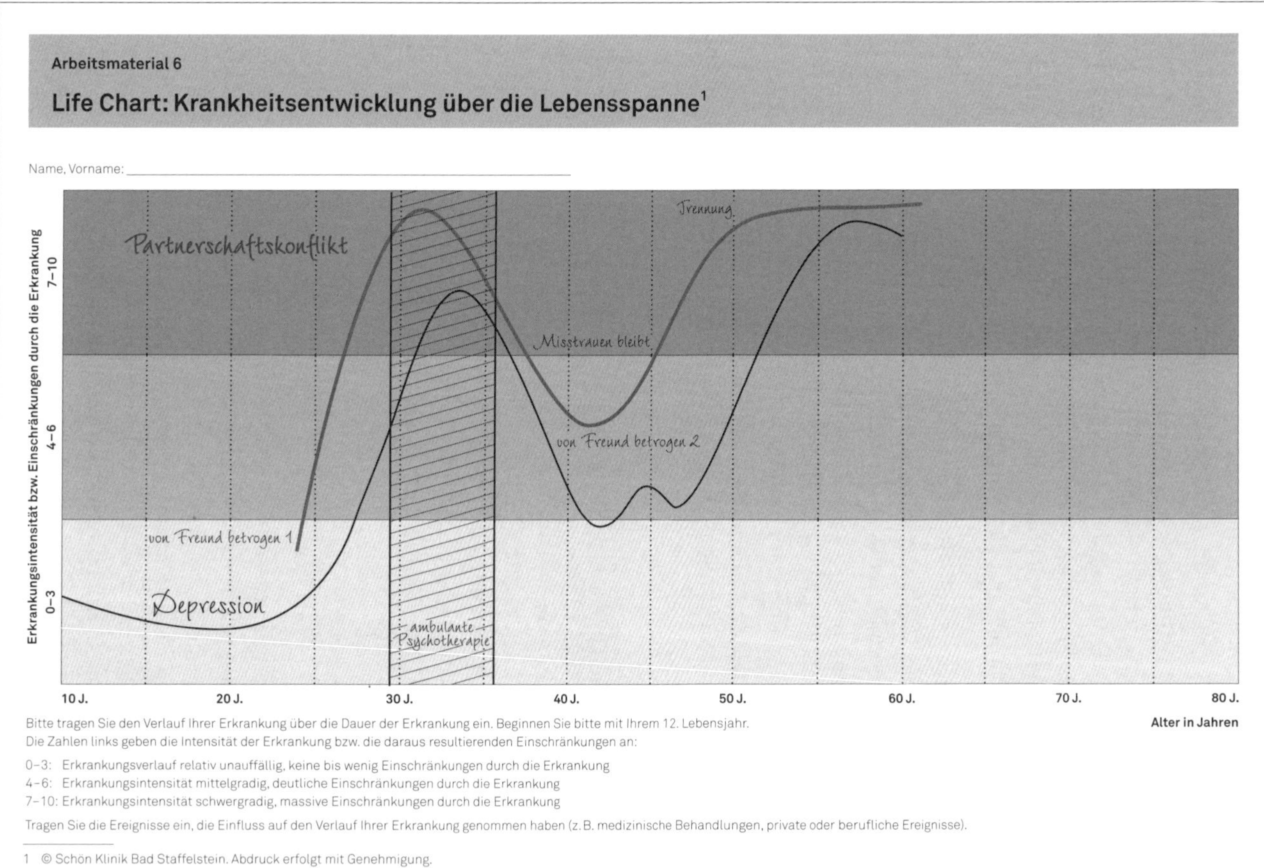

Abbildung 41: Life Chart einer depressiven Entwicklung vor dem Hintergrund partnerschaftlicher Probleme

Das in Abbildung 42 abgebildete Life Chart zeigt die Entwicklung einer Generalisierten Angststörung und einer depressiven Entwicklung. Die Patientin gab an, sich bereits in der Kindheit um alles gesorgt zu haben, dass dies aber mit der Zeit außer Kontrolle geraten sei. Sie wurde gebeten, die tägliche Sorgenzeit in einzelnen Phasen ihres Lebens retrospektiv einzuschätzen. Über die Jahre hinweg hatte sich die tägliche „Sorgenzeit" von ursprünglich 2.5 Stunden stetig gesteigert, sodass sie sich zum Zeitpunkt der Therapie 7 bis 8 Stunden lang, auf den Tag verteilt, intensiv um etwas sorgte. Erstmals kam es im Alter von 30 Jahren nach der Geburt ihres behinderten Kindes zu einer Zunahme von Sorgenkreisläufen. Die generalisierten Ängste begünstigten im Verlauf zusätzlich die Entwicklung weiterer depressiver Symptome. Diese Patientin konnte erst durch konkretes Zusammenzählen der Stunden, in denen sie täglich inaktiv grübelte und sich Sorgen machte, erkennen, dass dieses Sich-Sorgen-Machen zu immer mehr Sorgen geführt hatte. Auf die Frage, was passieren würde, wenn sie wie früher nur noch 2.5 Stunden am Tag mit Sorgen verbringen würde, gab sie an, nicht mehr depressiv sein zu müssen. Metakognitive Studien zeigen, dass auch gesunde Menschen auf den Tag verteilt etwa 2 Stunden am Tag grübeln oder sich um etwas sorgen. Nimmt die Dauer auf über 3 Stunden pro Tag zu und sind die Sorgen- oder Grübelepisoden am Stück länger als 20 bis 30 Minuten, steigt die Wahrscheinlichkeit deutlich, eine Depression zu entwickeln.

Manchmal legen solche Life Charts die Architektur und den Verlauf einer Störung offen und geben wichtige Hinweise auf zugrunde liegende Kernprozesse. Es gibt aber auch Patienten, die mit dem Life Chart überfordert sind. Sie schaffen es nicht, eine Metaperspektive auf ihre Probleme zu entwickeln. Ein Beispiel zeigt Abbildung 43. Das Life Chart besteht aus Einzelinformationen, die in ungeordneter, chaotischer Weise abgebildet sind. Solche Life Charts vermitteln einen Eindruck davon, wie verwirrend und verworren die Innenwelt der Betroffenen aussehen muss. Die Unfähigkeit dieser Patientin, Zusammenhänge zwischen einzelnen Dimensionen herzustellen, wurde bei der Besprechung anderer Themen immer wieder deutlich, sodass diese kognitive Störung als Vulnerabilitätsfaktor Berücksichtigung fand.

Wie die Beispiele zeigen, handelt es sich beim Life Chart um ein vielschichtiges diagnostisches Instrument, das auf die eine oder andere Weise Prozessinformationen liefert.

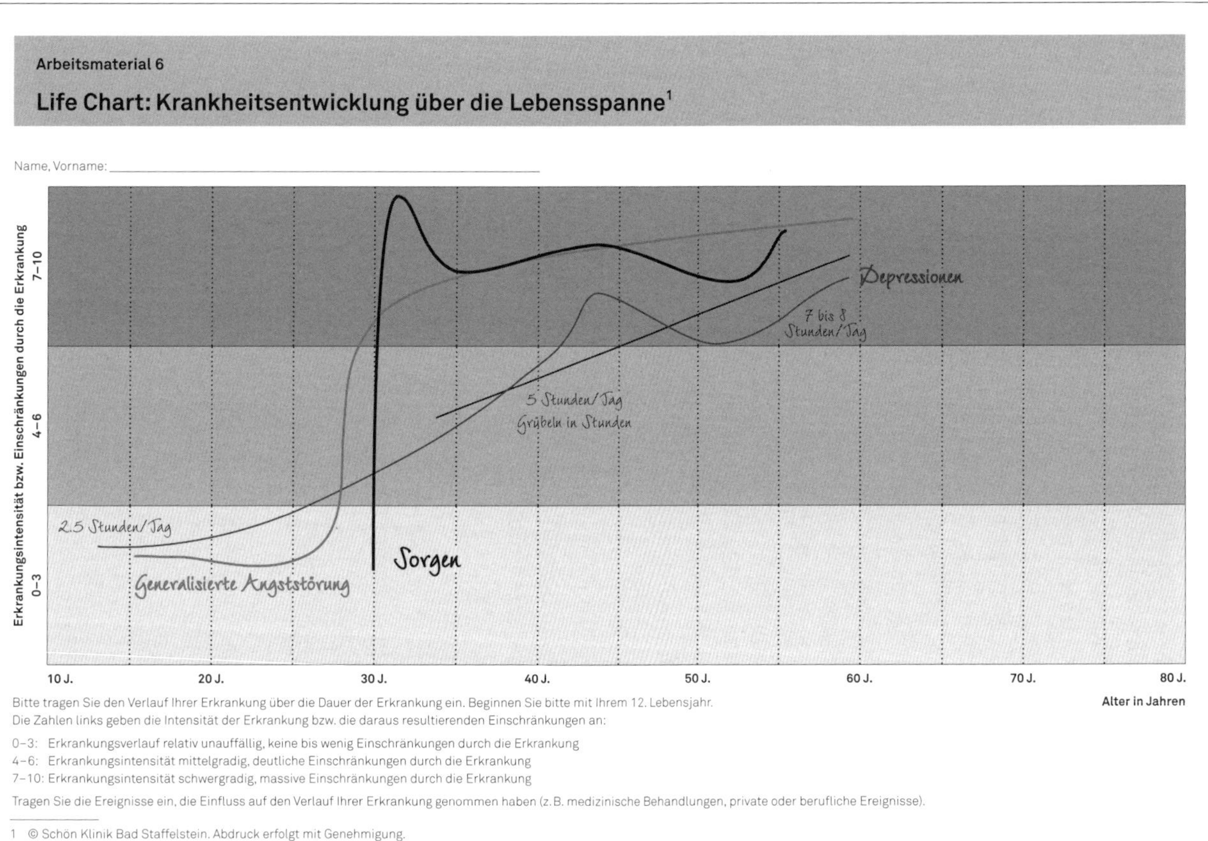

Abbildung 42: Beispiel für ein Life Chart: Eingezeichnet sind der Verlauf der Generalisierten Angststörung und der Depression, das Ausmaß des Sich-Sorgens und das Ausmaß der mit Grübeln verbrachten Zeit (Stunden pro Tag).

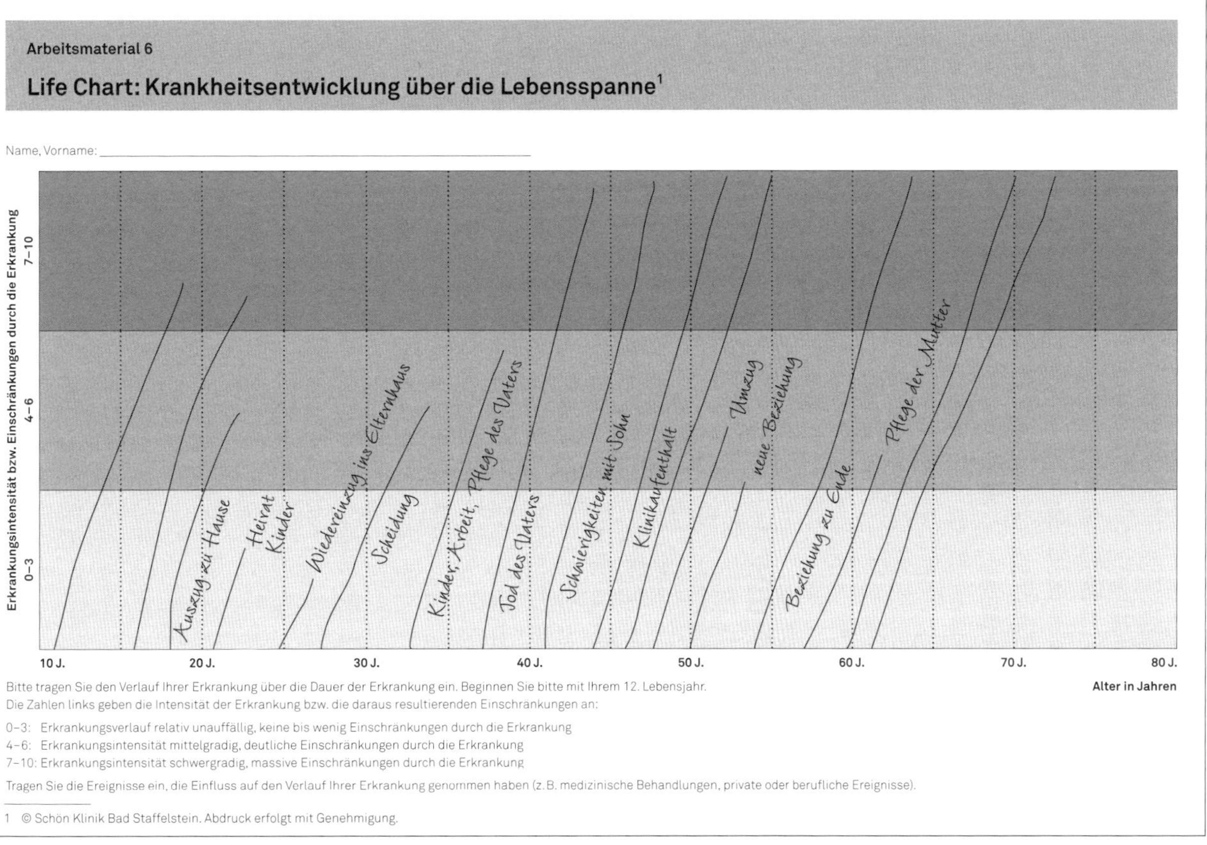

Abbildung 43: Beispiel eines chaotischen Life Charts, bei dem die Patientin trotz Hilfe den Verlauf der Symptomatik nicht abbilden konnte. Sie ist mit Einzelereignissen fusioniert, die unabhängig voneinander betrachtet werden.

8.5 Behandlungsanamnese

Die Visualisierung durch das Life Chart eignet sich auch dazu, Behandlungen im zeitlichen Verlauf darzustellen. Dazu werden die Behandlungszeiten und relevante Maßnahmen ebenfalls eingezeichnet und beschriftet. Man kann Beginn und Ende von Therapien, die Einnahme von Medikamenten oder das Nutzen eigener Strategien eintragen und so einen Zusammenhang zwischen Behandlungen und Auswirkungen auf die Beschwerdeentwicklung sichtbar machen. Im Life Chart aus Abbildung 41 ist der Zeitraum der ersten ambulanten Psychotherapie der Patientin eingezeichnet. Man erkennt, dass der Leidensdruck während der Therapie zunächst weiter zunahm. Erst im letzten Drittel der Therapie wird ein Wendepunkt erreicht, und die Symptomatik ist rückläufig. Solche Visualisierungen helfen, eine angemessene Behandlungserwartung für die aktuelle Therapie zu erzeugen.

8.6 Fremdanamnese

Bezugspersonen verfügen meist über breitere und tiefere Informationen, als wir von einer Patientin in 50 Minuten Therapie erheben können. Gerade weil Patientinnen oftmals mit ihrem Problemerleben fusioniert sind, ist die Einbeziehung einer zusätzlichen Außenperspektive aus dem Umfeld der Betroffenen wichtig. Die Fremdanamnese ist wie eine weitere Kameraperspektive, die Details zum Vorschein bringt, die die Betroffene nicht wahrnehmen kann. Ähnlich den Angaben der Betroffenen selbst handelt es sich bei den so gewonnenen Informationen um „Rohmaterial“, die durch eine Prozessbrille betrachtet und ausgewertet werden müssen. Selbst wenn die Beziehung der Betroffenen zur Bezugsperson angespannt ist, ist deren Perspektive für das Problemverständnis hilfreich.

Argumente gegen eine Fremdanamnese sind häufig: „Ich möchte meinen Angehörigen mit meinen Problemen nicht belasten“, „Ich habe niemanden in meine Probleme eingeweiht“, „Der versteht mich nicht“ oder „Die hat selbst so viele Probleme“. Es ist wichtig, diese Einwände ernst zu nehmen und klarzustellen, dass die Lösung der Probleme eine Erweiterung der Sichtweise benötigt. Um unsicheren oder ablehnenden Patientinnen mehr Kontrolle über die Situation zu geben, kann man anbieten, die Fragen an den Angehörigen vorher festzulegen. Der folgende Kasten bietet eine Zusammenstellung von Fragen für die Fremdanamnese (vgl. auch Arbeitsmaterial 7 im Anhang).

Fragen an Angehörige zur Krankheitsentwicklung

Vielen Dank, dass Sie sich die Zeit nehmen, unsere Behandlung zu unterstützen. Ich möchte Sie nicht lange stören. Mir liegt viel daran, *<Name der Patientin bzw. des Patienten>* zu helfen. Sie/er hat mir gesagt, dass Ihre Wahrnehmungen uns vielleicht weiterhelfen. Daher möchte ich Ihnen gerne ein paar Fragen stellen. Jeder zusätzliche Hinweis hilft.

1. Wie erklären Sie sich die seelischen Schwierigkeiten von <*Name*>?
2. Bis wann war die Welt aus Ihrer Sicht in Ordnung?
3. Woran haben Sie zuerst gemerkt, dass etwas nicht in Ordnung ist?
4. Welche Auslöser waren für Sie erkennbar?
5. Wie hat <*Name*> reagiert? Wie hat sie/er sich verändert?
6. Sind Ihnen Änderungen im Verhalten aufgefallen?
7. Hat sich die Gedankenwelt von <*Name*> verändert?
8. Hat sich die Gefühlslage von <*Name*> verändert? Wie ist sie/er damit umgegangen?
9. Hat sich die Beziehung zu anderen verändert?
10. Welche Auswirkungen hat die Erkrankung auf Sie oder andere Menschen im Umfeld?
11. Was müsste <*Name*> ändern, um mit den Schwierigkeiten zurechtzukommen?
12. Gibt es noch etwas, was Ihnen wichtig erscheint zu erwähnen?
13. Spezifische Fragen: ...
14. Haben Sie Fragen?

Diese Fragen liefern in der Regel eine Fülle von zusätzlichen Informationen, die das bisherige prozessbasierte Störungsmodell ergänzen.

8.7 Kontextanalyse: Protektive Faktoren und Risikofaktoren

Protektive Faktoren bzw. Schutzfaktoren können innerhalb der Person liegen und so gesehen der Gegenpol zu bestehenden Vulnerabilitätsfaktoren sein. Beispiele hierfür sind ein positives Temperament, hohe Flexibilität, hohe Unsicherheitstoleranz und stabiler Selbstwert. Protektive Faktoren können auch außerhalb der Person liegen, wie z.B. eine unterstützende Familie. Wirksame protektive Faktoren im sozialen Umfeld sind: soziale Unterstützung, eine stabile emotionale Beziehung zu einer Bezugsperson, ein offenes, unterstützendes Familienklima, familiärer Zusammenhalt, Modelle positiver Bewältigung und positive Freundschaftsbeziehungen (Bengel & Jerusalem, 2009). Grundsätzlich können sehr individuelle Aspekte eine Person resilienter machen und negative seelische Einflüsse abfedern. Die Fähigkeit, in irgendeinem Teilbereich gut zu sein (z.B. Sport, Musik), kann das Wirksamkeitserleben, den Selbstwert oder die Verbundenheit zu anderen stärken, wie in der folgenden Aussage erkennbar ist: „Wenn ich Musik mit anderen mache, fühle ich mich kompetent und gehöre dazu“.

Aus einer Netzwerkperspektive betrachtet, aktiviert man mit der Nutzung von Schutzfaktoren adaptive Netzwerkbereiche. Man schafft Anknüpfungspunkte (Attraktorzustände) in einem Bewältigungsnetzwerk, sodass aktuell noch schwache Bewältigungsprozesse Chancen haben, sich zu etablieren. Ein depressiver Patient, der sich von allem zurückgezogen hatte, wurde motiviert, Kontakt zu seinem früheren Gitarrenlehrer aufzunehmen, um Unterrichtsstunden zu nehmen. Diese eine Stunde in der Woche änderte zwar nicht das depressive Gesamtsystem, aber das depressive Netzwerk bekam durch die Aktivierung eines protektiven Faktors einen ersten Riss.

Risikofaktoren sind einerseits das Fehlen von protektiven Faktoren und alle Kontextfaktoren, die mit der Verletzung von Grundbedürfnissen einhergehen, also Sicherheit, Kontrolle, Verbundenheit zu anderen, oder Lust verringern (Grawe, 1998). Beispiele sind Gewalt in der Familie, Arbeitslosigkeit, chronische Erkrankungen, Armut, Migration, rechtliche Probleme, psychische Erkrankungen in der Familie und ein entwicklungshemmendes oder schädigendes Umfeld (Bengel & Jerusalem, 2009).

Bei der Bewertung von Risiko- und Schutzfaktoren ist eine subjektive und keine normative Herangehensweise notwendig. Für ein selbstunsicheres, perfektionistisches Mädchen mit Anorexie kann das gut strukturierte, leistungsorientierte Familiensystem einen Risikofaktor darstellen, während es für ihre im selben Haushalt lebende impulsive Schwester ein Schutzfaktor sein kann.

Aus der Netzwerkperspektive ist es egal, ob der aufrechterhaltende Prozess ein internaler oder externaler Prozess ist. Daher kann die Beeinflussung eines externalen Risikofaktors ein zentrales Therapieziel darstellen. Es ist oftmals erhellend, die Frage nach Schutz- und Risikofaktoren explizit zu stellen.

Fragen zu Risiko- und Schutzfaktoren

- Welche Belastungen und negativen Faktoren haben zur Entwicklung Ihrer Probleme beigetragen? Welche Faktoren erschweren eine Verbesserung der Symptomatik?
- Was, glauben Sie, hat Sie bei allen Problemen geschützt oder davor bewahrt, dass es Ihnen noch schlechter geht? Welche Faktoren haben Sie in der Vergangenheit als Unterstützung bei der Bewältigung Ihrer Probleme erlebt?

Auf diese Fragen nach Schutzfaktoren antwortete ein Patient, dass seine verstorbene Oma im Geiste immer bei ihm sei und er so von ihr in schwierigen Situationen sehr viel Kraft bekomme. Ein 73-jähriger, durch einen bewaffneten Überfall traumatisierter Patient berichtete, dass er als Kind einen Baum gepflanzt habe. Wenn es ihm schlecht gehe, besuche er diesen Baum. Der Baum spende ihm Kraft und Zuversicht.

8.8 Prozessorientierter psychopathologischer Befund

In der Regel nutzen Psychotherapeutinnen einen somatisch-psychiatrisch geprägten psychopathologischen Befund, der sich im Kontext der diagnoseorientierten Psychiatrie an häufigen psychiatrischen Symptomen orientiert, um Störungsbereiche zu beschreiben. Das AMDP-System (Arbeitsgemeinschaft für Methodik und Dokumentation in der Psychiatrie; Guy & Ban, 1982) besteht aus einem Glossar psychopathologischer Symptome (dem AMDP-Manual) sowie mehreren Ratingbögen. Die vom AMDP-System aufgeführten Merkmale lassen sich zunächst in zwei Gruppen unterteilen: Merkmale des psychischen Befundes (100 Symptome plus 11 Zusatzmerkmale) und Merkmale des somatischen Befundes (40 Symptome plus 3 Zusatzmerkmale). Der Fokus ist auf neurologische und psychiatrische Störungen und auf Symptomebene gerichtet. Aus prozessbasierter Sicht ist dieser auf Symptome ausgerichtete Blick etwas irreführend und verstellt den Blick auf kognitive, emotionale, behaviorale, somatische und zwischenmenschliche Kernprozesse einer Störung.

Im Gegensatz zum psychiatrischen Befund lenkt ein „prozessorientierter psychopathologischer Befund" den Fokus auf die in Kapitel 5.3 dargestellten Kernprozesse. Die Befundung dieser prozessorientierten Dimension hilft, den Blick für problematische Kernprozesse zu schärfen und sich nicht vom Inhalt von Gedanken und Gefühlen ablenken zu lassen. Statt nach dem Inhalt der Gedanken zu fragen, wird in der prozessbasierten Therapie eruiert, wie sehr der Betroffene mit seinen Gedanken fusioniert ist, wie realitätsbezogen oder illusionär das Denken ist oder ob der Betroffene in unproduktiven Gedankenschleifen gefangen ist. Auch auf emotionaler Ebene interessiert weniger, was gefühlt wird, sondern wie Gefühle wahrgenommen werden, wie mit den Gefühlen umgegangen wird (vermeidend, impulsiv) und ob Probleme in der Emotionsregulation vorliegen. Zur Erstellung eines prozessorientierten psychopathologischen Befundes lässt sich Arbeitsmaterial 8 (vgl. Anhang) verwenden.

8.9 Spezielle Prozessdiagnostik (1): Standardisierte diagnostische Verfahren

8.9.1 Etablierte Testverfahren

Für den Bereich der diagnoseorientierten Psychotherapie existiert eine Fülle von Fragebögen, die Symptome und Symptomintensität messen. Viele dieser vor allem störungsspezifischen Fragebögen erfassen auch Dimensionen, die relevante Prozessinformationen liefern können. Ein Beispiel ist die *Impact of Events Scale – Re-*

vised (IES-R) von Weiss und Marmar (1997), die die Prozessdimensionen Hyperarousal, Intrusionen und Vermeidung erfasst. Diese drei Dimensionen können Kernprozesse einer PTBS-Symptomatik darstellen. Das *Eating Disorder Inventory-2* (EDI-2; dt. Version: Paul & Thiel, 2004; vgl. auch Thiel et al., 1997) umfasst Prozessdimensionen, die für die prozessbasierte Diagnostik relevant sein können: Schlankheitsstreben, Bulimie, Unzufriedenheit mit dem Körper, Ineffektivität, Perfektionismus, Misstrauen, interozeptive Wahrnehmung, Angst vor dem Erwachsenwerden, Askese, Impulsregulation und soziale Unsicherheit. Sofern die Skalen veränderungssensitiv sind, können sie genutzt werden, um Kernprozesse zu erfassen. Je nach Arbeitsfeld lohnt es sich, die in Ihrem Betätigungsfeld verwendeten Instrumente unter prozessbasierten Blickwinkeln zu bewerten und solche Skalen zu verwenden, die die Kernprozesse des Störungsgeschehens operationalisieren.

8.9.2 Fragebögen für spezielle prozessorientierte Konstrukte

Darüber hinaus gibt es Fragebögen, die bereits auf die Messung von allgemeinen Prozessdimensionen psychischer Störungen fokussieren. Ein Beispiel ist die *Multidimensional Perfectionism Scale* (MFS-R) zur Erfassung von Perfektionismus von Frost, Marten, Lahart und Rosenblate (1990). Dieses Verfahren erfasst die folgenden sechs Dimensionen: hohe persönliche Standards, Organisiertheit, Fehlersensibilität, leistungsbezogene Zweifel, Erwartung der Eltern und Kritik durch Eltern. Psychologische Flexibilität als wichtiges Konstrukt des prozessbasierten Ansatzes kann mit dem Fragebogen *Akzeptanz und Handeln II* von Hoyer und Gloster (2013) oder mit dem *Flexibilitätsfragebogen* von Benoy (2019) erfasst werden.

Vor dem Einsatz sollte man jedoch genau prüfen, ob ein Fragebogen auch wirklich das prozessbezogene Konstrukt misst, welches man erfassen möchte. Flexibilität im prozessbasierten Sinne meint nicht nur Variabilität, sondern auch die flexible Anpassung an einen Kontext und die Selektion einer adaptiven Reaktion, die aufrechterhalten (Retention) werden kann.

Im Kontext der ACT-Ansätze sind inzwischen Testverfahren, die Kernprozesse des Hexaflex-Modells erfassen, verfügbar (vgl. www.contextualscience.org). Die Arbeitsgruppe um Adrian Wells (www.mct-institute.co.uk) hat zahlreiche Messinstrumente entwickelt, um metakognitive Prozesse zu erfassen, wie den *Thought Control Questionnaire* (TKQ; Wells & Davies, 1994). Auch hier sollte man vor einem Einsatz genau prüfen, ob der Fragebogen sich zur Erfassung einer bestimmten Prozessdimension eignet: Überzeugungen zum Umgang mit belastenden Gedanken sollten nicht mit dem Prozess der Gedankensuppression gleichgesetzt werden.

Im Zuge der Weiterentwicklung von prozessbasierten Ansätzen wird es wichtiger werden, transdiagnostische, dimensionale Messverfahren zu entwickeln, um empirisch belegte Kernprozesse von Psychopathologie und Veränderung zu objektivieren.

8.9.3 Neuropsychologische Testverfahren und Biofeedback-Methoden

Gerade bei der Diagnostik von Vulnerabilitätsfaktoren, wie Aufmerksamkeitsstörungen, kognitiven Einschränkungen oder Emotionsregulationsstörungen, sollten anamnestische Informationen durch objektive Messungen ergänzt werden. Mithilfe von neuropsychologischen Testverfahren können beispielsweise Aufmerksamkeits- und Gedächtnisleistungen sowie Exekutivfunktionen objektiv erfasst werden. Biofeedback-Methoden können zur Messung der Anspannungsregulation und zur Erfassung der Emotionsregulation und Selbstberuhigungsfähigkeit eingesetzt werden.

8.10 Spezielle Prozessdiagnostik (2): Selbstbeobachtung und Visualisierung relevanter Prozessdimensionen

Nicht allen Therapeutinnen steht ein umfangreicher Fundus von normierten Testverfahren, neuropsychologischen oder Biofeedback-Methoden zur Verfügung. In den Abschnitten 8.10.1 bis 8.10.4 werden daher vor allem Selbstbeobachtungs- bzw. Monitoring-Methoden dargestellt, mit denen man relevante Prozesse der Störungsentwicklung ohne normierte Tests erfassen kann. In der Regel geht es darum, Patienten für relevante Prozessdimensionen zu sensibilisieren (z. B. fusionierter Denkmodus beim Grübeln). Hierfür werden die Patienten gebeten, diese Dimension möglichst unmittelbar und zeitnah (synchron) auf einem Dokumentationsblatt über einen definierten Zeitraum zu erfassen.

Die Hoffnung wäre, dass es irgendwann standardisierte diagnostische Verfahren für die Messung von transdiagnostischen Kerndimensionen von Psychopathologie gibt, wie dies vom umfangreichen Research Domain Criteria Project des National Institute of Mental Health (NIMH) angestrebt wird (Vaidyanathan et al., 2020). Die Vision dahinter ist, dass in Zukunft Test- und Bildgebungsverfahren zur Verfügung stehen, mit denen die Vulnerabilitäts- und Reaktionsmechanismen fortlaufend dimensional gemessen werden können, und dass diese „Live-Daten“

ein Störungsmodell generieren, das fortlaufend den Einfluss der Therapie simuliert, so wie ein Wettermodell, das ständig aktuelle Daten integriert, um die Vorhersage zu aktualisieren. Da es noch nicht so weit ist, sollen in den folgenden Abschnitten nun die aktuell zur Verfügung stehenden, eher etwas „hemdsärmligen" Möglichkeiten vorgestellt werden, um Prozessdimensionen möglichst synchron zum Geschehen sowie im Längsschnitt zu erfassen und zu visualisieren und so den diagnostischen Prozess zu unterstützen.

Die Visualisierung von Prozessen ist der Schüssel für das Verständnis von komplexen Systemen. Dynamische Veränderungen in Systemen sind von uns schlecht zu begreifen. Wir verfallen immer wieder in unsere einfache, lineare Denkweise. Wie bei der Bewertung von Zusammenhängen in einer Pandemie helfen Kurven und Kennwerte, die Bedeutung eines Prozesses zu beurteilen. Konkret betrachtet sind 6, 12 oder 24 Krankheitsfälle weltweit nicht beängstigend. Visualisiert man den Verlauf jedoch anhand einer Kurve, lässt sich der exponentielle Charakter erkennen, was dabei hilft, die Relevanz des Ansteckungsprozesses zu begreifen. Daher sollte es ein Ziel in jeder Therapie sein, wichtige Kernprozesse oder deren Auswirkungen (ähnlich einem EKG oder EEG in der Medizin) zu visualisieren.

8.10.1 Erfassung emotionaler Prozesse

Erste Einschätzung der Emotionsregulationsfähigkeit

Die hier vorgestellte Methode zur Einschätzung der Emotionsregulationsfähigkeit ist vergleichbar mit einem Belastungs-EKG oder einem Stresstest. Es geht darum, das emotionale System zu stressen, um danach den Regulationsprozess zu beobachten. Wie hoch steigt die emotionale Anspannung, und in welchem Zeitraum kommt es zu einer Selbstberuhigung? Geschieht dies von allein und in der zu erwartenden Zeit? Dazu werden Patientinnen gebeten, in einer der nächsten Situationen, die eine starke emotionale Reaktion auslösen, den Emotionsverlauf zu protokollieren. Alternativ kann man „Standard"-Stresstests einsetzen (z. B. Leistungsaufgaben), mit denen man Patientinnen in der Therapiesituation „stresst"; anschließend wird die nachfolgende Reaktion monitorisiert.

Für das Monitoring erhalten die Patientinnen ein Arbeitsblatt, auf dem sie die Intensität der Emotion im Verlauf von drei Stunden eintragen können (Arbeitsmaterial 9; vgl. Abb. 44): Auf der X-Achse ist die Zeit in 5-Minuten-Abschnitte unterteilt, und auf der Y-Achse wird die subjektive Gefühlsintensität auf einer Skala zwischen 0 und 10 abgebildet. Abbildung 44 zeigt drei prototypische Emotionsregulationsverläufe: eine normale Regulation, eine prolongierte Reaktion und einen Verlauf mit fehlender emotionaler Reaktivität.

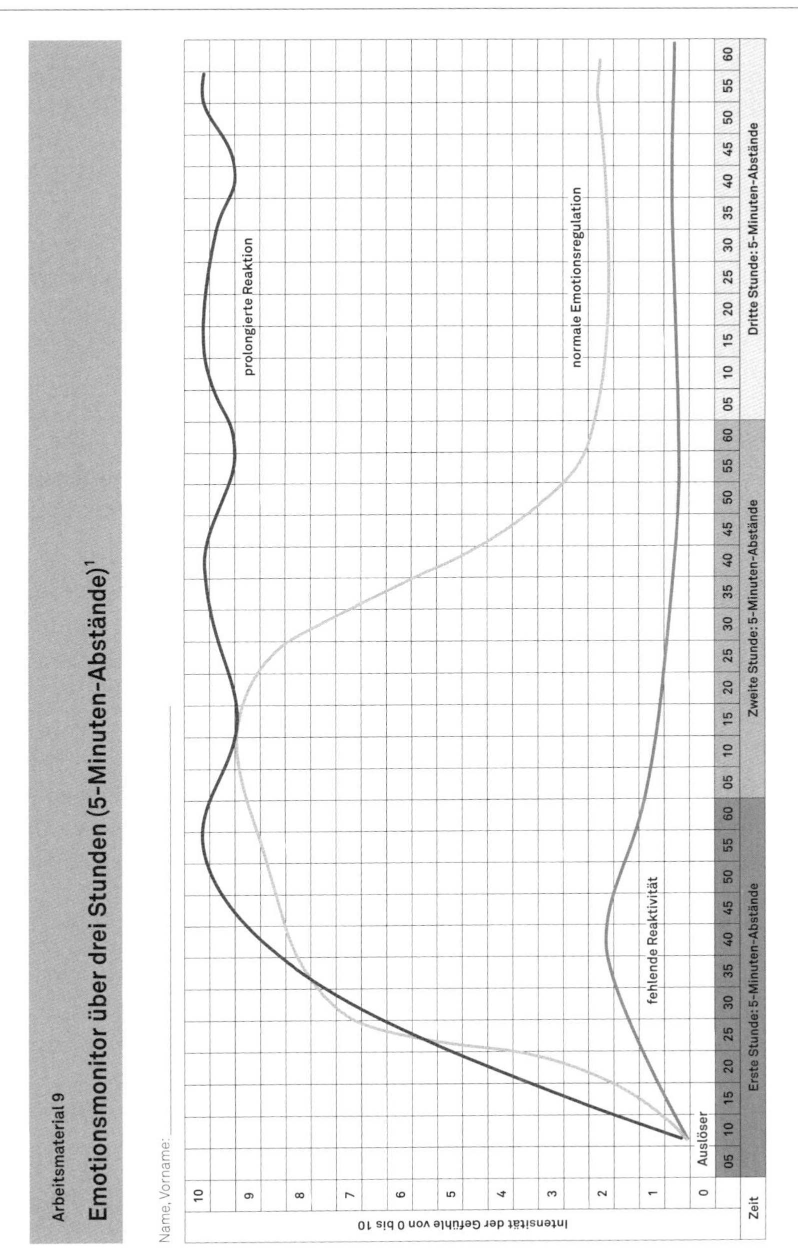

Abbildung 44: Emotionsmonitoring über einen Zeitraum von drei Stunden, Reaktion auf einen Stressor; prototypische Verläufe

Normale Regulation. Bei einer normalen Regulation zeigt die Kurve eine für viele Emotionen typische Auf- und Abbauphase. Dabei kommt es in einer angemessenen Zeit zu einer Selbstberuhigung oder Habituation. Bei diesen Menschen stimmt der Satz „Gefühle kommen und gehen“. Im Alltag benötigt dieser Regulationsprozess, je nach Intensität und Qualität der emotionalen Belastung, in der Regel nicht mehr als drei Stunden, sodass eine Monitorisierung über diesen Zeitraum sinnvoll ist. Wie lange ein angemessener Zeitraum für die Regulation im Einzelfall ist, hängt von individuellen Faktoren der Situation ab. Patientinnen sollten gebeten werden, die Intensität der Emotion so lange zu protokollieren, bis sie sich wieder beruhigt haben, maximal jedoch über einen Zeitraum von drei Stunden. Viele Patientinnen, die in eine Therapie kommen, sind überzeugt, dass mit ihren Gefühlen etwas nicht stimmt und sie eine Emotionsregulationsstörung haben. Überprüft man diese Hypothese durch eine Beobachtung der Emotionsregulation, stellt man oft fest, dass die Betroffenen eine angemessene emotionale Reaktion haben und eine Emotionsregulationsstörung im engeren Sinne ausgeschlossen werden kann. Das Problem liegt oftmals an einer unrealistischen Erwartung an die Emotionsregulation. Viele Patientinnen glauben, dass „normale“ Menschen keine emotionale Reaktion haben oder unangenehme Gefühle stoppen können. Das Monitoring hilft, solche Fehlbewertungen zu entdecken und zu korrigieren.

Regulationsstörung: Prolongierte Reaktion. Ein Teil der Patientinnen zeigt nach einer intensiven emotionalen Reaktion keine angemessene Habituationsreaktion. Die Gefühlsintensität bleibt hoch oder fluktuiert in einem hohen Anspannungsbereich. Diesen Patientinnen hilft der folgende Satz *nicht:* „Gefühle sind nicht gefährlich; Gefühle kommen, Gefühle gehen“. Eine solche Emotionsregulationsstörung ist problematisch, da sie sich oft auf andere Regulationsbereiche negativ auswirkt und die Denk- und Verhaltenssteuerung einschränkt. Zu erleben, wie die eigene Regulation versagt, verringert die Selbstwirksamkeit und fördert zudem Vermeidungsreaktionen oder den Einsatz von selbstschädigenden Emotionsregulationsstrategien.

Fehlende emotionale Reaktivität. Einige Patientinnen zeigen trotz Auslöser kaum eine Reaktion auf Stressoren. Dies kann mit einer Störung der Emotionswahrnehmung, des Emotionsaufbaus oder der emotionalen Reaktivität zusammenhängen. Diesen Menschen fehlt damit im multidimensionalen Anpassungsapparat eine zentrale Reaktionsdimension, was das komplexe Zusammenspiel zwischen kognitiven, emotionalen, behavioralen und interaktionellen Reaktionen auf Anforderungen der Umwelt erschwert.

Emotionsmonitoring über den Tagesverlauf

Die oben beschriebene Methode gibt Hinweise auf Emotionsregulationsstörungen im engeren Sinne. Die Frage dort lautet: Reagiert das emotionale System überhaupt auf geeignete Auslöser, und funktioniert der Mechanismus, mit dem sich

Emotionen wieder abbauen? Kann diese Störung auf einer basalen Ebene ausgeschlossen werden, sind die Defizite auf höherer Ebene zu suchen. Solche Störungen der Emotionsregulation sind nicht so direkt auslösbar, sondern zeigen sich in übergeordneten Mustern der Emotionsregulation über den Tagesverlauf hinweg. Diese zu erfassen erfordert eine Langzeitmessung, welche die Muster über den Tages- oder Wochenverlauf sichtbar macht.

Für eine 24-Stunden-Einschätzung lässt sich Arbeitsmaterial 10 nutzen (Emotionsmonitor über den Tagesverlauf; vgl. Anhang, vgl. Abb. 45). Die Patienten werden gebeten, stündlich auf einer Skala von −3 (sehr stark negativ) bis +3 (sehr stark positiv) eine Einschätzung ihres emotionalen Befindens vorzunehmen. Die Nulllinie steht für eine neutrale Stimmung. In Abbildung 45 sind drei unterschiedliche Kurven dargestellt, wie sie prototypisch bei Patienten vorkommen. Die untere Kurve bildet den Emotionsverlauf eines depressiven Patienten über 24 Stunden hinweg ab. Die mittlere Kurve zeigt den Emotionsverlauf einer Patientin mit normaler Regulation ohne affektive Störungen. Die dritte Linie zeigt starke Schwankungen mit hoher Intensität im positiven und negativen Bereich. Dieser Verlauf stammt von einer Patientin mit Bulimie und Borderline-Störung. Oftmals nehmen Patienten auch rückwirkend für die Nacht eine Einschätzung vor, weil sie die Gefühlsintensität, Gedanken, Träume oder eine allgemeine Anspannung auch im Schlaf wahrnehmen.

Emotionsmonitoring über eine Woche (Emotionsprotokoll)

Eine weitere Methode, einen Überblick über die Variabilität emotionaler Prozesse über die Zeit hinweg zu erheben, ist, Patientinnen zu bitten, ein vereinfachtes 24-Stunden-Emotionsprotokoll über den Zeitraum von einer Woche zu führen. Dazu lässt sich Arbeitsmaterial 11 (Emotionsmonitor für eine Woche) nutzen (vgl. Abb. 45; vgl. Anhang). Auf diesem Arbeitsblatt besteht jede Zeile aus 24 Kästchen, die jeweils eine Stunde darstellen. Die Patientin wird gebeten, in regelmäßigen Abständen (z. B. alle paar Stunden) für den zurückliegenden Zeitraum den im Vordergrund stehenden Gefühlszustand zu kennzeichnen. Je zeitnaher die Protokollierung erfolgt, desto besser. Realistischerweise tragen Patientinnen mittags die Werte für den Vormittag ein, die Nachmittagswerte am frühen Abend und vor dem Schlafengehen beurteilen sie die zurückliegenden Abendstunden. In der einfachsten Variante kann man die Patientin bitten, zwischen überwiegend positiven, negativen oder neutralen Gefühlszuständen zu unterscheiden; hierfür können die Kästchen in unterschiedlichen Farben ausgemalt werden (positiver Gefühlszustand = grün, negativer Zustand = rot, neutraler Zustand = weiß lassen).

Abbildung 46 zeigt ein solches Emotionsprotokoll bzw. einen Emotionsmonitor eines depressiven Patienten. Hier erkennt man, dass der Patient bereits mit einem starken negativen Affekt (dunkelgraue Kästchen) aufwacht und nur ablenkende Aktivitäten die Stimmung teilweise neutralisieren (weiße Kästchen). Nur wenige

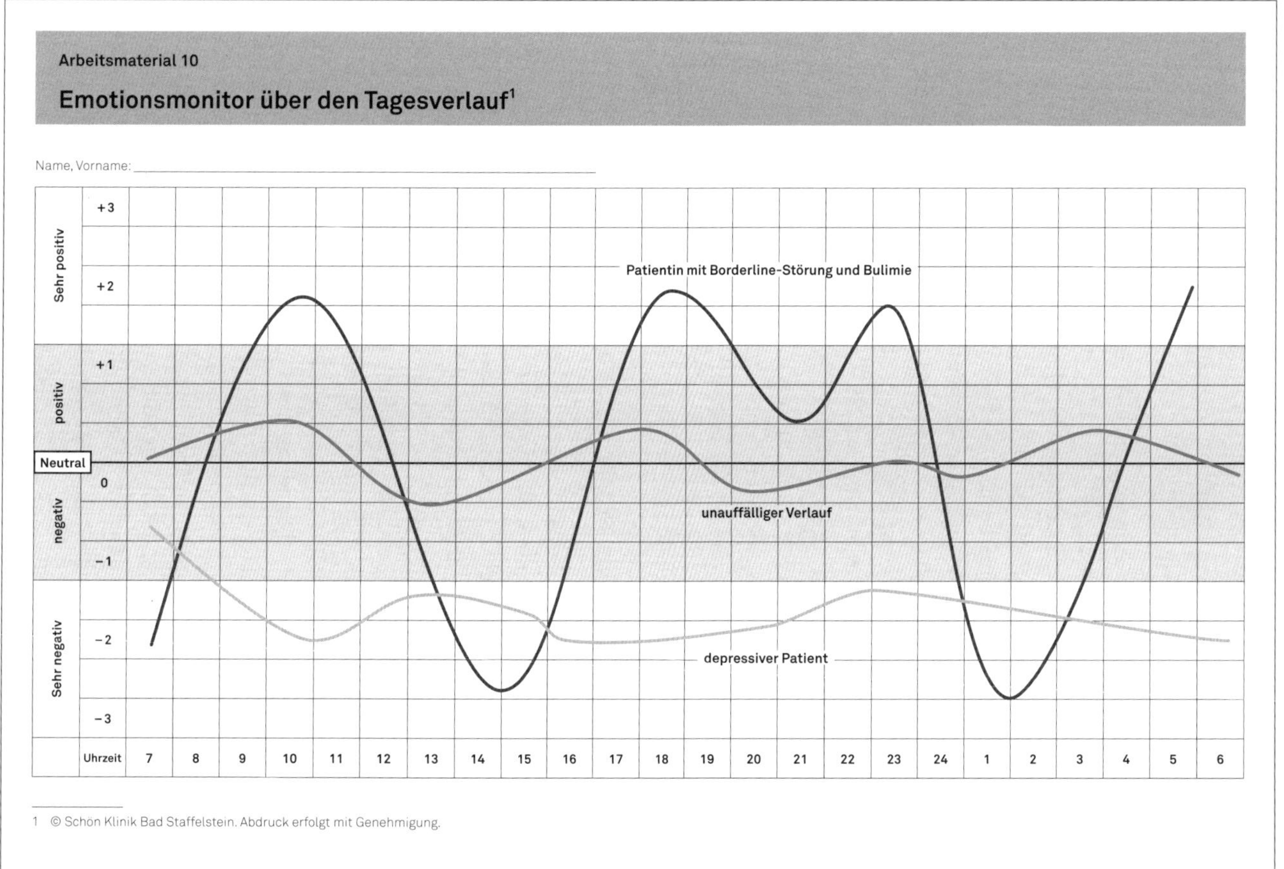

Abbildung 45: Emotionsmonitor über den Tagesverlauf: prototypische Verläufe

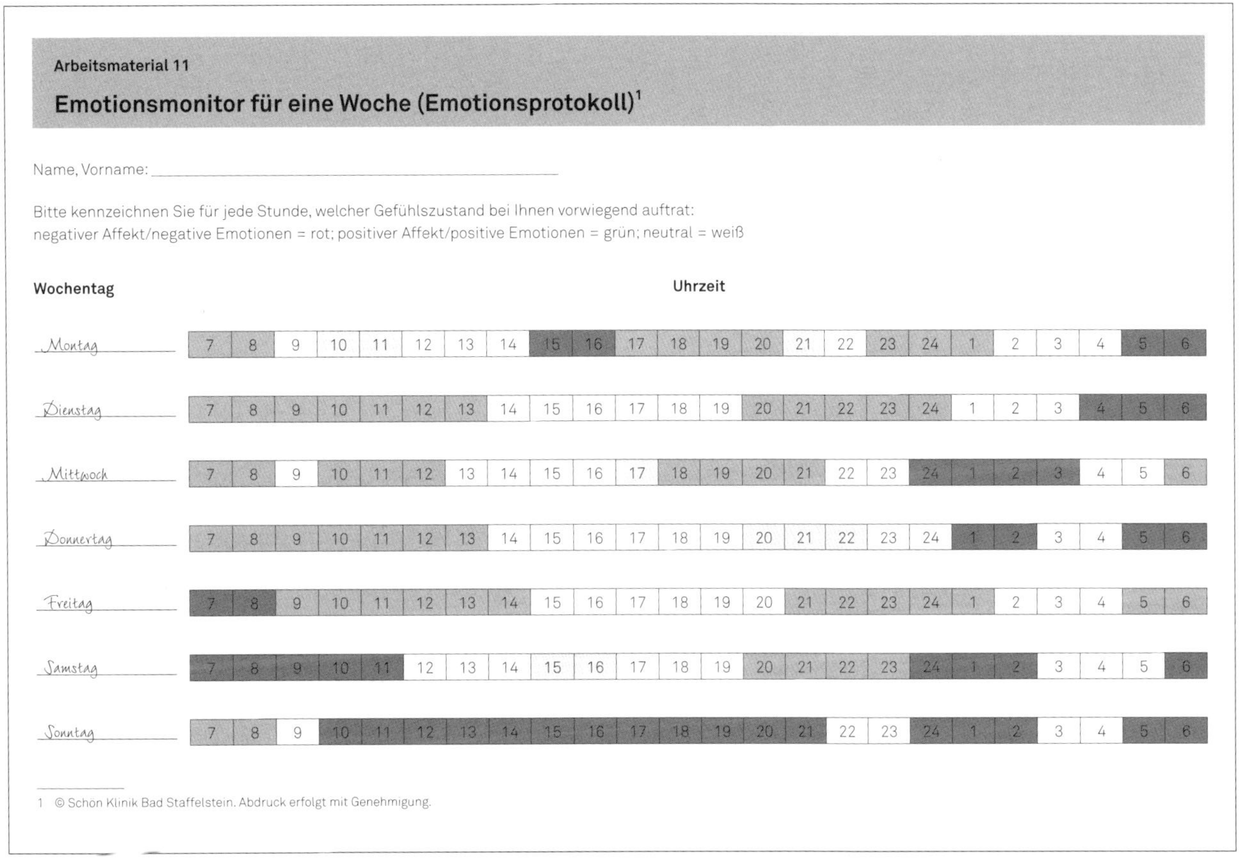

Arbeitsmaterial 11

Emotionsmonitor für eine Woche (Emotionsprotokoll)[1]

Name, Vorname: ______________________

Bitte kennzeichnen Sie für jede Stunde, welcher Gefühlszustand bei Ihnen vorwiegend auftrat:
negativer Affekt/negative Emotionen = rot; positiver Affekt/positive Emotionen = grün; neutral = weiß

Wochentag	Uhrzeit																							
Montag	7	8	9	10	11	12	13	14	15	16	17	18	19	20	21	22	23	24	1	2	3	4	5	6
Dienstag	7	8	9	10	11	12	13	14	15	16	17	18	19	20	21	22	23	24	1	2	3	4	5	6
Mittwoch	7	8	9	10	11	12	13	14	15	16	17	18	19	20	21	22	23	24	1	2	3	4	5	6
Donnerstag	7	8	9	10	11	12	13	14	15	16	17	18	19	20	21	22	23	24	1	2	3	4	5	6
Freitag	7	8	9	10	11	12	13	14	15	16	17	18	19	20	21	22	23	24	1	2	3	4	5	6
Samstag	7	8	9	10	11	12	13	14	15	16	17	18	19	20	21	22	23	24	1	2	3	4	5	6
Sonntag	7	8	9	10	11	12	13	14	15	16	17	18	19	20	21	22	23	24	1	2	3	4	5	6

1 © Schön Klinik Bad Staffelstein. Abdruck erfolgt mit Genehmigung.

Abbildung 46: Beispiel für die Protokollierung positiver, negativer und neutraler Affektzustände über den Tagesverlauf hinweg für die Dauer einer Woche (negativer Affekt = dunkel- und mittelgrau, positiver Affekt = hellgrau, neutraler Affekt = weiß)

Situationen im Alltag sind mit einer Änderung in einen kurzen positiven emotionalen Zustand (hellgraue Kästchen) verbunden. Die Nacht erlebt dieser Patient ebenfalls negativ. Er schläft nur kurze Sequenzen, grübelt, träumt schlecht und liegt über lange Phasen angespannt wach im Bett. Durch die Visualisierung fühlen sich die Patientinnen oft verstanden: „So sieht mein Alltag aus – immer in der Depression gefangen, kaum Lichtblicke". Zugleich zeigt die Variation, dass der Zustand beeinflussbar ist.

Bei der Auswertung des Emotionsprotokolls konnte dieser Patient feststellen, dass die wenigen Stunden mit positivem Affekt in Kombination mit vertrauten Personen auftraten. Die negativsten Zustände traten auf, wenn er allein war. Auch war es mit der Zeit möglich, die Bewertung als negativ oder positiv durch die Benennung von differenzierteren Gefühlsqualitäten zu ersetzen. Der Patient lernte, bei den negativen Zuständen (dunkel- und mittelgraue Bereiche) zwischen „Leere", „Einsamkeit" und „Selbstabwertung" zu unterscheiden, was er zunächst einheitlich als „depressiv" oder „schlecht" bezeichnet hatte. Während der Patient ohne das Monitorblatt fusioniert *aus* seinem negativen Zustand heraus berichtet hatte, konnte man mithilfe des Protokolls *auf* seinen Tag und die negativen Gefühle blicken. Dies förderte eine defusionierte Perspektive, die für eine therapeutische Arbeitshaltung hilfreich war.

8.10.2 Erfassung kognitiver Prozesse

Bei der Erfassung kognitiver Prozesse geht es ebenfalls darum, zu verstehen, wie jemand denkt, und nicht, was jemand denkt. Wichtigstes Konstrukt in diesem Zusammenhang ist die kognitive Fusion. Dieser Denkmodus, bei dem man mit dem eigenen Denken verschmolzen ist und die Gedanken nicht mehr von außen als Gedanken betrachten kann, wird als wenig kontrollierbar erlebt und schränkt die kognitive Flexibilität ein.

Erstes Ziel ist, diesen im Alltag wenig hilfreichen Denkmodus zu bemerken. Die meisten Menschen können beschreiben, wie sich das Denken verändert, wenn sie in Grübelgedanken festhängen. Ausgehend davon kann man den Unterschied zwischen einem fusionierten und einem defusionierten Denkmodus erarbeiten. Tabelle 6 zeigt eine Liste von Merkmalen, die mit einem Patienten erarbeitet wurde, um zu beschreiben, wie sich das Denken in jedem Modus ändert. Oft hilft es, eine Metapher oder ein Bild zu finden, um den Unterschied zu verdeutlichen. Eine Patientin berichtete, dass sich der fusionierte Denkmodus anfühle „wie in einer Müllpresse: Es fühlt sich beengt an, das Denken werde immer enger, bis man vom eigenen Denken erdrückt wird". Sie bemerkte in der Therapie immer wieder: „Oh, meine Müllpresse ist angegangen. Ich wende meine Strategien an, um da herauszukommen."

Tabelle 6: Denkmodi: Merkmale von Fusion und Defusion – Beispiele

Fusionierter Denkmodus	Defusionierter Denkmodus
• Ich bin mit den eigenen Gedanken verschmolzen, verklumpt. • Es ist anstrengend, erschöpfend, bedrängend, erdrückend, vereinnahmend, rigide, absorbierend, gefangen nehmend. • Ich fühle mich im Zentrum der Gedanken. • Die Gedanken versperren meinen Blick auf die Welt. • Als würden die Gedanken Macht haben: Ich denke nicht, ich werde gedacht. • Ich nehme die Realität nicht mehr wahr, es wird immer abstruser. • Eine Spirale, die immer enger wird.	• Ich bin im Hier und Jetzt, wach. • Mein Denken ist klar und fühlt sich lockerer an. • Denken kostet keine Kraft. • Ich kann den Gedanken als Gedanken betrachten. • Ich kann zwischen Gedanken und Realität unterscheiden. • Ich kann meine Gedanken wahrnehmen. • Ich kann meine Aufmerksamkeit steuern. • Es fühlt sich beweglich und steuerbar an.

Zur Visualisierung der kognitiven Fusion eignet sich ein allgemeiner 7-Tage-Monitor in Form eines einfachen Protokollbogens (Arbeitsmaterial 12; vgl. Abb. 47). Die Patientin kann hierauf stundenweise kennzeichnen, ob sie sich überwiegend in einem fusionierten oder defusionierten Denkmodus befindet. Meist tragen Patientinnen alle paar Stunden ein, in welchem Modus sie in den letzten Stunden nach eigener Einschätzung überwiegend waren. Sie erinnern sich dann daran, wann der eine Modus in den anderen „gekippt“ ist, und sind überrascht, dass es so unterschiedliche Denkmodi gibt. Zugleich machen viele sich kleine Notizen oberhalb der Kästchen, die die jeweilige Situation beschreiben, wie „allein in der Wohnung“, „Anruf der Tochter“, um festzuhalten, was im Außen passierte, als sich der Denkmodus veränderte. Wie man sich vorstellen kann, benötigen Patientinnen unterschiedlich viel Unterstützung für diese Aufgabe.

Abbildung 47 zeigt ein Beispiel für einen Monitor eines depressiven, frühberenteten Patienten, der bereits beim Aufwachen mit dem Grübeln begann. Er blieb die meiste Zeit über in seiner Wohnung und dachte über seine Versäumnisse im Leben nach; Kontakte hatte er kaum. So kamen über den Tag verteilt über zehn Stunden in einem fusionierten Grübelmodus zusammen. Problematischerweise führte dieser zirkuläre Prozess zu mehr Hilflosigkeitserleben, negativem Affekt und Rückzug. Unterbrochen wurde dieser fusionierte Zustand durch Aktivitäten, wie Einkaufen oder Essen.

Allein durch die Monitorisierung des fusionierten Zustandes reduziert sich dieser Denkmodus meist schon etwas. Patientinnen bemerken das Grübeln und die Ru-

Arbeitsmaterial 12

7-Tage-Monitor[1]

Name, Vorname: ____________________

Monitor: Grübeln in Stunden

Bitte kennzeichnen Sie jede Stunde, in der das von Ihnen beobachtete Symptom vorwiegend auftrat, indem Sie das entsprechende Kästchen schraffieren.

Wochentag	Uhrzeit																							
Montag	7	8	9	10	11	12	13	14	15	16	17	18	19	20	21	22	23	24	1	2	3	4	5	6
	Summe: 15 Stunden																							
Dienstag	7	8	9	10	11	12	13	14	15	16	17	18	19	20	21	22	23	24	1	2	3	4	5	6
	Summe: 14 Stunden																							
Mittwoch	7	8	9	10	11	12	13	14	15	16	17	18	19	20	21	22	23	24	1	2	3	4	5	6
	Summe: 10 Stunden																							
Donnertag	7	8	9	10	11	12	13	14	15	16	17	18	19	20	21	22	23	24	1	2	3	4	5	6
	Summe: 11 Stunden																							
Freitag	7	8	9	10	11	12	13	14	15	16	17	18	19	20	21	22	23	24	1	2	3	4	5	6
	Summe: 9 Stunden																							
Samstag	7	8	9	10	11	12	13	14	15	16	17	18	19	20	21	22	23	24	1	2	3	4	5	6
	Summe: 7 Stunden																							
Sonntag	7	8	9	10	11	12	13	14	15	16	17	18	19	20	21	22	23	24	1	2	3	4	5	6

1 © Schon Klinik Bad Staffelstein. Abdruck erfolgt mit Genehmigung.

Abbildung 47: Beispiel für einen Grübelmonitor. Die überwiegend mit Grübeln verbrachten Stunden sind schraffiert.

mination früher, sodass es ihnen noch gelingt, den Zustand zu beenden. Die einfache Frage „Ist dieser Denkmodus hilfreich, um aus dem depressiven Zustand herauszukommen?" oder „Hätte es einen Effekt, wenn es Ihnen gelingen würde, weniger Zeit in diesem Denkmodus zu verbringen?", sensibilisiert Patientinnen für die Auswirkungen von Fusion. Viele sind dann daran interessiert, zu erfahren, wie es gelingen kann, in einen achtsameren, defusionierten Denkmodus zu kommen.

8.10.3 Erfassung behavioraler Prozesse

Der allgemeine 7-Tage-Monitor (Arbeitsmaterial 12) lässt sich auch für die Erfassung problematischer Verhaltensweisen einsetzen. Auf behavioraler Ebene interessieren Verhaltensweisen, die im Zusammenhang mit der Psychopathologie stehen. Bei Essstörungen können die eingenommenen Mahlzeiten, Anzahl der Essattacken, Erbrechen oder die Zeit, in der Sport betrieben wird, erfasst werden. Zwangspatientinnen können die Phasen, in denen sie mit Zwangshandlungen beschäftigt sind, erfassen, pathologische Spieler die Zeiten, in denen sie spielen oder im Internet sind. Die behaviorale Komponente ist häufig am einfachsten zu registrieren.

In dem in Abbildung 48 dargestellten 7-Tage-Monitor einer Patientin mit Bulimia Nervosa wurden die Zeiten erfasst, zu denen bulimische Essattacken mit Erbrechen auftraten. Dieser Monitor offenbart das Ausmaß der Problematik der Patientin. Sie verbringt mehrere Stunden am Tag mit bulimischen Essattacken, sodass sie ihren Alltag um diese Episoden herum organisieren muss. Diese Patientin hatte die Symptomatik vor sich und anderen geleugnet, sodass die Visualisierung auch eine Konfrontation und Realitätstestung darstellte.

Neben der Erfassung der Verhaltensweisen erhält man durch ein initiales Monitoring eine Baseline für die Veränderung in der Therapie. Der Effekt von Interventionen müsste sich in einer Reduzierung der mit dem Monitor erfassten problematischen Verhaltensweisen abbilden. Auf diese Weise erhält man auch eine Rückmeldung darüber, ob Strategien eingesetzt wurden und ob sie wirksam sind. Diese Feedbackschleife ist unbedingt notwendig, wenn es in der Therapie um Kompetenzerwerb geht. Ohne konkrete Feedbackschleifen ist es so, als würde man mit verbundenen Augen üben, einen Basketball in den Korb zu werfen. Man würde keine Rückmeldung dazu erhalten, ob man getroffen hat, sich verbessert oder gerade verschlechtert. Auch wenn man noch so intensiv und motiviert trainiert – ohne Feedback zum Ergebnis gibt es keine Entwicklung. Es muss uns in der Therapie bewusst sein, dass unsere Augen und die Augen der Patientinnen „verbunden sind", wenn wir Interventionen ohne explizite Feedbackschleife durchführen.

Bei der oben genannten Patientin war es wichtig, dass der Monitor in der Therapie immer auf dem Tisch in sichtbarer Reichweite lag, um den Fokus auf der rele-

Arbeitsmaterial 12

7-Tage-Monitor[1]

Name, Vorname: ____________________

Monitor: Essattacke mit Erbrechen

Bitte kennzeichnen Sie jede Stunde, in der das von Ihnen beobachtete Symptom vorwiegend auftrat, indem Sie das entsprechende Kästchen schraffieren.

Wochentag	Uhrzeit																								
Montag	7	8	9	10	11	12	13	14	15	16	17	18	19	20	21	22	23	24	1	2	3	4	5	6	Summe: 7 Stunden
Dienstag	7	8	9	10	11	12	13	14	15	16	17	18	19	20	21	22	23	24	1	2	3	4	5	6	Summe: 8 Stunden
Mittwoch	7	8	9	10	11	12	13	14	15	16	17	18	19	20	21	22	23	24	1	2	3	4	5	6	Summe: 6 Stunden
Donnertag	7	8	9	10	11	12	13	14	15	16	17	18	19	20	21	22	23	24	1	2	3	4	5	6	Summe: 5 Stunden
Freitag	7	8	9	10	11	12	13	14	15	16	17	18	19	20	21	22	23	24	1	2	3	4	5	6	Summe: 4 Stunden
Samstag	7	8	9	10	11	12	13	14	15	16	17	18	19	20	21	22	23	24	1	2	3	4	5	6	Summe: 12 Stunden
Sonntag	7	8	9	10	11	12	13	14	15	16	17	18	19	20	21	22	23	24	1	2	3	4	5	6	Summe: 9 Stunden

1 © Schön Klinik Bad Staffelstein. Abdruck erfolgt mit Genehmigung.

Abbildung 48: Beispiel für einen 7-Tage-Monitor, auf dem Zeiten mit bulimischen Essattacken mit Erbrechen schraffiert sind

vanten Zielvariable zu halten und der essstörungstypischen Leugnung und Heimlichkeit entgegenzuwirken. Anfänglich wollte sie den Monitor immer wieder schnell in ihre Tasche stecken. Später fuhr sie immer wieder mit dem Finger über die Zeiten mit bulimischen Attacken und überlegte, wie ihr Leben aussähe, wenn sie die Stunden mit bulimischen Attacken für etwas Sinnvolles nutzen könnte. Das motivierte sie, konkrete Strategien einzuüben, die ihr halfen, sich der Verstärkungsmuster des bulimischen Verhaltens zu entziehen.

8.10.4 Erfassung somatischer Prozesse

Der 7-Tage-Monitor lässt sich nicht nur für kognitive, emotionale und behaviorale, sondern auch für somatische Prozesse verwenden. Auf somatischer Ebene können u.a. folgende, für die Therapie relevante Symptome monitorisiert werden: Gewicht, Schlafdauer, Stuhlgang, Herzrasen, Schmerzen, Schwitzen, Schwindel. Als Standardmonitor ist der Schlaf in Stunden zu empfehlen. Wie im Theorieteil dargestellt wurde, ist der Schlaf ein guter Indikator für den Zustand von biopsychosozialen Regulationsmechanismen. Es gibt kaum eine psychische Störung, bei der der Schlaf nicht beeinträchtigt ist.

Die Nutzung desselben Arbeitsblattes für verschiedene Bereiche erleichtert Patientinnen die Anwendung und hilft ihnen, die erhobenen Werte besser zu vergleichen. Sie können nach konkreten Zusammenhängen gefragt werden, z.B.: Hat die Anzahl der Grübelstunden etwas mit Ihrer Stimmung zu tun? Gibt es einen Zusammenhang zwischen der Anzahl der Stunden allein und der Grübelzeit in Stunden? Welchen Einfluss hat Bewegung auf Ihre emotionale Verfassung? Die Monitore erlauben es den Patientinnen, solche Fragen selbst zu beantworten. In der Regel wissen Betroffene natürlich bereits, dass sozialer Rückzug oder das Verharren in Grübelschleifen depressionsfördernd ist. Anhand eines Wochenprotokolls zu sehen, wie die Stimmung sich verändert und beeinflusst werden kann, kann sie darin unterstützen, ihr Verhalten zu ändern.

9 Phase 2: Prozessbasiertes Diathese-Modell erstellen

Im Verlauf des in Kapitel 8 beschriebenen diagnostischen Prozesses ist eine Fülle von multidimensionalen Prozessinformationen zusammengekommen. Es wurden anamnestische Daten nach relevanten Prozessen durchsucht, Situationsanalysen durchgeführt, der Verlauf der Beschwerdeentwicklung aus einer Metaperspektive im Life Chart angesehen, ein prozessbasierter psychopathologischer Befund erhoben und einzelne Prozessdimensionen mithilfe von Selbstbeobachtungsmethoden erfasst. Auf Basis dieser umfangreichen Daten wurden Kernprozesse der Psychopathologie herausgelesen. Diese Kernprozesse bilden Anforderungssituationen, Vulnerabilitäts- und Reaktionsmechanismen ab. Um die Phase der Datensammlung abzuschließen, werden die auf diese Weise ermittelten Kernprozesse nun in einem prozessbasierten Diathese-Modell der Störung als vorläufiges Störungsmodell fixiert (Arbeitsmaterial 13: Prozessbasiertes Diathese-Modell). Dieses Modell umfasst dann bereits die wichtigsten Störungskomponenten. Die Komponenten des prozessbasierten Diathese-Modells wurden bereits in Kapitel 4.2 beschrieben.

Das in Abbildung 49 dargestellte Diathese-Modell fasst die wesentlichen Kernprozesse einer Patientin mit Anorexia Nervosa und komorbider Depression zusammen. Die Diagnosen wurden den Auswirkungen anderer Probleme wie Schulabbruch oder soziale Isolation gleichgestellt. Damit wird verdeutlicht, dass der Fokus auf der Prozessebene liegt. Die kategoriale Ebene, auf der die Diagnosen nach DSM oder ICD angesiedelt sind, ist nicht bedeutsam. Als problematische *Anforderungen* wurden Entwicklungsaufgaben identifiziert, wie die Annahme des eigenen Selbst (physisch und psychisch), Anforderungen durch das Erwachsenwerden und der Umgang mit der damit verbundenen Unsicherheit. Diese Aufgaben waren für die Patientin aufgrund bestehender *Vulnerabilitätsmechanismen* besonders schwierig: (1) eine geringe Unsicherheitstoleranz, (2) ausgeprägter Perfektionismus in vielen Lebensbereichen und (3) ein negativer, auf sich selbst gerichteter Aufmerksamkeitsfokus. Für diese Patientin war es zentral, die Kontrolle zu behalten. Dafür wendete sie langfristig *problematische Reaktionsmechanismen* in Form von generalisierten Vermeidungsreaktionen bzw. Erlebnisvermeidung an: Auf

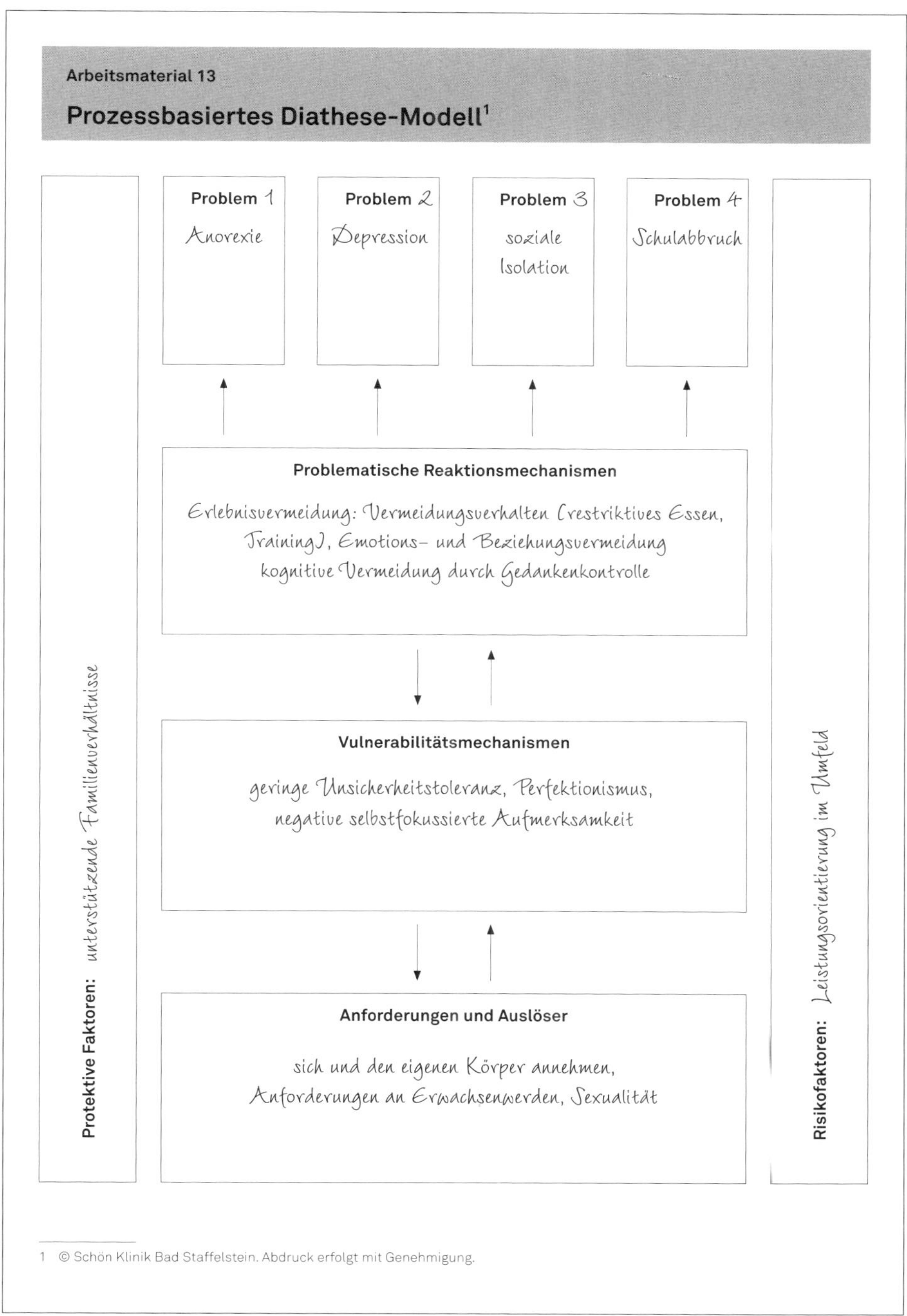

Abbildung 49: Beispiel eines prozessbasierten Diathese-Modells für eine Patientin mit Anorexia Nervosa und Depression

ihren Körper bezogen hielt sie Diäten, reglementierte ihr Essen und teilte dieses in gute und schlechte Nahrung ein und folgte einem täglichen Bewegungsprogramm von 6 bis 7 Stunden. Sie vermied es, Gefühle zu zeigen, lächelte Unsicherheiten und Ängste weg, blieb im Gespräch freundlich-vermeidend und gab nach außen den Anschein, „alles sei fein". Auf die Frage im Erstgespräch, wie viel ihrer seelischen Energie sie benötige, um nichts zu spüren und sich unter Kontrolle zu halten, antwortete sie lächelnd: „Über 90 Prozent, und das halte ich nicht mehr aus".

10 Phase 3: Individuelles prozessbasiertes komplexes Netzwerkmodell entwickeln

Die bisherige diagnostische Arbeit diente als Vorarbeit, um zum Herzstück des prozessbasierten Ansatzes zu kommen: einem individuellen prozessbasierten komplexen Netzwerkmodell der Störung. Im nun folgenden Schritt werden dafür die identifizierten Kernprozesse zusammengefügt.

10.1 Praktisches Vorgehen beim Erstellen eines komplexen Netzwerkmodells

Ein komplexes Netzwerkmodell ist wie ein Puzzle zu verstehen. Die Puzzlestücke sind die einzelnen Elemente des prozessbasierten Diathese-Modells, die nun zu einem stimmigen Bild zusammengesetzt werden.

Für das praktische Vorgehen werden die Anforderungssituationen, Vulnerabilitäts- und Reaktionsmechanismen auf einzelnen (Kartei-)Kärtchen notiert. Die Karten mit diesen Kernprozessen werden dann mit dem Patienten durchgegangen und nach und nach gemeinsam zu einem Netzwerk bzw. Störungsmodell angeordnet. Beginnt man bei einer Auslöse- oder Anforderungssituation, legt man die erste Karteikarte mit dem Auslöser auf den Tisch und fragt: „Was passiert dann?“, „Was löst das aus?“ oder „Wozu führt das?“. Danach legt man die Karten mit den weiteren Vulnerabilitäts- und Reaktionsmechanismen entsprechend dem prozessbasierten Diathese-Modell nach und nach hinzu und fragt jeweils nach den Auswirkungen dieser Reaktion auf die anderen Elemente des Netzwerkes.

Für eine bessere Übersichtlichkeit können für die Vulnerabilitäts- und Reaktionsmechanismen sowie für die Anforderungssituationen verschiedene Kartenformen oder -farben genutzt werden. Auch ist eine unterschiedliche Kennzeichnung von veränderbaren und nicht veränderbaren Prozessdimensionen hilfreich. Das Störungsmodell kann auf einem Blatt Papier aufgezeichnet, mithilfe von Karteikarten visualisiert oder mittels digitaler Zeichenprogramme (z.B. Flowchart-Programme) am PC erstellt werden. Letztere eignen sich besonders für eine flexible Anpassung des Modells.

Neben den Kernprozessen können auf zusätzlichen kleineren Kärtchen bzw. Kästchen weitere Symptome oder Auswirkungen ergänzt werden, um so individuelle Details zu integrieren. Auf diese Weise wird das Modell immer stärker erweitert, und es wird besprochen, wie jede neu hinzugefügte Prozessdimension mit bereits bestehenden Dimensionen Wechselwirkungen erzeugt. Diese Wechselwirkungen werden in Form von Pfeilen dargestellt bzw. eingezeichnet.

Um eine bestimmte Wechselwirkung zwischen einzelnen Elementen im Störungsmodell berücksichtigen zu können, ist es manchmal notwendig, stark vernetzten Prozessdimensionen eine zentralere Position im Netzwerk zu geben, d.h. das entsprechende Kärtchen stärker in die Mitte zu rücken. Sonst ist es nicht möglich, dieses Element über Pfeile mit anderen Elementen des Netzwerkes zu verbinden. Auf diese Weise verändert das Modell immer wieder seine Gestalt, und es werden kleine Unterzentren mit zusammengehörigen Netzwerkelementen sichtbar. Das Netzwerkmodell ist etwas Dynamisches, an dem gemeinsam mit dem Patienten gearbeitet wird und in das die erhobene Datengrundlage der vorangegangenen Erhebungsphasen integriert wird. Da bereits bestimmte Prozesse aussortiert wurden, setzt sich das Netzwerkmodell nur noch aus den relevanten Kernprozessen zusammen.

Wir empfehlen kognitiv-verhaltenstherapeutisch geschulten Therapeutinnen und Therapeuten, sich zunächst an der bekannten Struktur der Funktionsanalyse zu orientieren, d.h. bei Auslösern zu beginnen, Vulnerabilitätsfaktoren zu berücksichtigen und dann die verschiedenen Reaktionen hinzuzunehmen. Dadurch ergibt sich die im folgenden Kasten beschriebene Reihenfolge.

Einzelne Schritte zur Erstellung des individuellen prozessbasierten komplexen Netzwerkmodells

1. Auslösende Situation und ggf. daraus ableitbare internale Anforderung festlegen
2. Hinzunahme der Vulnerabilitätsmechanismen, um die Wechselwirkung mit der Anforderungssituation und ggf. Wechselwirkungen zwischen Vulnerabilitätsfaktoren darzustellen
3. Berücksichtigung der Reaktionsmechanismen
4. Einzeichnen der Wechselwirkungen (Pfeile) zwischen den einzelnen Elementen des Netzwerkmodells
5. Berücksichtigung von zusätzlichen Einflussfaktoren (Kontextfaktoren, protektive Faktoren oder Risikofaktoren)
6. Einbeziehung von Auswirkungen/Konsequenzen der bisherigen Dynamik auf das Netzwerk (weitere Rückkoppelungen, operante Verstärkermechanismen, insbesondere negative Verstärkung)

Es ist nicht wesentlich, die Reihenfolge der beschriebenen Schritte einzuhalten, da dem komplexen Netzwerkmodell eben *kein* lineares Verständnis zugrunde liegt.

Eine Patientin verglich das Vorgehen mit einem Sudoku-Rätsel, bei dem manche Elemente schon vorgegeben sind und man nach der logischen Verbindung zwischen diesen sucht. Auf vergleichbare Weise wird das komplexe Netzwerkmodell Stück für Stück ergänzt, bis es das Erleben des Patienten trifft. Die aufgeführten einzelnen Schritte sind daher eher als Anhaltspunkte anzusehen; man sollte so vorgehen, dass man selbst damit gut zurechtkommt. Wenn man eine Weile mit einem prozessfokussierten Verständnis von Psychopathologie gearbeitet hat, wird man feststellen, dass die Reihenfolge bei der Erstellung des Modells keine Rolle spielt: Dann können Therapeutin und Patient an jeder Stelle einsteigen und den Störungsprozess von dort aus nachverfolgen. Psychopathologie entfaltet sich eher dynamisch und nonlinear – der Störungsprozess hat keinen eindeutigen Anfang und kein eindeutiges Ende.

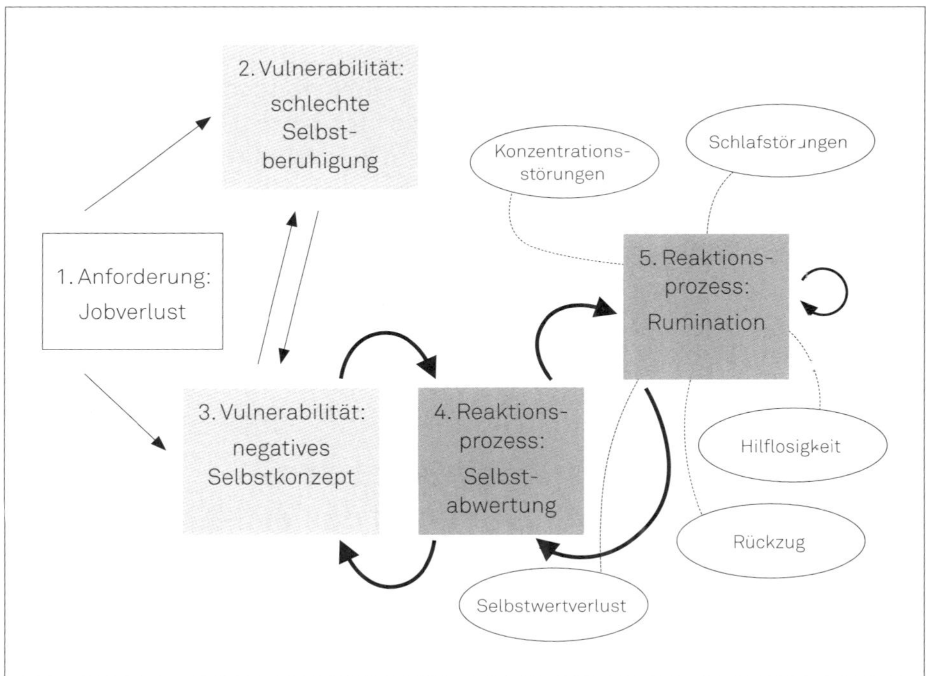

Abbildung 50: Komplexes Netzwerkmodell eines depressiven Patienten mit Vulnerabilitätsmechanismen (hellgrau), problematischen Reaktionsmechanismen (dunkelgrau), Symptomen (Ovale) und Wechselwirkungen (dicke, gebogene Pfeile), die zur Aufrechterhaltung der depressiven Symptomatik beitragen

Zur Veranschaulichung dient das überschaubare Beispiel in Abbildung 50. Dieses zeigt ein Netzwerkmodell eines depressiven Patienten, der nach einem Jobverlust Hilfe aufsuchte. Ausgangspunkt (1) ist der Jobverlust. Dieser wird zum klinisch relevanten Auslöser, da er auf bedeutsame Vulnerabilitätsfaktoren trifft: schlechte Selbstberuhigungsfertigkeiten (2) und ein schon bestehendes negatives Selbstkonzept (3). Vor dem Jobverlust waren diese beiden Dimensionen nicht besonders bedeutsam im Leben des Patienten, da die Anerkennung im Beruf und die Struktur im Alltag negative Auswirkungen dieser Verletzlichkeiten kompensieren konnten. Durch den Jobverlust wurden jedoch diese Vulnerabilitätsmechanismen aktiviert, sodass insbesondere das negative Selbstkonzept zu Selbstabwertungsprozessen (4) führte, die das negative Selbstkonzept bestätigten und verstärkten. Diese Wechselwirkungen werden durch die Pfeile abgebildet. Ein weiterer problematischer Kernprozess ist in diesem Fall der Versuch des Patienten, durch intensives Nachdenken über seine Situation eine Lösung zu finden (5: Rumination). Er geht möglichen Versäumnissen, Schuldgedanken und Ursachen immer wieder auf den Grund. Fehlende Antworten motivieren ihn dazu, noch intensiver nachzudenken, wodurch die Rumination einen selbstverstärkenden Loop bildet. Zum Zeitpunkt der Aufnahme der Therapie hatte das exzessive, unproduktive Ruminieren die Wirkung der Selbstabwertung verstärkt und die depressiven Symptome, wie Hilflosigkeitserleben, Schlafstörungen, Konzentrationsstörungen und Selbstwertverlust, erzeugt. Diese zwei in Abbildung 50 erkennbaren Loops, einerseits der zwischen dem Ruminations- und dem Selbstabwertungsprozess, andererseits der selbstverstärkende Ruminationsprozess an sich, sind der Motor, der die psychische Störung antreibt. Gelingt es, diese Dynamik zu unterbrechen, fällt die Störungsdynamik in sich zusammen. Diese Herangehensweise ist präziser als eine allgemeine Depressionsbehandlung gemäß der Leitlinie, nach der eine medikamentöse Behandlung, Aktivierung und Umstrukturierung negativer Gedanken empfohlen wird.

10.2 Beurteilung der Adaptivität des Netzwerkmusters anhand des erweiterten evolutionären Metamodells

Ist es gelungen, ein Netzwerkmodell der Störung zu entwickeln, kann damit begonnen werden, mit diesem Modell zu arbeiten. Die erste Frage, die sich stellt, ist: Wie adaptiv ist das Netzwerkmodell für den Patienten? Die schnellste Antwort erhält man in der Regel, wenn man den Betroffenen fragt, ob er seinen Umgang mit den Anforderungen jemandem mit ähnlichen Problemen empfehlen könne. Der oben erwähnte depressive Patient könnte beispielsweise gefragt werden: „Ist es sinnvoll, nach einer Kündigung monatelang 5 bis 6 Stunden am Tag über die eigenen Versäumnisse und Fehler nachzudenken und diese zur Bestätigung der eigenen Minderwertigkeit zu verwenden? Würden Sie das allgemein empfehlen?“ Eine Patientin mit Anorexia Nervosa könnte mit Blick auf das Netzwerkmodell gefragt werden, ob sie vor Schülerinnen einen Vortrag halten würde, bei dem sie restriktives Essen empfehlen würde, um Unsicherheiten zu bewältigen, oder Essattacken, um intensive Gefühle loszuwerden.

In Kapitel 6.3 wurden vier verschiedene Prinzipien bzw. Kriterien, die aus der Evolutionstheorie stammen, zur Bewertung der Adaptivität dargestellt (Variabilität, Selektion, Retention, Kontext). Bei der Besprechung des Netzwerkmodells kann die Überprüfung anhand dieser evolutionären Prinzipien mittels sokratischen Dialoges den Betroffenen für die Maladaptivität der eigenen Reaktionsweisen sensibilisieren.

Variabilität. Viele Vulnerabilitätsfaktoren und psychopathologische Reaktionsmechanismen führen zu stärkerer Rigidität, zur Einengung des Reaktionsrepertoires, zu geringerer Kontextsensitivität, zur Abkoppelung von Feedbackschleifen und damit zu einer weniger flexiblen Adaptation auf den einzelnen Systemebenen (Hayes, Monestès & Wilson, 2018). Die Frage, die man sich diesbezüglich beim Betrachten des Netzwerkmodells stellen kann, ist: Ist der aktuelle Umgang mit Anforderungen flexibel oder rigide bzw. einengend? Führt der gewählte Umgang mit Anforderungen zu mehr oder weniger Flexibilität? Fördert er Lernen und Wachstum? Ist er auf erwünschte Zielzustände ausgerichtet oder nur auf die Vermeidung aversiver Konsequenzen? Diese Fragen kann man für alle Systemebenen durchgehen.

Selektion. Bei der Selektion geht es in Bezug auf die Auswahl von Reaktionsstrategien um die Berücksichtigung der Konsequenzen für den jeweiligen Kontext auf der individuellen und sozialen Ebene. Hier lohnt es sich, die folgenden Fragen zu stellen: Welche anderen Reaktionsweisen stehen noch zur Auswahl? Ist die gewählte Reaktion grundsätzlich eine gute Möglichkeit, aber in dieser Situation weniger hilfreich? Wird die Reaktion vielleicht ausgewählt, weil sie in der Vergangenheit wirksam war? Oft ist die Selektion an früheren Erfahrungen ausgerichtet und berücksichtigt Änderungen des Kontextes und auch aktuelles Feedback nicht. Eine traumatisierte Patientin versteckte sich in Triggersituationen, in denen intensive Erinnerungen an ihre Traumata ausgelöst wurden, unter dem Tisch und kauerte dort mit ihren Händen vor dem Gesicht. In Anbetracht der vielen Möglichkeiten, mit einer intensiven Erinnerung umzugehen, handelte es sich um eine stigmatisierende und sehr ungünstige Selektion. Die Patientin lenkte damit die Aufmerksamkeit auf sich und begab sich in eine wehrlose Position, in der ihre kauernde Haltung mit geschlossenen Augen die intensiven Gefühle verstärkte. Durch eine Sammlung von alternativen Reaktionen (u.a. auf einen Schrank klettern) konnte sie für Wahlmöglichkeiten und die Bedeutung einer klugen Selektion ihrer Reaktion sensibilisiert werden, was eine Veränderung des automatisierten Musters ermöglichte.

Retention. Retention bezieht sich darauf, dass ein adaptiver Prozess beibehalten werden kann. Vermeidungsreaktionen sind aus evolutionärer Sicht wenig adaptiv, da sie ständige Aufmerksamkeit und Energie benötigen, um aufrechterhalten zu werden. Vermeidung ist ein sehr anstrengender Prozess. Nicht an etwas zu denken, etwas nicht fühlen zu wollen oder jemandem nicht begegnen zu wollen, erfordert, dass man ständig eine innere Repräsentation von dem, was man vermeiden möchte, aktiviert hält. Das Retentionsprinzip wird dadurch nicht erfüllt. Bei diesem Kriterium geht es darum, zu prüfen, ob die Anforderung wirklich gemeistert oder nur aufgeschoben und mit hohem Energieaufwand vermieden oder umgangen wurde. Dies lässt sich Patienten gut anhand eines Vergleichs mit der Rückhand beim Tennis erklären. Wenn man die Rückhand nicht kann, kann man sich entscheiden, diese zu umgehen und Bälle mit der Vorhand zu schlagen. Das spart den Aufwand und die Energie, die Rückhand einzuüben. Langfristig betrachtet ist das Spielen mit der Rückhand jedoch ggf. energiesparender. Vielen Patienten wird so schnell klar, dass sie zahlreiche Situationen in ihrem Leben umgehen. Sie kommen oft in die Therapie, wenn sie bemerken, dass ihr Lösungsansatz für die Anforderungen kurzfristig wirksam, aber auf Dauer nicht durchhaltbar ist.

Kontext. Evolutionäre Prinzipien sind immer kontextbezogen. Ungünstige Anpassungsreaktionen sind oftmals auf einen Kontext ausgerichtet, den man gerne *hätte,* nicht auf den *tatsächlichen* Kontext. Mit einer Golfmetapher ausgedrückt: Man muss den Ball dort weiterspielen, wo er liegt (z. B. im Wald), und nicht da, wo man ihn gerne hätte oder er liegen sollte (z. B. auf dem Green). Dabei geht es um die Akzeptanz und die realistische Wahrnehmung des Kontextes. Eine Patientin, der gekündigt wurde, nachdem sie ihrem Chef eine ehrliche Rückmeldung gegeben hatte, war verwirrt, weil in der Therapie Ehrlichkeit und Authentizität wichtige Therapieziele waren. Sie und ihr Therapeut hatten die Kontextkomponente jedoch noch nicht integriert. Zur Analyse der Adaptivität bestehender Reaktionsweisen und angestrebter Veränderungen in der Psychotherapie kann das erweiterte evolutionäre Metamodell (Hayes & Hofmann, 2020; Hayes, Hofmann & Ciarrochi, 2020; vgl. Kapitel 6.3; vgl. auch Arbeitsmaterial 14: Beurteilung der Adaptivität; vgl. Anhang) hilfreich sein.

Diese vier Prinzipien können in der psychotherapeutischen Praxis eine Richtlinie darstellen, um adaptive und weniger adaptive Reaktionsweisen voneinander zu unterscheiden. Psychotherapie soll dazu dienen, *flexible, kontextsensitive* Antworten (Reaktionen) auf Anforderungen zu entwickeln und diese im Leben des Betroffenen zu verankern *(Retention).* Patienten werden in der Therapie unterstützt, diejenigen Reaktionsweisen auszuwählen und anzuwenden, die ihnen helfen, ihre Ziele zu erreichen. Diese Ziele basieren auf den persönlichen Werten eines Patienten und führen zu einer Erhöhung der psychischen Stabilität. Dabei werden nicht nur die Auswirkungen des Therapieprozesses für das Individuum betrachtet, sondern auch die zwischenmenschlichen Auswirkungen.

Am folgenden Beispiel einer Patientin mit Anorexia Nervosa soll die Anwendung dieser Prinzipien zur Beurteilung der Adaptivität des anorektischen Verhaltens beschrieben werden. Auf diese Weise wird die Maladaptivität im Hinblick auf die einzelnen System- und Analyse-Ebenen ersichtlich. Als Hilfestellung bei diesem Vorgehen kann Arbeitsblatt 14 (Beurteilung der Adaptivität) genutzt werden, auf dem die vier Prinzipien gemeinsam mit den System- und Analyse-Ebenen in einer Matrix gemäß dem erweiterten evolutionären Metamodell angeordnet sind (vgl. Abb. 51). In manchen Fällen dominiert der Einfluss einer Dimension bzw. Systemebene auf die eingeschränkte Adaptivität. So kann beispielsweise eine starke Fusion auf der kognitiven Ebene sich negativ auf die Variation, Selektion, Retention und Kontextsensitivität auswirken; diese stellt dann die zentrale Interventionsebene dar. Gelingt es in der Therapie, die Fusion aufzulösen, müsste es zu einer Erhöhung der an den Kontext und die eigenen Ziele angepassten Flexibilität kommen. Im folgenden Beispiel einer anorektischen Patientin sind sämtliche Dimensionen stark betroffen und tragen dazu bei, dass stark und andauerndes restriktives Essen selten adaptiv ist. Die Behandlung wird an der Lösung der Fusion mit den Essstörungsgedanken, der Erweiterung der Emotionsregulationsstrategien, der Ausdifferenzierung des Selbstkonzeptes und der Erweiterung des Verhaltensrepertoires ansetzen und dabei stets unterstützen müssen, eine Annäherungsmotivation aufzubauen.

Fallbeispiel

Der Umgang mit den eigenen Gefühlen der Patientin ist wenig flexibel. Die Patientin kann Gefühle nicht gut differenzieren oder emotionale Information nutzen. Sie hat kein flexibles Repertoire, aus dem sie schöpfen kann, um ihre emotionale Reaktion an den Kontext anzupassen. Intensive Gefühle werden vermieden. Die Patientin zeigt ein „false display"; das Weglächeln von Problemen löst diese nicht, sondern führt dazu, dass immer mehr Probleme entstehen, sodass der Energieaufwand dafür, ein relatives Gleichgewicht zu erhalten, stetig zunimmt.

Kognitiv ist die Patientin fast ausschließlich mit rigiden Essstörungsgedanken fusioniert. Der Gedanke „dünn sein macht selbstbewusst" bleibt inflexibel bestehen, auch wenn der Selbstwert mit dem Gewicht weiter abnimmt.

Die Betroffene kann ihre *Aufmerksamkeit* nicht flexibel anpassen, sie bleibt z. B. am Detail hängen, wenn ein breiterer Fokus hilfreich wäre, und kann den Fokus nicht auf hilfreiche Stimuli richten. Der Fokus ist auf Vermeidungsprozesse eingeengt, wie „nicht zunehmen" oder „nicht essen". Die Patientin bleibt mit ihrer Aufmerksamkeit an schädlichen Ruminationsprozessen haften.

In Bezug auf das *Selbst* wirkt die Betroffene „leer" und passiv („nobody home"). Die Patientin schwingt nicht in Situationen mit und kann nicht mit anderen in Verbindung treten. Das Selbst wirkt rigide und eindimensional, es wird zum großen Teil über Figur und Gewicht definiert und ist nicht kontextsensibel.

Das *Verhalten* ist ritualisiert auf die Verhinderung einer Gewichtszunahme ausgerichtet und wenig flexibel. Es findet kaum experimentelles Lernen statt, welches eine Variation des Verhaltens begünstigen könnte. Die Patientin verhält sich vermeidend und passiv.

Die *Motivation* wird von Vermeidungszielen dominiert, die alle anderen motivationale Prozesse überlagern.

Auf der *physiologischen Ebene* zeigt die Betroffene Mangelerscheinungen als Folge der Unterernährung, wie z.B. Kraftlosigkeit, und somatische Folgeerkrankungen. In Bezug auf die *soziale Ebene* wirkt die Patientin nicht mit anderen verbunden. Sie nimmt soziale Prozesse nur eingeschränkt wahr. Sie kann soziale Unterstützung nicht annehmen und ist sozial unsicher.

Nicht immer spielen alle Systemdimensionen bzw -ebenen eine aufrechterhaltende Rolle, so wie dies bei einer Essstörung der Fall ist. Mithilfe der Matrix auf Arbeitsblatt 14 lässt sich herausfinden, ob eine bestimmte Dimension bzw. Ebene der Verarbeitung dafür verantwortlich ist, dass das Netzwerk dysfunktional ist – also viel Energie verbraucht, obwohl es nicht an die Anforderung und den Kontext angepasst ist. Das folgende Beispiel eines depressiven Patienten (vgl. Hayes, Hofmann & Ciarrochi, 2020) zeigt, dass, obwohl alle Systemebenen bzw. -dimensionen durch die Depression betroffen sind, die affektive und kognitive Ebene vor allem für die reduzierte Adaptivität verantwortlich sind (vgl. Abb. 52). Der Betroffene bleibt rigide bei einer Strategie (Grübeln) hängen und vermeidet es, Gefühle zu erleben. Diese Strategie wird global eingesetzt und ist daher nicht kontextsensitiv, zudem benötigt sie ständig Energie.

Fallbeispiel

Ein depressiver Patient ist sehr in seinen Grübelgedanken gefangen und mit diesen fusioniert. Durch die gedankliche Beschäftigung vermeidet er die Wahrnehmung von Gefühlen. Er berichtet von Gefühllosigkeit und emotionaler Taubheit. Seine Aufmerksamkeit dreht sich um diese Gedanken, und er verwechselt sein Denken mit seinem Selbst. Er glaubt, minderwertig zu sein, weil er so über sich denkt und die Minderwertigkeit fühlt. Dies hat Auswirkungen auf die Entwicklung der depressiven Symptomatik und beeinflusst seine Beziehungen und seine Interaktion mit der Umwelt.

Arbeitsmaterial 14

Beurteilung der Adaptivität[1] (erweitertes evolutionäres Metamodell nach Hayes & Hofmann, 2020)

		Variation	Selektion	Retention	Kontext
Systemebenen	Emotion	Vermeidung von Gefühlen	„false display", kein flexibles Repertoire, um Reaktionen an den Kontext anpassen zu können	„Weglächeln von Problemen" führt zu mehr Problemen bei steigendem Energieaufwand	generelles Überspielen von Gefühlen ist wenig kontextsensitiv
	Kognition	Fusion mit inflexiblen Essstörungsgedanken	Übergeneralisierung der Essstörungsgedanken verhindert kontextsensitive Bewertung von Situationen	Patientin erlebt, dass sie immer mehr von den Gedanken absorbiert wird und ihre kognitive Energie ausschließlich für wenig zielführende Gedanken verwendet	Überwertigkeit von Essstörungsgedanken an Figur und Gewicht überlagert den aktuellen Kontext (z. B.: „Wenn ich schlank bin, bin ich selbstsicher, beliebt und habe Kontrolle über mein Leben.")
	Aufmerksamkeit	kann nicht flexibel angepasst werden	–	Fokus ist auf Vermeidungsprozesse gerichtet	Fokus bleibt an Details hängen und kann nicht auf hilfreiche Stimuli gerichtet werden
	Selbst	wirkt rigide, eindimensional, „leer" und passiv („nobody home")	wird zum großen Teil über Figur und Gewicht definiert	–	schwingt nicht in Situationen mit
	Verhalten	stark ritualisiert, kaum Variation durch experimentelles Lernen	an Vermeidungszielen (Gefühle, Gewichtszunahme) ausgerichtet	Essstörungsverhalten weitet sich immer weiter aus und nimmt immer mehr Zeit ein	–
	Motivation	eingeengt auf die Verhinderung einer Gewichtszunahme gerichtet; vernachlässigt	–	Vermeidungsziele erfordern ständige Aufmerksamkeit und damit Energie	verhindert die Wahrnehmung von wertekonformen Annäherungszielen
Analyse-Ebenen	Physiologisch	rigides Muster zerstört flexible Selbstregulationssysteme (Hunger/Sättigung, Emotionsregulation)	Auswahl von überwiegend selbstschädigenden Strategien in Bezug auf den Körper und das Vorenthalten von Kraft- und Energiereserven verursachen zahlreiche somatische Schädigungen	das Körpergewicht ständig unter dem genetisch festgelegten Setpoint-Bereich zu halten erfordert eine ständige Anstrengung und löst Stress aus	die Essstörung erzeugt einen Mangelzustand (verhungern), auf den die Betroffene nicht angemessen reagiert
	Sozial/Kulturell	rigides Muster auf den o. g. Systemebenen verhindert den flexiblen Umgang mit dem sozialen Umfeld	die Einengung auf die Essstörung verhindert den Zugriff auf soziale Unterstützung und verhindert das Gefühl von Verbundenheit entgegen der ursprünglichen Idee, durch Gewichtsabnahme dazuzugehören und sozial kompetenter zu werden	–	überwiegend vom Kontext entkoppelt und mit der Welt der Essstörung verbunden, daher kaum mit anderen Menschen verbunden, kann soziale Unterstützung nicht annehmen und erlebt sich als sozial unsicher

1 © Schön Klinik Bad Staffelstein. Abdruck erfolgt mit Genehmigung.

Abbildung 51: Beispiel für die Beurteilung der Adaptivität des Verhaltens: Patientin mit Anorexia Nervosa

Arbeitsmaterial 14

Beurteilung der Adaptivität[1] (erweitertes evolutionäres Metamodell nach Hayes & Hofmann, 2020)

		Variation	Selektion	Retention	Kontext
Systemebenen	Emotion	Emotionsvermeidung	ausgewählte Strategie funktioniert nicht	benötigt ständig Energie	wenig spezifisch
	Kognition	Fusion mit Grübelgedanken	verstärkt Problematik	Aufwand nimmt zu	Nachdenken als globale Strategie sinnlos
	Aufmerksamkeit	inflexibel auf gedankliche Prozesse gerichtet	–	–	–
	Selbst	Verwechslung von Gedanken mit Selbst: „Ich bin einfach ein nicht so wertvoller Mensch"	–	–	–
	Verhalten	vermeidend	zur Bewältigung ungünstig	aufwendig, energiereich	unspezifisch
	Motivation	Vermeidungsziele	–	–	–
Analyse-Ebenen	Physiologisch	–	–	–	–
	Sozial/Kulturell	–	–	–	–

1 © Schön Klinik Bad Staffelstein. Abdruck erfolgt mit Genehmigung.

Abbildung 52: Beispiel für die Beurteilung der Adaptivität des Verhaltens: Patient mit Depressionen

10.3 Praxisbeispiel

Um die Arbeit mit dem komplexen Netzwerkmodell, dem „Herzstück“ der prozessbasierten Psychotherapie, zu veranschaulichen, wollen wir einen weiteren praktischen Fall vorstellen, in dem das Netzwerkmodell die Grundlage der transdiagnostischen Therapieplanung bildete.

Fallbeispiel: Julia

Ausgangslage. Julia ist eine 19-jährige Kindergärtnerin, die zwei Jahre zuvor von Ihrem Onkel bei einem Campingausflug vergewaltigt worden war. Dieses vor ihrer Familie verheimlichte traumatische Erlebnis hat typische PTBS-Symptome ausgelöst: Intrusionen, Hyperarousal, intensive Gefühle von Scham, Ekel und Angst, Alpträume und Schlafstörungen. Überfordert von ihren Gefühlen und Gedanken, versuchte sie, auslösende Situationen, Nähe und Kontakt zu ihrer Familie und anderen Menschen, Erinnerungen und das Aufkommen von unangenehmen Gefühlen zu vermeiden.

Prozessbasiertes Diathese-Modell. Die Ergebnisse des ausführlichen diagnostischen Prozesses wurden zunächst in einem prozessbasierten Diathese-Modell festgehalten. Dabei wurde als externaler Auslöser die Vergewaltigung ausgewählt, die zu zahlreichen internalen An- und Überforderungen führt, z. B. dem Umgang mit intensiven Gefühlen von Scham, Ekel, Schuld und Angst. Des Weiteren war die Patientin mit den intrusiven Bildern und der emotionalen Daueranspannung überfordert sowie mit der zwischenmenschlichen Anforderung, ein solches Geheimnis mit sich herumzutragen und nicht zu wissen, wie sie mit dem Onkel oder unangenehmen Familiensituationen umgehen soll. Als zentrale Vulnerabilität bestanden bereits vor dem Ereignis sehr negative Selbstschemata mit der Grundannahme, wertlos zu sein, und einer damit verbundenen ausgeprägten Selbstunsicherheit. Als Reaktionsmuster waren vor allem multidimensionale Vermeidungsreaktionen bemerkbar. In ihrer Überforderung hatte die Patientin versucht, die Bilder, unangenehmen Gefühle und bestimmte Situationen zu vermeiden, zu unterdrücken oder auszuhalten. Sie setzte zeitweise Alkohol, Selbstverletzung und exzessives Arbeiten als Bewältigungsstrategien ein, mit dem Ziel, „das Grauen wegzumachen“. Im Verlauf kam es zur Entwicklung eines depressiven Zustandes.

Individuelles prozessbasiertes komplexes Netzwerkmodell. Das auf Basis dieser identifizierten Kernprozesse entwickelte komplexe Netzwerkmodell (vgl. Abb. 53) sieht auf den ersten Blick kompliziert aus. Es bildet aber die tatsächliche Komplexität der Störung ab und reduziert die komorbiden Störungen zugleich auf wenige relevante Prozesse. Zunächst erkennt man im Netzwerkmodell in den hellgrauen Kästchen die typischen Auswirkungen des sexuellen Übergriffs: Intrusionen, Hyperarousal und intensive Gefühle. Man erkennt die

Bewältigungsversuche (weiß), die eher auf eine Vermeidung oder Unterdrückung der unangenehmen Symptome abzielen. Dadurch verstärken diese Prozesse die PTBS-Symptome (gebogene Blockpfeile) und tragen über den sozialen Rückzug zur depressiven Entwicklung bei. Als wichtige Vulnerabilität für beide Störungsbereiche wurde ein negatives Selbstschema identifiziert (Hexagon). Diese Verletzlichkeit machte es Julia besonders schwer, mit dem Erlebten umzugehen und Bewältigungsverhalten zu initiieren, und sie verstärkte zugleich die depressiven Prozesse. Die depressiven Symptome kreisen um die folgenden Dimensionen: negativer Affekt, Rückzug und negatives Denken über sich und die Welt.

Komplexität. An dieser Stelle sollte man als Therapeut vor Komplexität keine Angst haben. Das Erlebte war für Julia tatsächlich viel komplexer als das in Abbildung 53 dargestellte Modell. Die Patientin erlebte dieses Modell als Vereinfachung, da es viele belastende, aber für die Störungsdynamik nicht relevante Details vernachlässigt. Zugleich enthält es individuelle Aspekte, wie Selbstverletzung, Alkoholmissbrauch, Isolation oder Beziehungsstörungen, ohne diesen einen eigenen Krankheitswert zuzuweisen. Indem die Reaktionen in ein übergeordnetes Modell eingebunden werden, erhalten sie im Gesamtkontext eine Logik.

Kerndimensionen. Durch das wiederholte Besprechen von Situationen und deren Einordnung in das Netzwerkmodell war es möglich, den Behandlungsfokus auf zwei wesentliche Kerndimensionen zu beschränken: die globale Vermeidung und das negative Selbstkonzept. Diese zwei sich verstärkenden Dimensionen limitierten Julias Bewältigungsversuche und trugen dazu bei, dass das Traumanetzwerk immer elaborierter wurde und sie zunehmend depressiv machte. Julia konnte die Maladaptivität ihres Umgangs mit dem Trauma leicht wahrnehmen, da sie es selbst als einengend, rigide und energieaufwendig erlebte.

Beurteilung der Adaptivität. Mithilfe der Matrix zur Beurteilung der Adaptivität erkannte diese Patientin die geringe Flexibilität: sie kannte keine alternativen Reaktionsweisen, außer vor unangenehmen Situationen und Gefühlen zu fliehen (Variation und Selektion). Sie äußerte, dass es sie immer mehr Kraft koste, das Leben auszuhalten (Retention), und dies würde alle Situationen im Leben überlagern (Kontext).

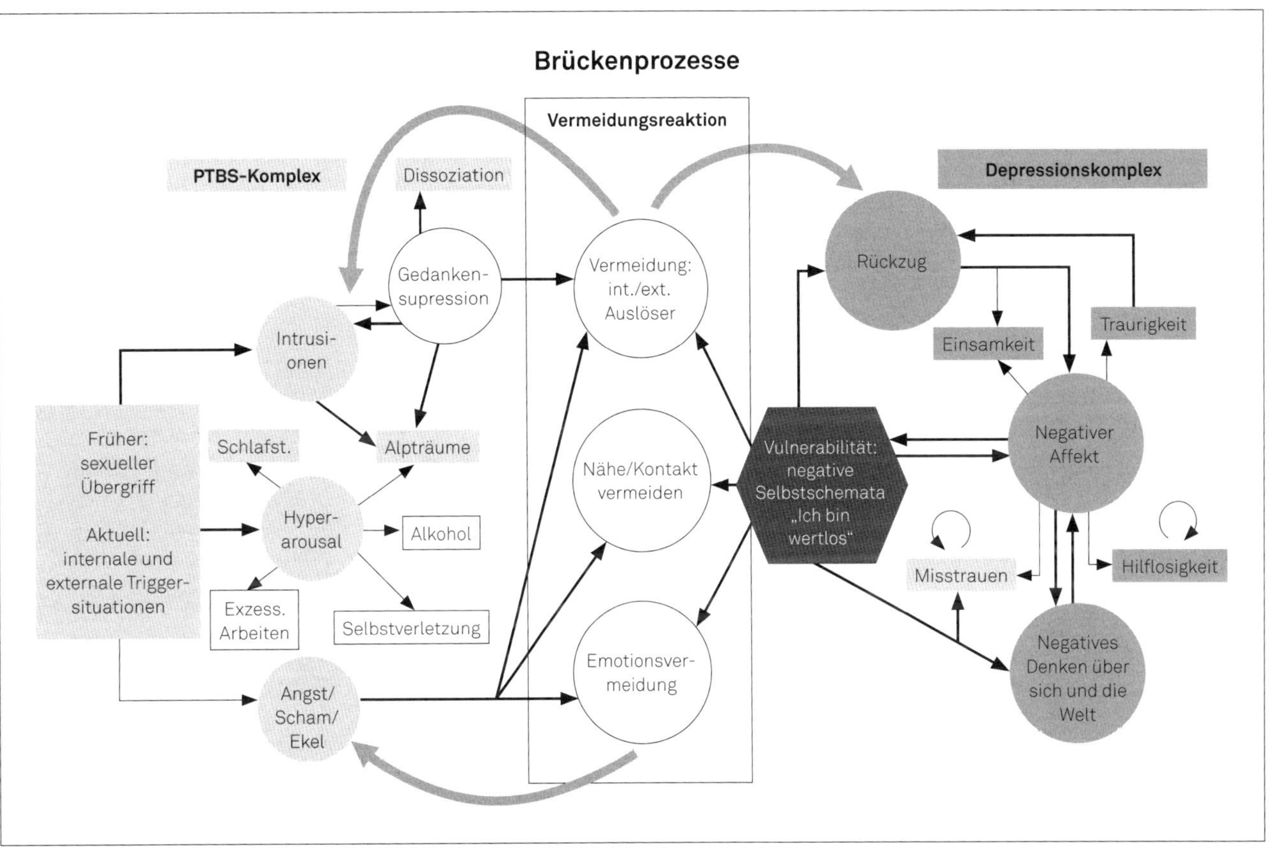

Abbildung 53: Komplexes Netzwerkmodell von Julia (PTBS und Major Depression)

11 Phase 4: Therapieziele definieren und Veränderungsbereitschaft erfassen

11.1 Globale Therapieziele definieren

Wie in jeder Therapie müssen zu Beginn die globalen Therapieziele definiert werden. Wohin geht die gemeinsame Reise? Was soll am Ende dabei herauskommen? Viele Patientinnen wollen, dass es ihnen „besser geht", sie sich „besser fühlen" oder die psychischen Symptome weniger werden. Diese unspezifischen Wünsche sind in der Regel erst der Ausgangspunkt, um konkrete Therapieziele zu definieren. Es reicht nicht aus, keine Symptome mehr haben zu wollen, um die Kräfte eines verfestigten Netzwerkes zu überwinden. Daher ist aus prozessbasierter Sicht die Entwicklung einer attraktiven Vision (Attraktorzustand) im Sinne von „Wie wird Ihr Leben aussehen, wenn die Therapie erfolgreich ist? Was wollen Sie durch die Therapie erreichen?" als übergeordnetes Annäherungsziel wichtig. Dieses Ziel dient sowohl als Kompass für die angestrebte Veränderung als auch als Attraktorzustand, der eine Pull-Motivation entwickeln kann. Eine depressive Patientin könnte äußern, dass sie wieder am Leben teilhaben möchte, sich sozial verbinden und aktiver ihren Interessen nachgehen möchte. Eine Patientin mit Anorexia Nervosa kann den Wunsch haben, sich wieder konzentrieren zu können, um die Schule zu beenden, Energie für ein Studium aufzubringen und irgendwann eine Partnerschaft einzugehen und Kinder und eine Familie zu haben. Wichtig ist, dass diese Ziele keine allgemeinen Floskeln sein dürfen, sondern persönlich wichtige Ziele sind. Die Patientin muss die Therapeutin davon *überzeugen,* dass der neue Zustand ihr ein wirklich wichtiges Anliegen ist.

Fallbeispiel: Julia

Auch Julia wollte zunächst *nur,* dass „die furchtbaren Symptome verschwinden". Sie wolle die Bilder, Erinnerungen und Alpträume loswerden. Auch „die Anspannung solle verschwinden", da sie sonst „verrückt werde". Daher wurde der Zeitrahmen auf eine mittelfristige Zukunft erweitert, mit der Frage: „Wie wollen Sie in einem Jahr auf die Ereignisse zurückblicken, wenn es Ihnen gelungen ist, diese besser zu bewältigen? Wofür lohnt es sich, eine belastende Traumatherapie auf sich zu nehmen?" Daraufhin konnte Julia nach und nach globale Ziele formulieren:

1. „Ich möchte nicht, dass dieses Ereignis mein Leben zerstört. Ich möchte es überleben."
2. „Ich möchte mein Leben weiterleben. Studieren, Freunde haben, wieder Vertrauen in Menschen finden."
3. „Ich möchte meiner Familie und meinen Freunden wieder in die Augen sehen können."
4. Später, im Verlauf der Therapie, kam noch dazu: „Ich möchte mich annehmen können."

Für manche Patientinnen kann eine solche Vision weit weg und unrealistisch sein. In diesem Fall kann man fragen: „Wenn wir nur *eine* Sache verbessern oder ändern können – was wäre das?"

11.2 Veränderungsziele auf Prozessebene definieren

Ausgehend von den globalen Therapiezielen wird als Nächstes mit Blick auf das komplexe Netzwerkmodell gefragt: „Welche dieser Mechanismen auf Prozessebene müssen sich konkret ändern, um die genannten übergeordneten Therapieziele zu erreichen?"

Fallbeispiel: Julia

Bei Julia war es möglich, anhand des komplexen Netzwerkmodells zahlreiche Ansatzpunkte für Veränderungsziele zu finden. Sie konnte das Modell aus einer Metaperspektive betrachten, selbst Überlegungen anstellen und Ziele vorschlagen, wie: „Wenn ich mich nur nicht immer für alles beschuldigen würde" oder „Wenn ich den Mut aufbringen könnte, mit meinen Eltern zu sprechen" oder „Wenn ich über die Ereignisse sprechen könnte, ohne zusammenzubrechen". Aus dieser Distanz konnte sie Lösungen erkennen. Daraus konnten nach und nach konkrete Prozessziele definiert werden:

1. *Abbau des Vermeidungsverhaltens* auf gedanklicher und emotionaler Ebene und im Verhalten bei gleichzeitigem Aufbau von Kompetenzen im Umgang mit unangenehmen Gefühlen und Gedanken. Dadurch sollten die verstärkenden Rückkoppelungen (vgl. die gebogenen Pfeile in Abb. 52) zu den PTBS-Symptomen geschwächt werden.
2. *Lernen, mit Hochanspannung umzugehen* (statt Dissoziation, Alkohol, Selbstverletzung). Schon beim Formulieren von Punkt 1 geriet Julia in eine stark ausgeprägte Hochanspannung und konnte so den Wunsch äußern, dass sie den Umgang damit verbessern wolle.
3. *Expositionsorientierte Traumabearbeitung,* welche die PTBS-Symptome adressiert. Julia wurde klar, dass sie nicht ein Leben lang „einen Deckel auf

das Geschehene halten könne“. Sie erkannte sich in einer PTBS-Metapher wieder, wonach der Versuch, die Gedanken und Gefühle zu unterdrücken, dem Ansinnen ähnelt, ein Leben lang große Wasserbälle unter Wasser halten zu wollen. Eine Konfrontation sollte dabei helfen, Vermeidungsreaktionen abzubauen und eine Neubewertung zu ermöglichen.

4. *Modifikation des negativen Selbstschemas:* Julia entwickelte in der Diagnostikphase ein Bewusstsein für ihre vernichtenden Selbstabwertungen. Sie erschrak regelrecht, wie aggressiv und negativ sie gedanklich mit sich selbst umging. Die negativen Gedankenspiralen zu reduzieren und zu lernen, sich „beizustehen“ und für sich selbst zu sorgen, waren wichtige Lernziele in der Therapie. Es dauerte, bis Julia ihren eigenen Umgang mit sich selbst als limitierenden Faktor für eine Bewältigung sehen konnte. Ihr half die Frage, wie sie mit einem Kind aus ihrem Kindergarten umgehen würde, das sich ihr anvertrauen würde. Würde sie es mit Vorwürfen und Beschimpfungen überschütten und empfehlen, zu versuchen, das Geschehene zu vergessen? Mit dieser Perspektive war es der Patientin möglich, hilfreiche und notwendige Arten des Umgangs mit sich selbst zu formulieren.
5. *Lernen, zwischen Gefahr und Sicherheit zu unterscheiden* (Diskriminationslernen in Bezug auf Trigger: Männer, Nähe, Vertrautheit, Offenheit), um automatisierte Vermeidungsreaktionen zu unterbrechen. Dies zielt auf eine Schwächung der Prozessdimension „globale Vermeidung“ ab sowie auf eine Erhöhung der Kontextsensitivität.
6. *Herstellen von Verbundenheit und Vertrauen* zu sich selbst (Mitgefühl) und anderen (Vertrauen), um das negative Selbstkonzept zu verändern.

11.3 Veränderungsbereitschaft erfassen

Auch wenn die Ansatzpunkte für Veränderung in der Therapie offensichtlich sind, ist während des gesamten Therapieverlaufs eine stabile Veränderungsmotivation erforderlich, die an den angestrebten Veränderungsprozess angepasst ist, um den pathologischen Netzwerkzustand zu überwinden. Eine Patientin mit Anorexia Nervosa beispielsweise kann sich nichts sehnlicher wünschen, als normal zu essen und wieder Kraft und Energie zu haben, die Behandlung wird jedoch Ängste vor dem Zunehmen aktivieren und einen mehrjährigen Bewältigungsprozess mit ungewissem Ausgang erfordern. Der Wunsch, gesund zu werden, reicht daher nicht aus, um eine kontinuierliche Veränderungsreaktion aufrechtzuerhalten.

11.3.1 Aktuelle Position im Motivationskreislauf bestimmen

Wie bereits in Abschnitt 5.3.4 ausgeführt wurde, erfordert die Veränderungsmotivation fünf Transformationsschritte, die durch die Therapie fortlaufend gesteuert werden (vgl. auch Abb. 33 auf S. 107): Die Patientin muss zunächst die eigenen Probleme und Widerstände *erkennen* und sich dafür *entscheiden,* sich entgegen bisherigen Mustern zu verhalten. Diese Entscheidung muss konkret *umgesetzt* werden. Das bedeutet, sich immer wieder zu überwinden, entgegengesetzt zu automatisierten Reaktionen zu handeln und die Veränderung *aufrechtzuerhalten.* Diesen Zyklus durchläuft eine Patientin in jeder Therapiesequenz.

In diesem ständig fließenden Prozess ist es wenig hilfreich zu sagen, dass eine Patientin „motiviert ist". Es muss vielmehr spezifiziert werden, in welcher Motivationsphase sich die Patientin befindet und auf welche Veränderungsdimension sich der Motivationszustand bezieht. Motivation stellt einen Kernprozess von Veränderung dar – eine Mediatorvariable in Bezug auf alle Prozesse, die verändert werden sollen – und sollte daher zu jedem Zeitpunkt der Therapie betrachtet werden. Zudem kann sich die aktuelle Motivationsphase für verschiedene Unterprozesse unterscheiden. Eine Patientin mit einer Essstörung kann sich z. B. dazu *entschließen,* an der Körperschemastörung zu arbeiten, sie kann aber in Bezug auf eine ausreichende Nahrungsaufnahme einen Veränderungsbedarf noch *nicht erkennen (Leugnen),* und sie kann bereits den *Wunsch* nach „Selbstwertstärkung" formulieren. Um die jeweils aktuelle Position im Motivationskreislauf bestimmen zu können, ist es hilfreich, diesen gemeinsam mit der Patientin zu betrachten und zu besprechen. Hierfür kann die erste Seite von Arbeitsmaterial 15 (Veränderungsmotivation; vgl. Anhang) genutzt werden.

Da die Veränderungsmotivation einen für die Therapie zentralen Prozess darstellt, empfiehlt es sich, die Faktoren, die für einen festen Entschluss Voraussetzung sind, explizit zu besprechen. Die Veränderungsbereitschaft wird bestimmt von den Kosten und dem Nutzen (Valenz), der Wichtigkeit (Salienz) einer Veränderung im Verhältnis zum Status quo und der Bewertung der Wahrscheinlichkeit, das Therapieziel zu erreichen (Berking & Kowalsky, 2012). Die zweite Seite von Arbeitsmaterial 15 beinhaltet hierzu entsprechende Fragen, die die Patientinnen für sich klären können.

Für den Therapieprozess ist die Veränderungsmotivation ein Kernprozess. Es entscheidet oft über Erfolg oder Misserfolg in einer Therapie, ob die Patientin behutsam von einer Motivationsphase zur nächsten begleitet werden kann und ob sie sich überhaupt in der dafür erforderlichen Motivationsphase befindet. Ist dies nicht der Fall, ist es die Aufgabe der Therapeutin, dies transparent zu machen und therapeutische Interventionen auszuwählen, die auf eine Förderung des Motivationsprozesses abzielen. Nach dem Motivationsmodell von Prochaska und DiClemente (1983) geht es an dieser Stelle oftmals darum, vom Zustand des noch passiven „Wünschens" (Behandlungsmotivation) zu einem handlungsorientierten „Entschluss" (Veränderungsmotivation) zu kommen.

Es gibt Fälle, in denen Patientinnen ihre Probleme leugnen und diese ausschließlich externalisieren und in der Therapeutin eine Verbündete suchen. Oder Betroffene erkennen ihre Probleme und denken, dass diese Einsicht bereits ausreicht, um etwas zu verändern. Diese Patientinnen kommen über den Zustand des Wünschens nicht hinaus. Sie haben zwar erkannt, dass etwas schiefläuft, und wünschen sich sehnlichst eine Änderung, wie mehr Selbstwert, weniger Angst oder mehr Zeit, aber leiten daraus keinen zielgerichteten Entschluss ab, der einer Veränderung vorausgehen muss.

11.3.2 Kosten-Nutzen-Analyse durchführen

Die Patientin sollte Ihnen als Therapeutin oder Therapeut glaubhaft machen können, dass sie (1) verstanden hat, dass durch Wünschen allein keine Veränderung eintritt, und (2) sie den Nutzen und die Kosten einer Veränderung realistisch einschätzen kann. Weiterhin sollte die Patientin (3) Sie davon überzeugen können, warum die Veränderung für sie persönlich so wichtig ist (Salienz), und (4) eine positive Prognoseschätzung abgeben.

Aussagen wie „es wäre schon schön, wenn ich wieder fröhlicher sein könnte" überzeugen nicht. Darauf reagiere ich (M.S.) mit provokativen Interventionen, indem ich sage: „Ach, Fröhlichkeit wird überschätzt. Sie sind doch jetzt geübt, depressiv zu sein, und kennen es kaum anders. Ich finde, Sie sollten bei dem Konzept bleiben. Oder können Sie mir einen *wirklichen* Grund nennen, die Mühen einer Therapie auf sich zu nehmen?" Damit wird betont, dass eine Veränderung nicht einfach so geschieht, sondern Bereitschaft, Überwindung und Durchhalten erfordert. Der Widerstand, der durch eine solche paradoxe Intervention aufgebaut wird, ist gering im Vergleich zu den Widerständen, die die Person in der Therapie überwinden muss. Nicht selten antworten Patientinnen auf eine solche Provokation etwa: „Ja, vielleicht haben Sie recht. Das sage ich mir auch immer, und es wird sich sowieso nichts ändern". Es macht dann keinen Sinn, diese tiefe Überzeugung zu übergehen und die Interventionsplanung fortzusetzen.

Stattdessen sollte eine weitere Motivationsklärung in Form einer Kosten-Nutzen-Analyse erfolgen. Zu diesem Zweck kann Arbeitsmaterial 16 (Kosten-Nutzen-Analyse für die Behandlung; vgl. Anhang) genutzt werden. Die darin enthaltenen Fragen (vgl. auch Tab. 7) legen den Nutzen, aber auch die Kosten einer Veränderung offen. Auf diese Weise kann geprüft werden, ob die Veränderungsmotivation ausreicht, um die zu erwartenden negativen Konsequenzen (Kosten) tolerieren und so das langfristige Ziel erreichen zu können. Eine solche Kosten-Nutzen-Analyse kann dazu beitragen, den Entscheidungsprozess in Bezug auf die angestrebte Veränderung durch eine Behandlung (Therapie) zu stärken, und so Veränderungsmotivation erzeugen.

Fallbeispiel: Julia

Julia befand sich in Bezug auf die Veränderung der Vermeidung hin zu aktiver Bewältigung zunächst in der Phase des „Wünschens“: Die Symptome sollten verschwinden. Bei der Besprechung realistischer Ziele wurden ihr die Kosten bewusst: „Ich kann niemals meinem Vater erzählen, was passiert ist“ oder „Ich ertrage die Erinnerungen nicht. Ich werde dann verrückt und lande in der Psychiatrie“. Bei der Arbeit mit dem Motivationskreislauf konnte sich Julia im Stadium des „Wünschens“ einordnen, sodass wir uns zunächst mit der Entwicklung eines „Entschlusses“ beschäftigten, ehe mit Interventionen begonnen wurde. Hierfür beschäftigte die Patientin sich mit den Kosten, dem Nutzen und der Wichtigkeit, ihre globalen Ziele zu erreichen (Kosten-Nutzen-Analyse).

Tabelle 7: Kosten-Nutzen-Analyse für die Behandlung

	Vorteile/Nutzen	Nachteile/Kosten
Bisheriger Umgang mit den Anforderungen	• Welche erwünschte Wirkung wird durch den aktuellen Umgang erzielt? • Welche negativen Auswirkungen werden aktuell verhindert? • Welche anderen Vorteile hat der Status quo?	• Was wird dadurch ebenfalls verhindert? Was entgeht mir dadurch? • Welche Nachtteile hat der Status quo auf lange Sicht? • Welche Nebenwirkungen hat der aktuelle Umgang mit meinen Problemen?
Durch die Therapie angestrebter Umgang mit den Anforderungen	• Welche Vorteile werden erhofft? • Welche Auswirkungen hätte eine Änderung insgesamt? • Wofür lohnt es sich, sich voll und ganz auf die Therapie einzulassen?	• Welche Nachteile befürchte ich? • Welche Probleme entstehen dadurch? • Was fürchte ich in der Therapie? • Womit muss ich mich dann auseinandersetzen?

11.3.3 Art und Dauer der Veränderungsmotivation bestimmen

Auch im Alltag sind die Art und Dauer der Veränderungsmotivation davon abhängig, was man verändern möchte. Möchte ich Sperrmüll, der schon jahrelang bei mir im Keller liegt, zum Wertstoffhof bringen, muss ich von der Phase des jahrelangen Wünschens in die konkrete Entschlussphase wechseln, die es mir erlaubt, in die konkrete Umsetzungsphase zu gelangen. Das Schwierige ist, aus der Precontemplationsphase herauszukommen und einen Entschluss für eine einmalige Handlung zu treffen.

Nehme ich mir dagegen vor, Gitarre spielen zu lernen, funktioniert diese Methode nicht. Ich kann mich nicht entschließen, Gitarre spielen zu wollen, mich überwinden und dann Gitarre spielen. Dieses Ziel erfordert es, über Jahre hinweg regelmäßig Unterricht zu nehmen und zu üben. Während im ersten Beispiel eine kurze Motivationsphase mit hoher Überwindung nötig ist, erfordert die zweite Situation, die Veränderungsmotivation über einen langen Zeitraum aufrechtzuerhalten. Die Abbildungen 54 bis 56 bilden den Veränderungsprozess anhand des Berg-und-Tal-Modells (vgl. Kap. 3.6) ab und verdeutlichen durch diese Visualisierung die unterschiedlichen Anforderungen an den Motivationsprozess.

Abbildung 54 zeigt den Verlauf einer Angstbehandlung mittels Expositionstherapie. Man sieht eine steil verlaufende, aber zeitlich kurze Veränderungsphase. Die Motivation muss punktgenau für die Expositionen da sein und den Patienten ausreichend dazu befähigen, in den Expositionssituationen zu bleiben. In der Therapie motivieren wir Patienten dazu, die Bereitschaft zu entwickeln, sich auf das Therapierational der Exposition einzulassen.

Anders sieht es aus, wenn es sich bei dem zu verändernden Kernprozess um ein rigides, negatives Schema handelt. Die Motivation, die für die Anwendung einer Affirmationstechnik zur Modifikation eines Schemas erforderlich ist, muss beständiger und langanhaltender sein als die für eine Expositionsbehandlung (vgl. Abb. 55) – eher vergleichbar mit der Motivation, die man benötigt, um ein Instrument zu lernen. Ein starker Wille, etwas zu ändern, reicht nicht aus. Die Veränderung geschieht langsam und über einen langen Zeitraum. Die Veränderungsmotivation muss daher über Strukturen und Gewohnheiten abgesichert werden, sonst geht dem Betroffenen bis zum Tipping Point, an dem die Veränderung verankert ist, die Kraft aus. Aus Netzwerkperspektive handelt es sich hier um eine graduelle Änderung von Netzwerkverknüpfungen.

Schließlich zeigt Abbildung 56 die Gewichtsentwicklung bei der Behandlung einer Anorexia Nervosa. Der Bewältigungsprozess wird realistischerweise Jahre dauern. In diesem Fall wird eine Veränderungsmotivation benötigt, die dazu führt, dass täglich über einen sehr langen Zeitraum Strategien und Techniken angewendet werden (z.B. Essprotokolle, feste Mahlzeitenstruktur). Willensanstrengung und eine einmalige Bereitschaft zur Veränderung sind hier nicht ausreichend. Anders als bei den vorherigen Beispielen gibt es keinen Tipping Point, sondern einen Setpointbereich. Dies ist der individuelle Gewichtsbereich einer Person bei regelmäßiger und ausreichender Ernährung; in diesem biologisch angelegten und für das Individuum gesunden Bereich stellt sich ein selbstregulatives Essen, das sich nach Hunger und Sättigung richtet, ein. In der Behandlung einer Anorexie wird die Gewichtsphobie mit zunehmendem Gewicht jedoch zunächst stärker, gleichzeitig nimmt der Leidensdruck durch das Untergewicht ab. Das Abbruchrisiko steigt mit

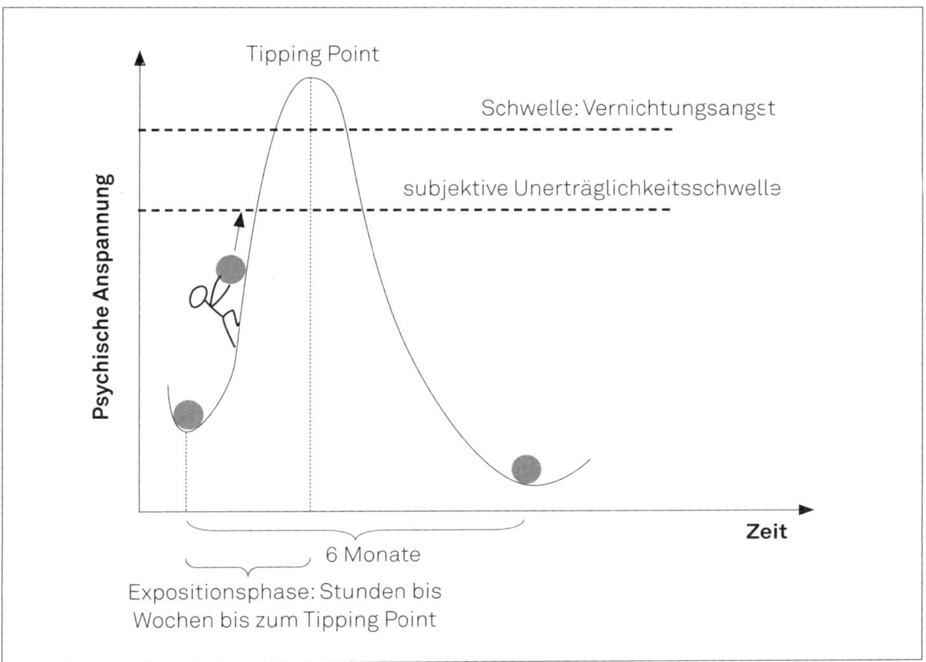

Abbildung 54: Schematischer Veränderungsverlauf bei einer Angstbehandlung. Eine Expositionsbehandlung erfordert eine kurze, aber sehr starke Bereitschaft zur Veränderung mit einem festen Entschluss für eine konkrete Intervention.

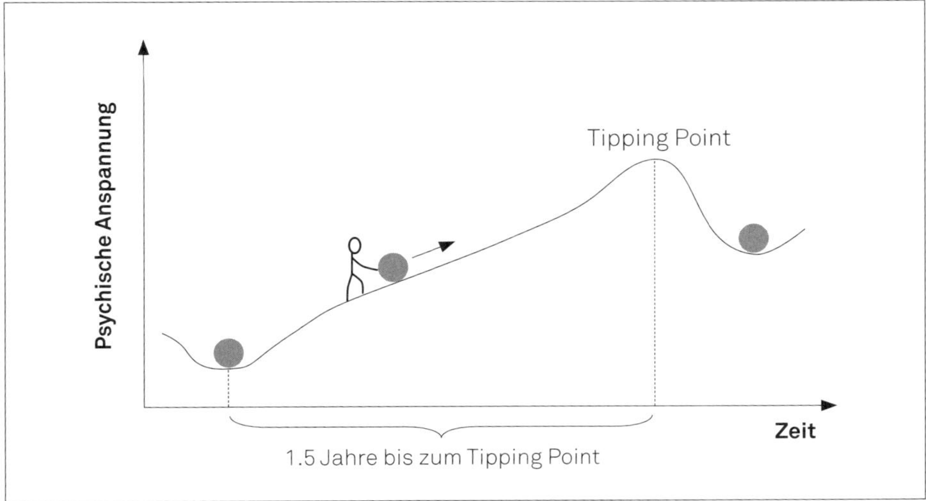

Abbildung 55: Schematischer Verlauf bei der Veränderung von dysfunktionalen Selbstschemata mittels Affirmationen. Der Veränderungsprozess bin hin zum Tipping Point verläuft über einen längeren Zeitraum.

zunehmendem Erfolg der Therapie, weil es schwerer wird, eine Veränderungsmotivation aufrechtzuerhalten. Der terrassenförmige Verlauf in Abbildung 56 bildet ein intervallbasiertes therapeutisches Vorgehen ab und spiegelt gleichzeitig den schrittweisen Umbau des Essstörungsnetzwerkes wider. Dieser Umbau geschieht in Etappen, bei denen die Betroffenen immer wieder Plateaus erreichen, auf denen sich die neue Struktur stabilisieren kann, bevor ein neuer Zielzustand angestrebt wird, der eine erneute Destabilisierung erfordert. Für jede Etappe muss die spezifische Veränderungsmotivation erneut aufgebaut werden, und die Patientinnen müssen darauf vorbereitet werden, dass es nicht sehr bald zu einer Entlastung kommen wird, wie dies bei anderen Veränderungsprozessen der Fall ist. Eine psychische Entspannung ist erst im Setpoint-Bereich zu erwarten.

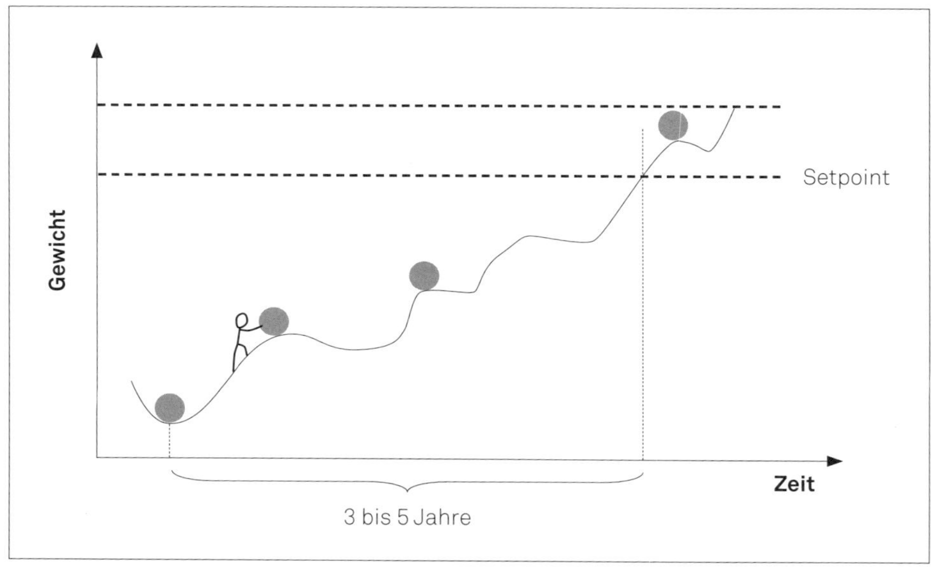

Abbildung 56: Schematische Gewichtsentwicklung in der Behandlung von Anorexia Nervosa. Zur Steigerung und Stabilisierung des Gewichts ist eine langanhaltende Veränderungsmotivation für Bewältigungsprozesse über Jahre hinweg erforderlich. Motivationsprobleme können sich durch die Dauer der Therapie ergeben sowie durch die mit dem Gewicht steigende psychische Anspannung. Die Anspannung reduziert sich erst ab dem Setpoint.

11.3.4 Prognoseeinschätzung als limitierender Faktor der Veränderungsmotivation

Schließlich ist die subjektive Prognose der Zielerreichung ein entscheidender Faktor, um einen Entschluss zu ermöglichen. Dazu muss der Patient wissen, für welche Veränderung er sich entschließt. Gilt der Entschluss für eine kurze Exposition oder für eine Veränderung, die er täglich in seinem Leben umsetzen möchte?

Auch wenn der Entschluss für eine Veränderung gefallen ist, ist die Einschätzung der Erfolgserwartung wichtig, um tatsächlich aktiv zu werden. An einem Beispiel erklärt: Man nimmt nicht Anlauf, um über einen Bach zu springen (um auf eine grünere Wiese zu gelangen), wenn man nicht davon überzeugt ist, die Distanz zu schaffen. Ist die Prognoseeinschätzung dafür nicht groß genug, dann wird man den Versuch vorher abbrechen. Bleibt man bei dem Bild „über den Bach springen", würde man vermutlich erst dann springen, wenn die Erfolgsaussicht sehr hoch ist (z. B. über 85 %). Die im folgenden Kasten abgebildete Skala kann zur Prognoseeinschätzung *sowohl* durch den Patienten *als auch* durch den Therapeuten genutzt werden (vgl. auch Arbeitsmaterial 15, auf dem die Prognose durch den Patienten und den Therapeuten eingeschätzt werden kann).

Prognoseeinschätzung

Glauben Sie, dass Sie die Therapieziele mit der vorgeschlagenen Methode erreichen? Wie hoch schätzen Sie die Wahrscheinlichkeit ein (0 bis 100 %)?

0 % ------- 25 % -------- 50 % -------- 75 % -------- 100 %

Dieser Aspekt wird manchmal übersehen. Wenn die Kosten-Nutzen-Rechnung eindeutig für eine Veränderung spricht, aber der Betroffene keine Erfolgswahrscheinlichkeit sieht, wird er den Veränderungsprozess nicht beginnen. Dies ist bei ausgeprägter Demoralisierung nach vielen Therapien oder bei chronisch depressiven Patienten häufig der Fall.

Fallbeispiel: Julia

Vor dem Hintergrund ihrer negativen Selbstschemata war Julia zu Beginn der Therapie ebenfalls pessimistisch. Sie habe gelesen, man bleibe nach einem Trauma immer ein „seelisches Wrack". In der Tat verfügte Julia jedoch über zahlreiche Ressourcen (Intelligenz, Flexibilität, Beziehungsstärke, familiären Rückhalt), und sie zeigte ein gutes Verständnis für das Therapierational. Das Problem war also nicht der Mangel an Kompetenzen, sondern der Mangel an Zutrauen zu sich selbst und die geringe Wertschätzung der eigenen Person. Um diesen Punkt zu verdeutlichen, wurde eine Prognoseeinschätzung vorgenommen. Julia war zu diesem Zeitpunkt bereits optimistischer, aber schätzte die Prognose mit einer Wahrscheinlichkeit von 65 % ein, von therapeutischer Seite wurde die Erfolgswahrscheinlichkeit mit 85 % eingeschätzt. Durch die Besprechung der Diskrepanz konnten noch einige Fehlannahmen von Julia korrigiert werden, sodass es möglich war, ihre Einschätzung auf 80 % zu erhöhen.

An diesem Punkt kommt es manchmal vor, dass man aus therapeutischer Sicht tatsächlich wenig Hoffnung hat und daher von einer geringen Erfolgswahrscheinlichkeit ausgeht. Wenn man diese Einschätzung konkret begründen kann, sollte dies transparent besprochen werden. Ist die Erfolgswahrscheinlichkeit gering, heißt das nicht, dass man auf eine Therapie verzichten muss; unter Umständen müssen jedoch die Therapieziele überarbeitet werden. Das Ziel eines chronisch depressiven Patienten könnte dann die Verhinderung einer weiteren Verschlechterung, ein verbesserter Umgang mit depressiven Symptomen, der Aufbau eines Unterstützungsnetzwerkes oder einfach nur die Verhinderung eines Suizids sein.

12 Phase 5: Interventionen auswählen und umsetzen

12.1 Auswahl von Interventionen

Nachdem die relevanten Kernprozesse für die Aufrechterhaltung der Störungsdynamik identifiziert und Veränderungsziele auf Prozessebene mithilfe des komplexen Netzwerkmodells der Störung definiert wurden, können Interventionen ausgewählt und umgesetzt werden. Ansatzpunkte hierfür bieten die problematischen, aufrechterhaltenden Reaktionsmechanismen.

12.1.1 Wirkfaktoren definieren

An dieser Stelle ist es in der prozessbasierten Therapie wichtig, ausgehend vom individuellen Netzwerkmodell die erwünschte Wirkung der Therapie zu definieren: Welche Wirkung möchte man erzielen, um das Netzwerk zu verändern? Hat man ein individuelles Netzwerkmodell erstellt, bei dem die Fusion mit dysfunktionalen Gedanken (z. B. „ich werde abgelehnt") zentral für die Ausbreitung von depressiogenen Mustern verantwortlich ist (z. B. Rückzug, Vermeidungsverhalten, Selbstwertverlust), wird man die Defusion von diesen Gedanken als Wirkfaktor definieren. Die Hypothese, die der weiteren Therapieplanung zugrunde gelegt wird, lautet: Wenn es gelingt, die Fusion mit dem dysfunktionalen Gedanken zu verringern, dann müsste sich dies auf die anderen depressiven Symptome günstig auswirken, und es müsste zu einer Reduktion des Vermeidungsverhaltens, des Rückzugs und zu einer Verbesserung des Selbstwertes kommen. Sind Therapeutin und Patient von dieser Wirkungserwartung überzeugt, kann überlegt werden, mit welcher konkreten Intervention diese Wirkung erzielt werden kann. Man könnte Defusionsstrategien einüben oder die Gedanken kognitiv umstrukturieren. Für den Erfolg der Intervention entscheidend ist, dass Konsens zwischen Therapeutin und Patient herrscht bezüglich der Wirkzusammenhänge und damit über das gemeinsame Störungs- und Therapierational. Versteht der Patient den Wirkmechanismus (z. B. spezifische Fusion bedingt Depression) nicht oder glaubt nicht an die Wirkung der Defusion, ist die Durchführung von Interventionen nicht erfolgversprechend.

Tabelle 8 fasst die von Kazantzis et al. (2018) in einem umfangreichen Review von Metaanalysen identifizierten evidenzbasierten Wirkfaktoren zusammen. Es handelt sich dabei im Prinzip um eine überschaubare Anzahl von Therapiestrategien, die man als Therapeutin in personalisierte Interventionen übersetzen muss. Diese Zusammenstellung findet sich auch auf Arbeitsmaterial 17 (vgl. Anhang).

Tabelle 8: Evidenzbasierte Wirkfaktoren in der Psychotherapie (Kazantzis et al., 2018)

Systemebene	Wirkfaktoren
Therapieprozess (Veränderungsprozess)	
Kognitive Prozesse	• Decentering (z. B. Defusion, Achtsamkeit, Detached Mindfulness) • Aufmerksamkeitsfokus
Kognitionen	• Umbewertung • Reframing • Selbstwirksamkeitserwartung erhöhen • Outcome-Erwartung
Verhalten	• Konfrontation • Verhaltensaktivierung
Emotionsregulation	• Akzeptanz
Motivation	• Ziele • Werte
Sitzungsprozess (Therapeutische Interaktion)	
–	• therapeutische Beziehung (Allianz) • Ziel-Konsensus und Kollaboration • Feedback zum Therapieverlauf • Hausaufgaben

12.1.2 Interventionen zur Veränderung der Kernprozesse auswählen

Es existiert eine Reihe etablierter und empirisch validierter Therapiemethoden und -verfahren, die sich gezielt für die Veränderung der in Kapitel 5 angeführten Kernprozesse einsetzen lassen. Die von der Inter-organizational Task Force on Cognitive and Behavioral Psychology Doctoral Education (Klepac et al., 2012) benannten Standardmethoden sind in Tabelle 9 den Kernprozessen der Psychopathologie bzw. den entsprechenden Systemebenen, auf denen diese angesiedelt sind, zugeordnet (die Tabelle findet sich auch auf Arbeitsmaterial 18; vgl. Anhang).

Mit dieser Gegenüberstellung soll verdeutlicht werden, dass die empirisch gut validierten Methoden für eine prozessbasierte Psychotherapie nicht neu erfunden werden müssen. Vielmehr bestätigt die Zusammenfassung der Taskforce, dass die angewendeten und für wichtig befundenen Interventionen die Kernprozesse von Psychopathologie adressieren.

Tabelle 9: Psychotherapeutische Standardverfahren für gezielte Interventionen (nach Klepac et al., 2012) bei Kernprozessen von Psychopathologie (vgl. auch Hofmann & Hayes, 2018)

Kernprozesse der Psychopathologie (nach Systemebene)	Psychotherapeutische Standardverfahren
Somatische Regulationsprozesse	• Anspannungsreduktion
Behaviorale Prozesse	• Kontingenz-Management • Stimulus-Kontrolle • Shaping • Self-Management • Expositionstherapien • Verhaltensaufbau und -aktivierung • Verhaltenstrainings
Emotionsregulationsprozesse	• Coping und Emotionsregulation (auch Exposition) • Akzeptanz
Kognitive Prozesse	• Problembewältigungstherapie • Aufmerksamkeitslenkung • Kognitive Neubewertung • Modifikation von Grundannahmen • Defusion • Werteklärung
Soziale und interpersonelle Prozesse	• Training interpersoneller Fertigkeiten
Multidimensionale Konstrukte	• Achtsamkeitstraining • Motivationsaufbau • Krisenbewältigung und Suizidalitätsmanagement

Die Durchführung der Interventionen unterscheidet sich im prozessbasierten Ansatz nicht vom Standardvorgehen anderer evidenzbasierter Verfahren, wie der kognitiven Verhaltenstherapie. Wesentlich sind das prozessbasierte diagnostische Fundament und die Verbindung von Prozesszielen mit evidenzbasierten Wirkfaktoren, für die man auf bewährte Interventionsmethoden zurückgreift.

Ob ein problematischer Prozess für die Störungsdynamik relevant und damit Ziel therapeutischer Interventionen ist, muss im Einzelfall mithilfe des gemeinsam erstellten komplexen Netzwerkmodells entschieden werden. Beispielsweise kann Vermeidungsverhalten in vielen Fällen maladaptiv und zentral für die Aufrechterhaltung einer Störung sein. In anderen Fällen kann das Vermeidungsverhalten nur einen geringen oder keinen Einfluss auf die Störungsentwicklung haben oder sogar sinnvoll sein. Viele Menschen gehen bestimmten Situationen aus dem Weg, ohne dass sich das Vermeidungsverhalten generalisiert oder zu (weiteren) psychischen Symptomen beiträgt. Nur wenn das Vermeidungsverhalten eine Dynamik erzeugt, die in einen anhaltenden psychopathologischen Zustand mündet, ist die Reaktion maladaptiv. Ist dies nicht der Fall, muss dieser Prozess in der Interventionsplanung nicht berücksichtigt werden.

Die Auswahl von Interventionen richtet sich im prozessbasierten Ansatz (1) nach den Auswirkungen des Prozesses für die Aufrechterhaltung der Psychopathologie und (2) danach, ob sie dem Ziel dient, das globale Therapieziel des Patienten zu erreichen.

Fallbeispiel: Julia

Im Fall der traumatisierten Julia wurden für die in der Therapie formulierten Prozessziele die in Tabelle 10 genannten Interventionen ausgewählt.

Tabelle 10: Kopplung der Prozessziele an konkrete Interventionen

Prozessziele	Konkrete Interventionen
Abbau des Vermeidungsverhaltens	• Vermeidungsverhalten erkennen, Selbstbeobachtungsbögen • Sammeln von vermiedenen Situationen • Erläutern: Expositionsrational • Expositionen durchführen
Lernen, mit Hochanspannung umzugehen (statt Dissoziation, Alkohol, Selbstverletzung)	• Anspannungsmonitorisierung • Anspannungsregulationstechniken (z. B. Verankerungstechniken, Atemtechnik, Defusionstechniken) • Dissoziationen erkennen und beenden (Ampeltechnik)
expositionsorientierte Traumabearbeitung	• Traumabearbeitung mittels IRRT-Methode (Imagery Rescripting and Reprocessing Therapy)
Modifikation der negativen Selbstschemata	• kognitive Umstrukturierung und Defusion • Arbeit mit dem überdauernden Selbst

Tabelle 10: Fortsetzung

Prozessziele	Konkrete Interventionen
Lernen, zwischen Gefahr und Sicherheit zu unterscheiden	• Diskriminationslernen in Bezug auf Trigger: Männer, Nähe, Vertrautheit, Offenheit
Herstellen von Verbundenheit und Vertrauen zu sich (Mitgefühl) und anderen (Vertrauen)	• Entwicklung und Einübung einer Selbstmitgefühls-Affirmation

12.1.3 Abfolge der Interventionen

Die Reihenfolge, in der man die Interventionen durchführt, ist ebenfalls Ergebnis therapeutischer Überlegungen. Auch hier hilft die Arbeit mit dem komplexen Netzwerkmodell, um die Auswirkungen von Interventionen vorherzusagen. Grundsätzlich erweisen sich erfahrungs- und verhaltensbasierte Interventionen (Expositionen, Verhaltenstrainings) wirksamer als rein kognitive Methoden. Des Weiteren ist die Auswahl der Interventionen von der Therapiephase abhängig. In der Anfangsphase der Therapie stehen Interventionen im Vordergrund, die zur Problemerkennung und zum Motivationsaufbau beitragen (z.B. Selbstmonitoring, Kosten-Nutzen-Analyse, Zielklärung). Als Nächstes sind Interventionen sinnvoll, die dem Patienten helfen, eine Metaebene einzunehmen, d.h. einen Schritt zurückzutreten und ein Problemverständnis zu entwickeln. Erst wenn eine Übereinstimmung bezüglich des Störungsverständnisses und des Therapierationals besteht, werden Interventionen ausgewählt, die Veränderung erzeugen. Zusätzlich können motivationale Aspekte, Sicherheitsaspekte und praktische Überlegungen Einfluss auf die Auswahl von Interventionen haben und somit eine ständige flexible Anpassung des therapeutischen Prozesses erfordern, um die therapeutische Strategie der individuellen Situation anzupassen.

12.1.4 Störungsnetzwerk schwächen oder Bewältigungsnetzwerk stärken?

Aus der Netzwerkperspektive besteht der Veränderungsprozess in der Psychotherapie darin, dass man ein etabliertes Störungsnetzwerk schwächt und gleichzeitig ein adaptiveres Bewältigungsnetzwerk stärkt. Ein Traumanetzwerk beispielsweise lässt sich schwächen, indem automatisierte Verbindungen zwischen Auslösesituationen und Intrusionen, Hyperarousal und Vermeidung durch konfrontative Interventionen gelöst werden. Damit wird das Störungsnetzwerk destabilisiert. Dieser destabilisierte Zustand wird genutzt, um adaptive Verknüpfungen zu etablieren.

Hierzu lassen sich Interventionen einsetzen, die dazu dienen, die Patientin im Hier und Jetzt zu verankern, Diskriminationslernen anzuwenden, Selbstmitgefühl zu entwickeln und Emotionsregulationsstrategien für Hochanspannung einzusetzen.

Wichtig erscheint, dass der Prozess der Destabilisierung des bestehenden Netzwerkes und des Aufbaus eines alternativen Netzwerkes Hand in Hand gehen. Es nützt nichts, ein pathologisches Netzwerk zu destabilisieren, ohne an einer Alternative zu arbeiten. Umgekehrt ist es nicht möglich, ein alternatives Netzwerk aufzubauen, ohne das pathologische Netzwerk zu destabilisieren. Aus der Netzwerkperspektive wird deutlich, dass der Veränderungsprozess eine Phase der Instabilität durchläuft. Das ist insofern problematisch, da man als Therapeutin einem Patienten, der sich ohnehin an der Belastungsgrenze befindet, erklären muss, dass er sich auf eine größere Instabilität gefasst machen muss. An dieser Stelle möchten wir auf Kapitel 3.5 verweisen, in dem anhand von Abbildung 15 die schrittweise Destabilisierung des maladaptiven Netzwerkes und der graduelle Aufbau eines adaptiven Netzwerkes beschrieben werden.

12.2 Umsetzung von Interventionen

Das Wesentliche des prozessbasierten Ansatzes wurde bereits erklärt. In der Umsetzungsphase der Therapie besteht eine wissenschaftlich begründete Methodenvielfalt auf der Grundlage der psychotherapeutischen Wirkfaktoren (Kazantzis et al., 2018) und der anerkannten Standardverfahren (Klepac et al., 2012). Mit welchen konkreten Mitteln die Umsetzung von Interventionen erreicht wird, hängt von der therapeutischen Sozialisation der Therapeutinnen und von Patientenvariablen ab. Eine streng in kognitiver Verhaltenstherapie ausgebildete Therapeutin wird andere Interventionen bevorzugen als ein in ACT ausgebildeter Therapeut. Viele Interventionen sind parallel in unterschiedlichen theoretischen Kontexten entwickelt worden. Wie bei unterschiedlichen Medikamenten ist nicht der „Produktname“ wesentlich, sondern der Wirkfaktor. Als Beispiel haben Distanzierungstechniken, Decentering-Methoden, achtsamkeitsbasierte Techniken, Defusionstechniken und Detached-Mindfulness-Techniken ein ähnliches Wirkspektrum. Je nach Ausbildung oder Erfahrung des Therapeuten wird auf die Interventionen zurückgegriffen, mit denen man sich am sichersten fühlt, sodass die Auswahl theoretischen und praktischen Überlegungen folgt. Solange die Methodik auf einem individuellen prozessbasierten Störungsmodell und auf der Anwendung der anerkannten Standardverfahren unter Berücksichtigung der wissenschaftlich begründeten Wirkfaktoren basiert, ist die individuelle Herangehensweise bei der Umsetzung kein Problem. Auch erfordern unterschiedliche Patientengruppen unterschiedliche Interventionsweisen. Jugendliche oder kognitiv eingeschränkte Patienten werden eine eher verhaltensbezogene Herangehensweise erforderlich machen und die Umsetzung rein kognitiver Interventionen erschweren.

13 Phase 6: Monitoring und Re-Evaluation

Psychotherapie ist, wie Persons (1989) beschreibt, ein fortlaufender hypothesengeleiteter Prozess der Hypothesengenerierung, Überprüfung und Anpassung. Ein empirischer Prozess beinhaltet ein kontinuierliches Fortschrittsmonitoring, welches erlaubt, die formulierten Hypothesen zu re-evaluieren. Den Fortschritt in der Therapie zu monitorisieren führt zu besseren Therapieergebnissen (Lambert, 2010). Zusätzlich fördert es die aktive Mitarbeit, erhöht das Wirksamkeits- und Kontrollerleben der Patientinnen und reduziert Selbstkritik (Antony, Ledley & Heimberg, 2005).

Das bereits in Abschnitt 5.2.7 vorgestellte Modell der regulatorischen Flexibilität (Bonanno & Burton, 2013) beschreibt ganz gut, woran wir in der Therapie arbeiten: Wir versuchen, die regulatorische Flexibilität zu erhöhen, damit die Patientin ihre globalen Ziele erreichen kann. Das beinhaltet einerseits die Erhöhung der Kontextsensitivität, d. h. die konkrete und realistische Wahrnehmung und Bewertung der Anforderungen, und den Aufbau von Kompetenzen und Strategien (Repertoire). Die Monitorisierung des Fortschritts dient als Feedbackschleife. Ohne funktionierende Feedbackschleife kommt es zu keiner Verbesserung der Kontextsensitivität und zu keiner Erweiterung des Repertoires.

Es ist nicht möglich, ein prozessbasiertes Störungsmodell auf Anhieb „richtig" zu machen. Vielmehr handelt es sich um einen Prozess, der immer „richtiger" wird. Daher mündet dieser immer wieder in der Analyse des Patientinnenerlebens, der Überprüfung der zunächst formulierten Hypothesen und der Überprüfung der Wirkung anhand von Fortschrittsmonitoren. Gibt es Abweichungen, und wie können diese erklärt werden? Welche Prozesse hat man ggf. bei der ersten Hypothese übersehen? Wie muss das Störungsmodell ergänzt werden? Welche Hypothesen ergeben sich daraus? Welche Interventionen wären demnach anzupassen oder zu ergänzen?

Um diese Abweichungen zu bemerken, ist es wichtig, die im Fokus stehenden Prozesse und die Auswirkungen auf die Psychopathologie zu messen. Für die Erfassung der Psychopathologie existiert eine Fülle von störungsspezifischen Testverfahren. Bezüglich der Erfassung der Prozessvariablen können die in Kapitel 8.10 vorgestellten Methoden der speziellen Prozessdiagnostik verwendet werden oder auch andere Formen der Symptom- oder Fortschrittstagebücher oder Experteneinnschätzungen, die den Bewältigungsfortschritt nach Bereichen befunden. Grundsätzlich ist im Verlauf der Interventionsplanung mit der Patientin der Fortschritt anhand der folgenden Fragen zu diskutieren:

- Woran merken wir, dass wir in der Therapie Fortschritte machen?
- Wie lässt sich der Fortschritt quantifizieren?

13.1 Negativ vs. positiv ausgerichtete Monitore

In der Diagnostikphase werden häufig problematische Prozesse monitorisiert, um ein Problembewusstsein für diese Dimensionen zu schaffen. Man kann die Patientin bitten, zu monitorisieren, wie viele Stunden am Tag sie grübelt, im Bett verbringt, zu Hause oder im Zimmer verbringt, inaktiv ist oder mit störungsrelevanten Aktivitäten verbringt (z.B. Erbrechen, Zwängen, PC-Spielen). In der Behandlungsphase ist es ratsam, die Monitore umzupolen, sodass der Monitor nach dem erwünschten Ziel benannt wird und dadurch ein Annäherungsziel wird. Ist die Steigerung der sozialen Aktivität ein Prozessziel, ist es nicht sinnvoll, die Anzahl der allein verbrachten Stunden, sondern die Stunden, in denen die Patientin Zeit mit anderen verbringt, zu monitorisieren. Hat man in der Diagnostikphase Inaktivität als problematischen Prozess identifiziert, würde man in der Interventionsphase die Anzahl der ausgeführten Aktivitäten und die Dauer, in der angenehme Aktivitäten ausgeführt werden, monitorisieren. Zudem ist es motivierender, beispielsweise die Anzahl der Stunden oder Tage, an denen eine bulimische Patientin nicht erbricht, zu erfassen als immer nur zu registrieren, wenn es zu einem Rückfall kommt.

13.2 Limitation und Abbruchkriterien

Der beschriebene Therapieprozess ist komplex, und es ist nicht immer klar ersichtlich, ob eine Stagnation des Therapiefortschritts ein Schwellenphänomen darstellt oder bedeutet, dass nicht mehr zu erreichen ist. In jeder Behandlung gibt es immer kritische Punkte oder Schwellen, die schwerer zu überwinden sind, wie sich schambesetzten Themen zu stellen oder sich mit angstauslösenden Situationen zu konfrontieren. In der Essstörungstherapie können das bestimmte Gewichtsbereiche sein, bei Zwangsstörungen das Aufgeben eines bestimmten Sicherheitsverhaltens. Entwicklungen oder Lernvorgänge sind nicht linear: Zeitweise tritt man vermeintlich auf der Stelle, und dann kommt es zu plötzlichen Verbesserungen – sogenannten „sudden gains". Auch die Motivation unterliegt Schwankungen, sodass eine Patientin an einem Tag voller Zuversicht Strategien anwenden und am nächsten Tag keinen Sinn mehr darin sehen kann, die Therapie fortzusetzen.

13.3 Kriterien für die Beendigung der Therapie

Psychotherapie beschäftigt sich mit Entwicklungsprozessen und Anpassungsprozessen. Grundsätzlich enden diese nie, sodass es manchmal schwierig ist, den Zeitpunkt zu definieren, an dem die Therapie beendet werden soll. Manchmal wird das Therapieende immer weiter nach hinten geschoben, und es finden sich immer wieder neue Themen. Oder die Therapie wird selbst zu einem aufrechterhaltenden Prozess, weil sie die Selbstwirksamkeit oder Autonomie untergräbt. Unter Umständen kann die Therapie eine Gewohnheit darstellen, auf die bei allen Problemen zurückgegriffen wird. Um das zu vermeiden, sollte man frühzeitig Kriterien dafür definieren, wann die „Arbeit getan ist". Diese Kriterien für die Beendigung der Therapie können am besten bei der Besprechung der Therapieziele festgehalten werden. Es sollten sowohl Kriterien sein, die eine „Beendigung aufgrund von Therapieerfolg" und eine „Beendigung bei fehlendem Therapiefortschritt" enthalten. Zu späteren Zeitpunkten können dann die eingangs formulierten Therapieziele daraufhin durchgegangen und bewertet werden.

14 Ausblick

Klaus Grawe (Grawe et al., 1994) hat in seinem Buch *Psychotherapie im Wandel: Von der Konfession zur Profession* einen Entwurf einer allgemeinen Psychotherapie gewagt. Hintergrund dieser Überlegungen war der langandauernde Schulenstreit in der Psychotherapie, bei dem nicht die Untersuchung von evidenzbasierten psychopathologischen Prozessen und Wirkmechanismen im Vordergrund stand, sondern die Untersuchung der Effektivität von Therapiemethoden und Therapieschulen. Klaus Grawe war überzeugt, dass Psychotherapie sich, wie andere wissenschaftliche Disziplinen, nur durch die Evaluation der Mechanismen (Prozesse) von Psychopathologie und Wirkfaktoren von Veränderung weiterentwickeln kann (Stangier, 2019).

Prozesse statt Methoden

In den letzten 50 Jahren sind erfreulicherweise viele neue Erkenntnisse über evidenzbasierte Prozesse und Wirkfaktoren in der Psychotherapie dazugekommen, sodass wir eigentlich viel weiter sein müssten. Einige dieser Erkenntnisse haben wir im Theorieteil dargestellt. Dennoch dominieren in der klinischen Praxis diagnoseorientierte Behandlungsmanuale, und Methoden werden unspezifisch auf Diagnosekategorien angewendet, in der Hoffnung, dass das, was allgemein wirkt, auch für den spezifischen Menschen wirkt. Praktisch tätige Therapeutinnen und Therapeuten lesen auch lieber Bücher über Therapieverfahren, Behandlungsleitfäden oder Therapietools als über psychopathologische Wirkmechanismen. Selbst die prozessorientierten Dritte-Welle-Verfahren, oft als Gegenpol zu und Erweiterung von bestehenden diagnoseorientierten Ansätzen entstanden, drohen selbst zu Therapieschulen zu verkommen. Das typische Eingangsgespräch von Psychotherapeuten, die sich auf Workshops begegnen, dreht sich darum, ob mit ACT, Metakognitiver Therapie, Schematherapie oder Dialektisch-Behavioraler Therapie gearbeitet wird oder *nur* mit kognitiver Verhaltenstherapie. Die dahinterliegende Frage lautet eigentlich: „Woran glaubst du?" Dieser verfahrensorientierte Pluralismus bildet sich auch ab, wenn wir statt von einer Weiterentwicklung von Psychotherapie von „Therapiewellen" sprechen. Eine „dritte Welle" impliziert, dass das, womit vorher gearbeitet wurde, weggespült werden kann und dass nach dieser Welle weitere folgen werden, die die Wahrheiten von heute überspülen (Hayes & Hofmann, 2017).

Hin zu einer allgemeinen Psychotherapie

Das prozessbasierte Vorgehen geht zurück zu den Ursprüngen von Psychotherapie und möchte mit einer auf Prozessen basierenden funktionalen Analyse die individuellen Probleme unserer Patienten verstehbar und veränderbar machen. Der Ansatz greift die Ideen von Klaus Grawe (und der vielen Vordenker der kognitiven Verhaltenstherapie) wieder auf und führt sie konsequent durch den Fokus auf evidenzbasierte Prozesse und Methoden fort. Ziel ist *nicht,* eine neue Therapieschule zu gründen, sondern Therapieschulen und Therapiewellen überflüssig zu machen. Eine allgemeine Psychotherapie, die sich auf Prozesse und Wirkfaktoren bezieht, definiert sich nicht über einzelne Dimensionen wie „kognitiv-verhaltenstherapeutisch“ oder „Akzeptanz und Commitment“ oder „metakognitiv“, sondern integriert alle biopsychosozialen Prozesse, die zur Entstehung und Aufrechterhaltung von psychischen Problemen beitragen. Hayes und Hofmann (2021) plädieren dafür, Buchstabenkombinationen und Akronyme im Zusammenhang mit Psychotherapie abzuschaffen, um so zu verdeutlichen, dass sich die therapeutische Arbeit auf eine wissenschaftlich fundierte, allgemeine Psychotherapie bezieht. Möglichweise trägt die Möglichkeit, „Psychotherapie“ zu studieren, dazu bei, da sich ein Studienfach nicht auf *ein* Therapieverfahren reduzieren kann, sondern sich auf den gesamten Fundus wissenschaftlicher Erkenntnis berufen wird und auf die Entwicklung von dafür notwendigen Kompetenzen fokussiert (Rief, 2020).

Prozessbasierte Ansätze als Rahmen einer allgemeinen Psychotherapie

Der hier vorgestellte, auf Prozessen basierende Ansatz bietet einen theoretischen und praktischen Rahmen für eine solche allgemeine Psychotherapie (Hofmann et al., 2020; Hayes, Hofmann & Ciarrochi, 2020). Er fasst die für eine allgemeine Psychotherapie relevanten Theorien und Befunde zusammen. Die wichtigsten theoretischen Annahmen sind:

- Der Ansatz konzeptualisiert psychische Störungen als komplexe Netzwerke und berücksichtigt dadurch den dynamischen, nonlinearen Charakter von komplexen Systemen. Damit überwinden die Ansätze die statischen, wenig validen diagnostischen Kategorien von DSM und ICD (Hofmann et al., 2016; Hayes & Hofmann, 2020).
- Bei den in die Analyse einbezogenen Kernprozessen handelt es sich um empirisch begründete Vulnerabilitäts- und Reaktionsmechanismen.
- Das prozessbasierte Vorgehen verfolgt einen ideographischen, funktionsanalytischen Ansatz. Relevante Kernprozesse werden zu einem individuellen prozessbasierten komplexen Netzwerkmodell zusammengefügt. Dieses Modell bildet Kernprozesse und dynamische Wechselwirkungen zwischen diesen Prozessen ab, die für die Psychopathologie verantwortlich sind (Hofmann, Curtiss & Hayes, 2020).

- Aus dem komplexen Netzwerkmodell werden Prozessziele für die Interventionsplanung abgeleitet.
- Interventionen zielen auf die Veränderung der bestehenden Netzwerkstruktur ab. Dies wird entweder durch eine Veränderung von problematischen Wechselwirkungen zwischen Prozessen oder eine Förderung von adaptiver Netzwerkaktivität erreicht (Hayes et al., 2015).
- Therapeutische Interventionen orientieren sich an empirisch begründeten Wirkfaktoren von Psychotherapie (Kazantzis et al., 2018) und an als wirksam erwiesenen Interventionen (Klepac et al., 2012).
- Ein multidimensionales Modell (erweitertes evolutionäres Metamodell) für Diagnostik und Therapie dient als neue konzeptuelle Basis für die Analyse von Adaptivität/Maladaptivität von Verhalten und Veränderung (Hayes, Hofmann & Wilson, 2020).

Prozesse „sehen" lernen

Wie zu Beginn des Buches erwähnt, steckt dieser Ansatz in Bezug auf die praktische Umsetzung noch in den Kinderschuhen. Besonders wenn man als Therapeut in den letzten 20 Jahren sozialisiert wurde, sitzen das diagnoseorientierte Denken und die Identifikation mit einzelnen Therapieverfahren und Methoden tief. Wir hoffen, dass dieses Buch praktisch tätigen Psychotherapeutinnen und Psychotherapeuten dabei helfen kann, die Diagnose- und Verfahrensbrillen abzusetzen und mit einer prozessorientierten Brille auf das individuelle Störungsgeschehen von Patientinnen und Patienten zu blicken.

Von der Metapher zur Berechnung

Auch wenn sie anfänglich überfordern kann, müssen wir uns dieser Komplexität in der Psychotherapie stellen. Dazu müssen wir diagnostische und therapeutische Methoden entwickeln, mit denen man Komplexität in der Psychotherapie besser ordnen und visualisieren kann.

Hier lohnt sich der Blick auf andere Disziplinen, die ebenfalls mit komplexen Modellen arbeiten. Meteorologen, Finanzanalysten, Biologen, Ökologen und IT-Spezialisten mussten ihre Konzepte weiterentwickeln, um die erkannte Komplexität zu berücksichtigen. So sind Methoden entstanden, um komplexe Prozesse visualisieren und quantifizieren zu können. Dadurch gelingt es, etwas Komplexes wie beispielsweise die Stabilität des Ökosystems verstehbar zu machen: Klimamodelle erklären, wie einzelne Kernprozesse, wie Erderwärmung und CO_2-Gehalt in der Luft, sich funktional auswirken auf den Meeresspiegel, das Wetter, die Sturmhäufigkeit oder Wiederherstellungskosten. Auf Basis solcher Modelle können weltweit Interventionen umgesetzt und monitorisiert werden.

Mit dieser Gegenüberstellung soll verdeutlicht werden, dass die empirisch gut validierten Methoden für eine prozessbasierte Psychotherapie nicht neu erfunden werden müssen. Vielmehr bestätigt die Zusammenfassung der Taskforce, dass die angewendeten und für wichtig befundenen Interventionen die Kernprozesse von Psychopathologie adressieren.

Tabelle 9: Psychotherapeutische Standardverfahren für gezielte Interventionen (nach Klepac et al., 2012) bei Kernprozessen von Psychopathologie (vgl. auch Hofmann & Hayes, 2018)

Kernprozesse der Psychopathologie (nach Systemebene)	Psychotherapeutische Standardverfahren
Somatische Regulationsprozesse	• Anspannungsreduktion
Behaviorale Prozesse	• Kontingenz-Management • Stimulus-Kontrolle • Shaping • Self-Management • Expositionstherapien • Verhaltensaufbau und -aktivierung • Verhaltenstrainings
Emotionsregulationsprozesse	• Coping und Emotionsregulation (auch Exposition) • Akzeptanz
Kognitive Prozesse	• Problembewältigungstherapie • Aufmerksamkeitslenkung • Kognitive Neubewertung • Modifikation von Grundannahmen • Defusion • Werteklärung
Soziale und interpersonelle Prozesse	• Training interpersoneller Fertigkeiten
Multidimensionale Konstrukte	• Achtsamkeitstraining • Motivationsaufbau • Krisenbewältigung und Suizidalitätsmanagement

Die Durchführung der Interventionen unterscheidet sich im prozessbasierten Ansatz nicht vom Standardvorgehen anderer evidenzbasierter Verfahren, wie der kognitiven Verhaltenstherapie. Wesentlich sind das prozessbasierte diagnostische Fundament und die Verbindung von Prozesszielen mit evidenzbasierten Wirkfaktoren, für die man auf bewährte Interventionsmethoden zurückgreift.

Ob ein problematischer Prozess für die Störungsdynamik relevant und damit Ziel therapeutischer Interventionen ist, muss im Einzelfall mithilfe des gemeinsam erstellten komplexen Netzwerkmodells entschieden werden. Beispielsweise kann Vermeidungsverhalten in vielen Fällen maladaptiv und zentral für die Aufrechterhaltung einer Störung sein. In anderen Fällen kann das Vermeidungsverhalten nur einen geringen oder keinen Einfluss auf die Störungsentwicklung haben oder sogar sinnvoll sein. Viele Menschen gehen bestimmten Situationen aus dem Weg, ohne dass sich das Vermeidungsverhalten generalisiert oder zu (weiteren) psychischen Symptomen beiträgt. Nur wenn das Vermeidungsverhalten eine Dynamik erzeugt, die in einen anhaltenden psychopathologischen Zustand mündet, ist die Reaktion maladaptiv. Ist dies nicht der Fall, muss dieser Prozess in der Interventionsplanung nicht berücksichtigt werden.

Die Auswahl von Interventionen richtet sich im prozessbasierten Ansatz (1) nach den Auswirkungen des Prozesses für die Aufrechterhaltung der Psychopathologie und (2) danach, ob sie dem Ziel dient, das globale Therapieziel des Patienten zu erreichen.

Fallbeispiel: Julia

Im Fall der traumatisierten Julia wurden für die in der Therapie formulierten Prozessziele die in Tabelle 10 genannten Interventionen ausgewählt.

Tabelle 10: Kopplung der Prozessziele an konkrete Interventionen

Prozessziele	Konkrete Interventionen
Abbau des Vermeidungsverhaltens	• Vermeidungsverhalten erkennen, Selbstbeobachtungsbögen • Sammeln von vermiedenen Situationen • Erläutern: Expositionsrational • Expositionen durchführen
Lernen, mit Hochanspannung umzugehen (statt Dissoziation, Alkohol, Selbstverletzung)	• Anspannungsmonitorisierung • Anspannungsregulationstechniken (z. B. Verankerungstechniken, Atemtechnik, Defusionstechniken) • Dissoziationen erkennen und beenden (Ampeltechnik)
expositionsorientierte Traumabearbeitung	• Traumabearbeitung mittels IRRT-Methode (Imagery Rescripting and Reprocessing Therapy)
Modifikation der negativen Selbstschemata	• kognitive Umstrukturierung und Defusion • Arbeit mit dem überdauernden Selbst

In den genannten Disziplinen werden komplexe Prozessmodelle nicht nur als Metapher genutzt, um sich beispielsweise einen Tipping Point, bei dem ein System kippt und sich irreversibel verändert, vorstellen zu können. Mit ihrer Hilfe lassen sich Netzwerkveränderungen, wie Wechselwirkungen, die Veränderung einzelner Parameter und selbst Tipping Points (z. B. 2-Grad-Grenze), auch mathematisch berechnen. Diese Modellberechnungen erfolgen fortlaufend mit aktuellen und sich permanent verändernden Daten. So ist es möglich, die Prognose, wann der selbstregulative Zustand der Erde kippen und das aktuelle Gleichgewicht destabilisiert werden wird, immer wieder anzupassen.

In die Zukunft gedacht, müssen wir für die Psychotherapie ähnliche Methoden entwickeln, die uns helfen, die Komplexität in der Psychopathologie abzubilden. Diese müssen in der Lage sein, die Kerndimensionen zuverlässig zu messen, damit auf dieser Grundlage Wechselwirkungen auf Individuumsebene berechnet und ihre Auswirkungen auf die Person und die Umwelt prognostiziert werden können (Hayes et al., 2020). Vorstellbar wäre z. B., in Bezug auf die Gewichtsentwicklung einer anorektischen Patientin prozessbasierte Variablen und Indizes zu entwickeln, die vorhersagen, wo der kritische Gewichtsbereich liegt, welcher überwunden werden muss, um einen Rückfall zu verhindern, und ab dem sich das System wieder stabilisiert.

Dies ist für einzelne Störungsbilder bereits in Ansätzen gelungen. Durch die fortlaufende Berechnung von Interkorrelationen lassen sich so Netzwerke generieren, die die Störungsentwicklung dynamisch beschreiben. Dabei wird der Einfluss bestimmter Prozessdimensionen (z. B. negativer Affekt) auf andere Dimensionen des Netzwerkes berechnet und durch die Pfeildicke visualisiert. Das Ergebnis sind Netzwerkmodelle, wie sie in Kapitel 3.8 dieses Buches dargestellt sind (vgl. Abb. 25; vgl. Robinaugh et al., 2014). Man kann erkennen, von welchen Knotenpunkten viele Pfeile ausgehen, wodurch ihre zentrale Rolle für die Bildung des Netzwerkes sichtbar wird. Bei diesen Modellen handelt es sich jedoch nicht um statische Abbildungen, sondern um animierte Netzwerkdarstellungen, bei denen man über den zeitlichen Verlauf hinweg beobachten kann, wie die Knotenpunkte (nodes) und die Pfeildicke sich durch die ständige Neuberechnung verändern. Man kann also förmlich dabei zusehen, wie sich das Netzwerk verändert. Auch lassen sich anhand solcher Rechenmodelle typische Muster erkennen, die auftreten, bevor es zu rupturhaften Veränderungen kommt. So kann sich eine negative Feedbackschleife von Tag zu Tag verstärken, bis ein kritischer Punkt überschritten wird, an dem suizidale Gedanken in suizidale Handlungen umschlagen.

Störungsspezifische Ansätze abschaffen?

Die adiagnostische Herangehensweise erweckt den Eindruck, dass störungsspezifische Ansätze überflüssig sind. Das stimmt aber nicht. Gerade die störungsspezifische Therapieforschung hat viel Prozesswissen generiert und zum Verständnis von Störungsmechanismen und Behandlungsansätzen beigetragen (Harvey et al., 2009). Sich mit einem Störungsbild intensiv theoretisch und praktisch zu beschäftigen, hilft, die vielfältigen, zugrunde liegenden Kernprozesse in ihrer Komplexität und Individualität zu erfassen und damit echte Expertise zu erlangen. Im Kontext der Schön Kliniken wird diese Spezialisierung großgeschrieben, und die Auswertungen der Effektstärken der Behandlung im Follow-up bestätigen, dass das Ausmaß der Spezialisierung mit einer Verbesserung der Behandlungsergebnisse korreliert. Erklären lässt sich dies mit einer Erhöhung des Prozessverständnisses eines Behandlungsteams, das sich tiefgehend mit einer bestimmten Störungsausprägung beschäftigt.

Zunächst hoffen wir jedoch, dass es Ihnen geht wie mir (M.S.) nach meinem Segelkurs mit dem 80-jährigen Segellehrer. Ich begann, vorher nicht bemerkte Änderungen der Wasserfarbe, des Blätterraschelns oder der Wellenbewegungen wahrzunehmen. Mit der Zeit half mir der Blick für diese vormals verborgenen Phänomene, die dahinter liegenden Prozesse zu verstehen. Vielleicht geht es Ihnen auch so in Bezug auf die Wahrnehmung von Prozessen in der Therapie. Lassen Sie es uns wissen.

Literatur

American Psychiatric Association. (2013). *Diagnostic and statistical manual of mental disorders* (5th ed.). Arlington, VA: American Psychiatric Publishing. https://doi.org/10.1176/appi.books.9780890425596

American Psychological Association. (2016). Revision of Ethical Standard 3.04 of the "Ethical Principles of Psychologists and Code of Conduct" (2002, as amended 2010). *The American Psychologist, 71*(9), 900.

Anestis, M.D., Silva, C., Lavender, J.M., Crosby, R.D., Wonderlich, S.A. et al. (2012). Predicting nonsuicidal self-injury episodes over a discrete period of time in a sample of women diagnosed with bulimia nervosa: An analysis of self-reported trait and ecological momentary assessment based affective lability and previous suicide attempts. *International Journal of Eating Disorders, 45*(6), 808–811. https://doi.org/10.1002/eat.20947

Antony, M.M., Ledley, D.R. & Heimberg, R.G. (Eds.). (2005). *Improving outcomes and preventing relapse in cognitive-behavioral therapy*. New York: Guilford Press.

Aupperle, R.L., Melrose, A.J., Stein, M.B. & Paulus, M.P. (2012). Executive function and PTSD: Disengaging from trauma. *Neuropharmacology, 62*(2), 686–694. https://doi.org/10.1016/j.neuropharm.2011.02.008

Barlow, D.H. (Ed.). (2014). *Clinical handbook of psychological disorders: A step-by-step treatment manual* (5th ed.). New York: Guilford Press. https://doi.org/10.1093/oxfordhb/9780199328710.001.0001

Barlow, D.H., Sauer-Zavala, S., Carl, J.R., Bullis, J.R. & Ellard, K.K. (2014). The nature, diagnosis, and treatment of neuroticism: Back to the future. *Clinical Psychological Science, 2*(3), 344–365.

Barnes-Holmes, S.C.H.D. & Roche, B. (2001). *Relational frame theory: A post-Skinnerian account of human language and cognition*. Berlin: Springer.

Barthel, A.L., Pinaire, M.A., Curtiss, J.E., Baker, A.W., Brown, M.L. et al. (2020). Anhedonia is central for the association between quality of life, metacognition, sleep, and affective symptoms in generalized anxiety disorder: A complex network analysis. *Journal of Affective Disorders, 277,* 1013–1021. https://doi.org/10.1016/j.jad.2020.08.077

Batra, A. & Bilke-Hentsch, O. (Hrsg.). (2012). *Praxisbuch Sucht: Therapie der Suchterkrankungen im Jugend- und Erwachsenenalter*. Stuttgart: Thieme.

Beck, A.T. (1967). *Depression: Clinical, experimental, and theoretical aspects*. New York: Hoeber Medical Division, Harper & Row.

Bengel, J. & Jerusalem, M. (Hrsg.). (2009). *Handbuch der Gesundheitspsychologie und Medizinischen Psychologie*. Göttingen: Hogrefe.

Bennett, R. & Oliver, J.E. (2019). *Acceptance and commitment therapy: 100 key points and techniques*. London: Routledge. https://doi.org/10.4324/9781351056144

Benoy, C.M. (2019). *Psychische Flexibilität messen und im stationären Setting fördern*. Dissertation, Universität Basel.

Berking, M. & Kowalsky, J. (2012). Therapiemotivation. In M. Berking & W. Rief (Hrsg.), *Klinische Psychologie und Psychotherapie für Bachelor* (S. 13–22). Berlin: Springer.

Berking, M. & Whitley, B. (2014). *Affect regulation training: A practitioner's manual.* New York: Springer.

Bieling, P.J. & Kuyken, W. (2003). Is cognitive case formulation science or science fiction? *Clinical Psychology: Science and Practice, 10*(1), 52–69. https://doi.org/10.1093/clipsy.10.1.52

Bonanno, G.A. & Burton, C.L. (2013). Regulatory flexibility: An individual differences perspective on coping and emotion regulation. *Perspectives on Psychological Science, 8*(6), 591–612. https://doi.org/10.1177/1745691613504116

Bonanno, G.A., Papa, A., Lalande, K., Westphal, M. & Coifman, K. (2004). The importance of being flexible: The ability to both enhance and suppress emotional expression predicts long-term adjustment. *Psychological Science, 15*(7), 482–487. https://doi.org/10.1111/j.0956-7976.2004.00705.x

Bordin, E.S. (1979). The generalizability of the psychoanalytic concept of the working alliance. *Psychotherapy: Theory, Research & Practice, 16*(3), 252. https://doi.org/10.1037/h0085885

Borkovec, T.D., Abel, J.L. & Newman, H. (1995). Effects of psychotherapy on comorbid conditions in generalized anxiety disorder. *Journal of Consulting and Clinical Psychology, 63*(3), 479. https://doi.org/10.1037/0022-006X.63.3.479

Borkovec, T.D., Alcaine, O.M. & Behar, E. (2004). Avoidance Theory of Worry and Generalized Anxiety Disorder. In R.G. Heimberg, C.L. Turk & D.S. Mennin (Eds.), *Generalized anxiety disorder: Advances in research and practice* (pp. 77–108). New York: Guilford Press.

Borsboom, D. (2017). A network theory of mental disorders. *World Psychiatry, 16*(1), 5–13. https://doi.org/10.1002/wps.20375

Borsboom, D. & Cramer, A.O. (2013). Network analysis: An integrative approach to the structure of psychopathology. *Annual Review of Clinical Psychology, 9*, 91–121. https://doi.org/10.1146/annurev-clinpsy-050212-185608

Borsboom, D., Cramer, A.O., Schmittmann, V.D., Epskamp, S. & Waldorp, L.J. (2011). The small world of psychopathology. *PloS ONE, 6*(11), e27407. https://doi.org/10.1371/journal.pone.0027407

Bringmann, L.F., Vissers, N., Wichers, M., Geschwind, N., Kuppens, P., Peeters, F. & Tuerlinckx, F. (2013). A network approach to psychopathology: New insights into clinical longitudinal data. *PloS ONE, 8*(4), e60188. https://doi.org/10.1371/journal.pone.0060188

Brown, T.A. & Barlow, D.H. (1992). Comorbidity among anxiety disorders: Implications for treatment and DSM-IV. *Journal of Consulting and Clinical Psychology, 60*(6), 835. https://doi.org/10.1037/0022-006X.60.6.835

Buhr, K. & Dugas, M.J. (2012). Fear of emotions, experiential avoidance, and intolerance of uncertainty in worry and generalized anxiety disorder. *International Journal of Cognitive Therapy, 5*(1), 1–17. https://doi.org/10.1521/ijct.2012.5.1.1

Carver, C.S. (2004). Self-regulation of action and affect. In R.F. Baumeister & K.D. Vohs (Eds.), *Handbook of self-regulation: Research, theory, and applications* (pp. 13–39). New York: Guilford Press.

Cheng, C. (2001). Assessing coping flexibility in real-life and laboratory settings: A multimethod approach. *Journal of Personality and Social Psychology, 80*(5), 814. https://doi.org/10.1037/0022-3514.80.5.814

Cheng, C. (2003). Cognitive and motivational processes underlying coping flexibility: A dual-process model. *Journal of Personality and Social Psychology, 84*(2), 425. https://doi.org/10.1037/0022-3514.84.2.425

Chorpita, B.F. & Barlow, D.H. (1998). The development of anxiety: The role of control in the early environment. *Psychological Bulletin, 124*(1), 3. https://doi.org/10.1037/0033-2909.124.1.3

Cioffi, D. & Holloway, J. (1993). Delayed costs of suppressed pain. *Journal of Personality and Social Psychology, 64*(2), 274. https://doi.org/10.1037/0022-3514.64.2.274

Clark, D.M. (1999). Anxiety disorders: Why they persist and how to treat them. *Behaviour Research and Therapy, 37*(Suppl. 1), S5-S27. https://doi.org/10.1016/S0005-7967(99)00048-0

Clark, D.M., Fairburn, C.G. & Jones, J.V. (1997). The science and practice of cognitive behaviour therapy. *Journal of Cognitive Psychotherapy, 11,* 141–144. https://doi.org/10.1891/0889-8391.11.2.141

Clark, D.M. & Wells, A. (1995). A cognitive model of social phobia. In R.G. Heimberg, M.R. Liebowitz, D.A. Hope & F.R. Schneier (Eds.), *Social phobia: Diagnosis, assessment, and treatment* (pp. 69–93). New York: Guilford Press.

Collimore, K.C., Asmundson, G.J., Taylor, S. & Jang, K.L. (2009). Socially related fears following exposure to trauma: Environmental and genetic influences. *Journal of Anxiety Disorders, 23*(2), 240–246. https://doi.org/10.1016/j.janxdis.2008.07.006

Cramer, A.O., Waldorp, L.J., van der Maas, H.L. & Borsboom, D. (2010). Comorbidity: A network perspective. *Behavioral and Brain Sciences, 33*(2–3), 137. https://doi.org/10.1017/S0140525X09991567

Craske, M.G. & Barlow, D.H. (2014). Panic disorder and agoraphobia. In D.H. Barlow (Ed.), *Clinical handbook of psychological disorders: A step-by-step treatment manual* (pp. 1–61). New York: Guilford Press.

Crowell, S.E., Beauchaine, T.P., McCauley, E., Smith, C.J., Stevens, A.L. & Sylvers, P. (2005). Psychological, autonomic, and serotonergic correlates of parasuicide among adolescent girls. *Development and Psychopathology, 17*(4), 1105–1127. https://doi.org/10.1017/S0954579405050522

Cuijpers, P., van Straten, A., Bohlmeijer, E., Hollon, S.D. & Andersson, G. (2010). The effects of psychotherapy for adult depression are overestimated: A meta-analysis of study quality and effect size. *Psychological Medicine, 40*(2), 211–223. https://doi.org/10.1017/S0033291709006114

Dalgleish, T., Black, M., Johnston, D. & Bevan, A. (2020). Transdiagnostic approaches to mental health problems: Current status and future directions. *Journal of Consulting and Clinical Psychology, 88*(3), 179. https://doi.org/10.1037/ccp0000482

Davidson, R. & Begley, S. (2012). *Warum wir fühlen, wie wir fühlen. Wie die Gehirnstruktur unsere Emotionen bestimmt – und wie wir darauf Einfluss nehmen können.* München: Arkana. (Original erschienen 2012)

Deacon, B.J. (2013). The biomedical model of mental disorder: A critical analysis of its validity, utility, and effects on psychotherapy research. *Clinical Psychology Review, 33*(7), 846–861. https://doi.org/10.1016/j.cpr.2012.09.007

Deci, E.L. & Ryan, R.M. (2008). Self-determination theory: A macrotheory of human motivation, development, and health. *Canadian Psychology/Psychologie Canadienne, 49*(3), 182. https://doi.org/10.1037/a0012801

Dixon, M.R. & Rehfeldt, R.A. (2018). Core behavioral processes. In S.C. Hayes & S.G. Hofmann (Eds.), *Process-based CBT: The science and core clinical competencies of cognitive behavioral therapy* (pp. 101–117). Oakland, CA: New Harbinger.

Dougher, M.J., Hamilton, D.A., Fink, B.C. & Harrington, J. (2007). Transformation of the discriminative and eliciting functions of generalized relational stimuli. *Journal of the Experimental Analysis of Behavior, 88*(2), 179–197. https://doi.org/10.1901/jeab.2007.45-05

Dugas, M.J., Buhr, K. & Ladouceur, R. (2004). The Role of Intolerance of Uncertainty in Etiology and Maintenance. In R.G. Heimberg, C.L. Turk & D.S. Mennin (Eds.), *Generalized anxiety disorder: Advances in research and practice* (pp. 143–163). New York: Guilford Press.

Egan, S. J., Wade, T. D. & Shafran, R. (2011). Perfectionism as a transdiagnostic process: A clinical review. *Clinical Psychology Review, 31*(2), 203–212. https://doi.org/10.1016/j.cpr.2010.04.009

Ekman, P. & Friesen, W. V. (1982). Felt, false, and miserable smiles. *Journal of Nonverbal Behavior, 6*(4), 238–252. https://doi.org/10.1007/BF00987191

Ellis, A. (1989). Rational psychotherapy. *TACD Journal, 17*(1), 67–80. https://doi.org/10.1080/1046171X.1989.12034348

Eysenck, M. W., Derakshan, N., Santos, R. & Calvo, M. G. (2007). Anxiety and cognitive performance: Attentional control theory. *Emotion, 7*(2), 336. https://doi.org/10.1037/1528-3542.7.2.336

Fisher, A. J., Medaglia, J. D. & Jeronimus, B. F. (2018). Lack of group-to-individual generalizability is a threat to human subjects research. *Proceedings of the National Academy of Sciences, 115*(27), E6106-E6115. https://doi.org/10.1073/pnas.1711978115

Frank, R. I. & Davidson, J. (2014). *The transdiagnostic road map to case formulation and treatment planning: Practical guidance for clinical decision making.* Oakland, CA: New Harbinger.

Fried, E. I. (2015). Problematic assumptions have slowed down depression research: Why symptoms, not syndromes are the way forward. *Frontiers in Psychology, 6,* 309. https://doi.org/10.3389/fpsyg.2015.00309

Fried, E. I. & Nesse, R. M. (2015). Depression sum-scores don't add up: Why analyzing specific depression symptoms is essential. *BMC Medicine, 13*(1), 1–11. https://doi.org/10.1186/s12916-015-0325-4

Frost, R. O., Marten, P., Lahart, C. & Rosenblate, R. (1990). The dimensions of perfectionism. *Cognitive Therapy and Research, 14,* 449–468. https://doi.org/10.1007/BF01172967

Gehrman, P. R., Pfeiffenberger, C. & Byrne, E. M. (2013). The role of genes in the insomnia phenotype. *Sleep Medicine Clinics, 8*(3), 323–331. https://doi.org/10.1016/j.jsmc.2013.04.005

Gilbert, P. (Ed.). (2005). *Compassion: Conceptualisations, research and use in psychotherapy.* London: Routledge. https://doi.org/10.4324/9780203003459

Gloster, A. T. & Karekla, M. (2020). A multilevel, multimethod approach to testing and refining intervention targets. In S. C. Hayes & S. G. Hofmann (Eds.), *Beyond the DSM: Toward a process-based alternative for diagnosis and mental health treatment* (pp. 225–251). Oakland, CA: Context Press.

Gohm, C. L. & Clore, G. L. (2000). Individual differences in emotional experience: Mapping available scales to processes. *Personality and Social Psychology Bulletin, 26*(6), 679–697. https://doi.org/10.1177/0146167200268004

Grawe, K. (1995). Grundriss einer allgemeinen Psychotherapie. *Psychotherapeut, 40*(3), 130–145.

Grawe, K. (1998). *Psychologische Therapie.* Göttingen: Hogrefe.

Grawe, K., Donati, R. & Bernauer, F. (1994). *Psychotherapie im Wandel. Von der Konfession zur Profession.* Göttingen: Hogrefe.

Gross, R. (2015). *Psychology: The science of mind and behaviour* (7th ed.). London: Hodder Education.

Grossmann, K. & Grossmann, K. (2004). *Bindungen. Das Gefüge psychischer Sicherheit.* Stuttgart: Klett-Cotta.

Guy, W. & Ban, T. A. (1982). *The AMDP-System: Manual for the assessment and documentation of psychopathology.* Berlin: Springer. https://doi.org/10.1007/978-3-642-68405-0

Guze, S. B. (1992). *Why psychiatry is a branch of medicine.* Oxford: Oxford University Press.

Harvey, A. G., Watkins, E., Mansell, W. & Shafran, R. (2009). *Cognitive behavioural processes across psychological disorders: A transdiagnostic approach to research and treatment.* Oxford: Oxford University Press.

Hayes, A.M. (2015). Facilitating emotional processing in depression: The application of exposure principles. *Current Opinion in Psychology, 4*, 61–66. https://doi.org/10.1016/j.copsyc.2015.03.032

Hayes, A.M. & Andrews, L.A. (2020). What a complex systems perspective can contribute to process-based assessment and psychotherapy. In S.C. Hayes & S.G. Hofmann (Eds.), *Beyond the DSM: Toward a process-based alternative for diagnosis and mental health treatment* (pp. 165–198). Oakland, CA: Context Press.

Hayes, A.M., Yasinski, C., Barnes, J.B. & Bockting, C.L. (2015). Network destabilization and transition in depression: New methods for studying the dynamics of therapeutic change. *Clinical Psychology Review, 41*, 27–39. https://doi.org/10.1016/j.cpr.2015.06.007

Hayes, S.C. (2004). Acceptance and commitment therapy, relational frame theory, and the third wave of behavioral and cognitive therapies. *Behavior Therapy, 35*(4), 639–665.

Hayes, S.C. & Hofmann, S.G. (2017). The third wave of CBT and the rise of process-based care. *World Psychiatry, 16*, 245–246. https://doi.org/10.1002/wps.20442

Hayes, S.C. & Hofmann, S.G. (2018a). Future directions in CBT and evidence-based therapy. In S.C. Hayes & S.G. Hofmann (Eds.), *Process-based CBT: The science and core clinical competencies of cognitive behavioral therapy* (pp. 427–435). Oakland, CA: New Harbinger.

Hayes, S.C. & Hofmann, S.G. (Eds.). (2018b). *Process-based CBT: The science and core clinical competencies of cognitive behavioral therapy*. Oakland, CA: New Harbinger.

Hayes, S.C. & Hofmann, S.G. (Eds.). (2020). *Beyond the DSM: Toward a process-based alternative for diagnosis and mental health treatment*. Oakland, CA: Context Press.

Hayes, S.C. & Hofmann, S.G. (2021). "Third-wave" cognitive and behavioral therapies and the emergence of a process-based approach to intervention in psychiatry. *World Psychiatry, 20*, 363–375. https://doi.org/10.1002/wps.20884

Hayes, S.C., Hofmann, S.G. & Ciarrochi, J. (2020). A process-based approach to psychological diagnosis and treatment: The conceptual and treatment utility of an extended evolutionary meta model. *Clinical Psychology Review, 82*, 101908. https://doi.org/10.1016/j.cpr.2020.101908

Hayes, S.C., Hofmann, S.G., Stanton, C.E., Carpenter, J.K., Sanford, B.T., Curtiss, J.E. & Ciarrochi, J. (2019). The role of the individual in the coming era of process-based therapy. *Behaviour Research and Therapy, 117*, 40–53. https://doi.org/10.1016/j.brat.2018.10.005

Hayes, S.C., Hofmann, S.G. & Wilson, D.S. (2020). Clinical psychology is an applied evolutionary science. *Clinical Psychology Review, 81*, 101892. https://doi.org/10.1016/j.cpr.2020.101892

Hayes, S.C., Monestès, J.L. & Wilson, D.S. (2018). Evolutionary principles for applied psychology. In S.C. Hayes & S.G. Hofmann (Eds.), *Process-based CBT: The science and core clinical competencies of cognitive behavioral therapy* (pp. 155–171). Oakland, CA: New Harbinger.

Hayes, S.C., Strosahl, K.D. & Wilson, K.G. (2009). *Acceptance and commitment therapy*. Washington, DC: American Psychological Association.

Hayes, S.C., Wilson, K.G., Gifford, E.V., Follette, V.M. & Strosahl, K. (1996). Experiential avoidance and behavioral disorders: A functional dimensional approach to diagnosis and treatment. *Journal of Consulting and Clinical Psychology, 64*(6), 1152. https://doi.org/10.1037/0022-006X.64.6.1152

Heidenreich, T. & Michalak, J. (Hrsg.). (2013). *Die „dritte Welle" der Verhaltenstherapie. Grundlagen und Praxis*. Weinheim: Beltz.

Henning-Fast, K. & Markowitsch, H.J. (2010). Neuropsychologie der posttraumatischen Belastungsstörung (PTBS). In S. Lautenbacher & S. Gauggel (Hrsg.), *Neuropsychologie psychischer Störungen* (2., vollst. aktualis.u. erw. Aufl., S. 241–284). Berlin: Springer. https://doi.org/10.1007/978-3-540-72340-0_13

Herpertz, S.C., Dietrich, T.M., Wenning, B., Krings, T., Erberich, S.G., Willmes, K. et al. (2001). Evidence of abnormal amygdala functioning in borderline personality disorder: a functional MRI study. *Biological Psychiatry, 50*(4), 292–298. https://doi.org/10.1016/S0006-3223(01)01075-7

Hofmann, S.G. (2019). *Emotionen in der Therapie. Von der Wissenschaft zur Praxis.* Tübingen: dgvt.

Hofmann, S.G., Curtiss, J.E. & Hayes, S.C. (2020). Beyond linear mediation: Toward a dynamic network approach to study treatment processes. *Clinical Psychology Review, 76*, 101824. https://doi.org/10.1016/j.cpr.2020.101824

Hofmann, S.G., Curtiss, J. & McNally, R.J. (2016). A complex network perspective on clinical science. *Perspectives on Psychological Science, 11*(5), 597–605. https://doi.org/10.1177/1745691616639283

Hofmann, S.G. & Hayes, S.C. (2018). The history and current status of CBT as an evidence-based therapy. In S.C. Hayes & S.G. Hofmann (Eds.), *Process-based CBT: The science and core clinical competencies of cognitive behavioral therapy* (pp. 7–22). Oakland, CA: New Harbinger.

Hofmann, S.G. & Hayes, S.C. (2019). The future of intervention science: Process-based therapy. *Clinical Psychological Science, 7*, 37–50. https://doi.org/10.1177/2167702618772296

Hofmann, S.G., Heering, S., Sawyer, A.T. & Asnaani, A. (2009). How to handle anxiety: The effects of reappraisal, acceptance, and suppression strategies on anxious arousal. *Behaviour Research and Therapy, 47*(5), 389–394.

Horvath, A.O. & Bedi, R.P. (2002). The alliance. In J. C. Norcross (Ed.), *Psychotherapy relationships that work: Therapists contributions and responsiveness to patients* (pp. 37–69). New York: Oxford University Press.

Houwer, J. De, Barnes-Holmes, D. & Barnes-Holmes, Y. (2018). What is cognition? A functional-cognitive perspective. In S.C. Hayes & S.G. Hofmann (Eds.), *Process-based CBT: The science and core clinical competencies of cognitive behavioral therapy* (pp. 119–136). Oakland, CA: New Harbinger.

Hoyer, J. & Gloster, A.T. (2013). Psychologische Flexibilität messen: Der Fragebogen zu Akzeptanz und Handeln II (FAH-II). *Verhaltenstherapie, 23*(1), 42–44. https://doi.org/10.1159/000347040

Insel, T., Cuthbert, B., Garvey, M., Heinssen, R., Pine, D.S., Quinn, K. et al. (2010). Research domain criteria (RDoC): Toward a new classification framework for research on mental disorders. *American Journal of Psychiatry, 167*(7), 748–751. https://doi.org/10.1176/appi.ajp.2010.09091379

James, W. (1983). *Essays in psychology* (Vol. 13). Cambridge, MA: Harvard University Press. (Original erschienen 1890)

Jose, A. & Goldfried, M. (2008). A transtheoretical approach to case formulation. *Cognitive and Behavioral Practice, 15*(2), 212–222. https://doi.org/10.1016/j.cbpra.2007.02.009

Kanfer, F.H., Reinecker, H. & Schmelzer, D. (2006). *Selbstmanagementtherapie*. Berlin: Springer.

Kazantzis, N., Luong, H.K., Usatoff, A.S., Impala, T., Yew, R.Y. & Hofmann, S.G. (2018). The processes of cognitive behavioral therapy: A review of meta-analyses. *Cognitive Therapy and Research, 42*(4), 349–357. https://doi.org/10.1007/s10608-018-9920-y

Kendall, P.C., Howard, B.L. & Hays, R.C. (1989). Self-referent speech and psychopathology: The balance of positive and negative thinking. *Cognitive Therapy and Research, 13*(6), 583–598. https://doi.org/10.1007/BF01176069

Keough, M.E., Riccardi, C.J., Timpano, K.R., Mitchell, M.A. & Schmidt, N.B. (2010). Anxiety symptomatology: The association with distress tolerance and anxiety sensitivity. *Behavior Therapy, 41*(4), 567–574. https://doi.org/10.1016/j.beth.2010.04.002

Kessler, R.C., McGonagle, K.A., Zhao, S., Nelson, C.B., Hughes, M., Eshleman, S. et al. (1994). Lifetime and 12-month prevalence of DSM-III-R psychiatric disorders in the United States:

Results from the National Comorbidity Survey. *Archives of General Psychiatry, 51*(1), 8–19. https://doi.org/10.1001/archpsyc.1994.03950010008002

Kircanski, K., Lieberman, M.D. & Craske, M.G. (2012). Feelings into words: Contributions of language to exposure therapy. *Psychological Science, 23*(10), 1086–1091. https://doi.org/10.1177/0956797612443830

Klepac, R.K., Ronan, G.F., Andrasik, F., Arnold, K.D., Belar, C.D., Berry, S.L. et al. (2012). Guidelines for cognitive behavioral training within doctoral psychology programs in the United States: Report of the Inter-organizational Task Force on Cognitive and Behavioral Psychology Doctoral Education. *Behavior Therapy, 43*(4), 687–697. https://doi.org/10.1016/j.beth.2012.05.002

Lambert, M.J. (2010). *Prevention of treatment failure: The use of measuring, monitoring, and feedback in clinical practice*. Washington, DC: American Psychological Association.

Lazarus, R.S. (1974). Psychological stress and coping in adaptation and illness. *The International Journal of Psychiatry in Medicine, 5*(4), 321–333. https://doi.org/10.2190/T43T-84P3-QDUR-7RTP

Linehan, M.M. (1993). Dialectical behavior therapy for treatment of borderline personality disorder: Implications for the treatment of substance abuse. *NIDA Research Monograph, 137*, 201–216.

Linehan, M.M., Bohus, M. & Lynch, T.R. (2007). Dialectical behavior therapy for pervasive emotion dysregulation. In J.J. Gross (Ed.), *Handbook of emotion regulation* (pp. 581–605). New York: Guilford Press.

Macneil, C.A., Hasty, M.K., Conus, P. & Berk, M. (2012). Is diagnosis enough to guide interventions in mental health? Using case formulation in clinical practice. *BMC Medicine, 10*(1), 111. https://doi.org/10.1186/1741-7015-10-111

Malta, L.S., Wyka, K.E., Giosan, C., Jayasinghe, N. & Difede, J. (2009). Numbing symptoms as predictors of unremitting posttraumatic stress disorder. *Journal of Anxiety Disorders, 23*(2), 223–229. https://doi.org/10.1016/j.janxdis.2008.07.004

Margraf, M. & Berking, M. (2005). Mit einem „Warum" im Herzen lässt sich fast jedes „Wie" ertragen: Psychotherapeutische Entschlussförderung. *Verhaltenstherapie, 15*(4), 254–261. https://doi.org/10.1159/000089746

Marroquín, B. (2011). Interpersonal emotion regulation as a mechanism of social support in depression. *Clinical Psychology Review, 31*(8), 1276–1290. https://doi.org/10.1016/j.cpr.2011.09.005

Mayer, J.D. & Salovey, P. (1997). What is emotional intelligence? In P. Salovey & D.J. Sluyter (Eds.), *Emotional development and emotional intelligence: Educational implications* (pp. 3–31). Basic Books.

McCullough, J.P., Jr. (2003). Treatment for chronic depression: Cognitive behavioral analysis system of psychotherapy (CBASP). *Journal of Psychotherapy Integration, 13*(3–4), 241–263. https://doi.org/10.1037/1053-0479.13.3-4.241

McEwen, B.S. (2003). Mood disorders and allostatic load. *Biological Psychiatry, 54*(3), 200–207. https://doi.org/10.1016/S0006-3223(03)00177-X

McHugh, R.K., Murray, H.W. & Barlow, D.H. (2009). Balancing fidelity and adaptation in the dissemination of empirically-supported treatments: The promise of transdiagnostic interventions. *Behaviour Research and Therapy, 47*(11), 946–953. https://doi.org/10.1016/j.brat.2009.07.005

McHugh, R.K., Reynolds, E.K., Leyro, T.M. & Otto, M.W. (2013). An examination of the association of distress intolerance and emotion regulation with avoidance. *Cognitive Therapy and Research, 37*(2), 363–367. https://doi.org/10.1007/s10608-012-9463-6

McKey, Z. (2019). *Think in systems: The theory and practice of strategic planning, problem solving, and creating lasting results – Complexity made simple.* Scotts Valley, CA: CreateSpace Independent Publishing Platform.

McNally, R. J. (2016). Can network analysis transform psychopathology? *Behaviour Research and Therapy, 86*, 95–104. https://doi.org/10.1016/j.brat.2016.06.006

McNally, R. J., Robinaugh, D. J., Wu, G. W., Wang, L., Deserno, M. K. & Borsboom, D. (2015). Mental disorders as causal systems: A network approach to posttraumatic stress disorder. *Clinical Psychological Science, 3*(6), 836–849. https://doi.org/10.1177/2167702614553230

Meadows, D. H. (2008). *Thinking in systems: A primer.* White River Junction, VT: Chelsea Green Publishing.

Miklowitz, D. J. & Johnson, S. L. (2006). The psychopathology and treatment of bipolar disorder. *Annual Review of Clinical Psychology, 2*, 199–235. https://doi.org/10.1146/annurev.clinpsy.2.022305.095332

Molenaar, P. C. (2004). A manifesto on psychology as idiographic science: Bringing the person back into scientific psychology, this time forever. *Measurement, 2*(4), 201–218.

Montada, L. (1995). Die geistige Entwicklung aus der Sicht Jean Piagets. In R. Rolf & L. Montada, *Entwicklungspsychologie* (2., überarb. Aufl., S. 518–560). Weinheim: Beltz.

Mor, N. & Winquist, J. (2002). Self-focused attention and negative affect: A meta-analysis. *Psychological Bulletin, 128*(4), 638. https://doi.org/10.1037/0033-2909.128.4.638

Myers, D. G. (2000). Feeling good about Fredrickson's positive emotions. *Prevention & Treatment, 3*(1), Article 2c. https://doi.org/10.1037/1522-3736.3.1.32c

Neisser, U. (1994). Multiple systems: A new approach to cognitive theory. *European Journal of Cognitive Psychology, 6*(3), 225–241. https://doi.org/10.1080/09541449408520146

Nelson, B., McGorry, P. D., Wichers, M., Wigman, J. T. & Hartmann, J. A. (2017). Moving from static to dynamic models of the onset of mental disorder: A review. *JAMA Psychiatry, 74*(5), 528–534. https://doi.org/10.1001/jamapsychiatry.2017.0001

Nezu, A. M., Nezu, C. M. & Lombardo, E. R. (2004). *Cognitive-behavioral case formulation and treatment design: A problem-solving approach.* New York: Springer Publishing Company.

Papa, A., Emerson, M. & Epstein, E. (2018). Emotions and emotion regulation. In S. C. Hayes & S. G. Hofmann (Eds.), *Process-based CBT: The science and core clinical competencies of cognitive behavioral therapy* (pp. 137–151). Oakland, CA: New Harbinger.

Paul, T. & Thiel, A. (2004). *Eating Disorder Inventory-2. Deutsche Version (EDI-2).* Hogrefe: Göttingen.

Persons, J. B. (1989). *Cognitive therapy in practice: A case formulation approach.* New York: Norton.

Petermann, F. & Ulrich, F. (2019). Entwicklungspsychopathologie. In S. Schneider & J. Margraf (Hrsg.), *Lehrbuch der Verhaltenstherapie* (Bd. 3, S. 23–40). Berlin: Springer.

Porges, S. W. & Lewis, G. F. (2010). The polyvagal hypothesis: Common mechanisms mediating autonomic regulation, vocalizations and listening. In S. Brudzynski (Ed.), *Handbook of Mammalian Vocalization: An Integrative Neuroscience Approach* (pp. 255–264). London: Academic Press. https://doi.org/10.1016/B978-0-12-374593-4.00025-5

Potreck-Rose, F. (2006). Psychotherapeutische Interventionen zur Stärkung des Selbstwerts. *PiD – Psychotherapie im Dialog, 7*(03), 313–317. https://doi.org/10.1055/s-2006-940070

Prochaska, J. O. & DiClemente, C. C. (1983). Stages and processes of self-change of smoking: Toward an integrative model of change. *Journal of Consulting and Clinical Psychology, 51*(3), 390–395. https://doi.org/10.1037/0022-006X.51.3.390

Pyszczynski, T. & Greenberg, J. (1987). Self-regulatory perseveration and the depressive self-focusing style: A self-awareness theory of reactive depression. *Psychological Bulletin, 102*(1), 122–138. https://doi.org/10.1037/0033-2909.102.1.122

Richards, J.M., Stipelman, B.A., Bornovalova, M.A., Daughters, S.B., Sinha, R. & Lejuez, C.W. (2011). Biological mechanisms underlying the relationship between stress and smoking: State of the science and directions for future work. *Biological Psychology, 88*(1), 1-12.

Reiss, S. (1991). Expectancy model of fear, anxiety, and panic. *Clinical Psychology Review, 11*(2), 141–153. https://doi.org/10.1016/0272-7358(91)90092-9

Rief, W (2020). Expectations and related cognitive domains: Implications for classification and therapy. In S.C. Hayes & S.G. Hofmann (Eds.), *Beyond the DSM: Toward a process-based alternative for diagnosis and mental health treatment* (pp. 97–115). Oakland, CA: Context Press.

Robinaugh, D.J., LeBlanc, N.J., Vuletich, H.A. & McNally, R.J. (2014). Network analysis of persistent complex bereavement disorder in conjugally bereaved adults. *Journal of Abnormal Psychology, 123*(3), 510–522. https://doi.org/10.1037/abn0000002

Robinaugh, D.J., Millner, A.J. & McNally, R.J. (2016). Identifying highly influential nodes in the complicated grief network. *Journal of Abnormal Psychology, 125*(6), 747–757. https://doi.org/10.1037/abn0000181

Rozanski, A. & Kubzansky, L.D. (2005). Psychologic functioning and physical health: A paradigm of flexibility. *Psychosomatic Medicine, 67*, S47-S53. https://doi.org/10.1097/01.psy.0000164253.69550.49

Salkovskis, P., Shafran, R., Rachman, S. & Freeston, M.H. (1999). Multiple pathways to inflated responsibility beliefs in obsessional problems: Possible origins and implications for therapy and research. *Behaviour Research and Therapy, 37*(11), 1055–1072. https://doi.org/10.1016/S0005-7967(99)00063-7

Scheffer, M., Carpenter, S.R., Lenton, T.M., Bascompte, J., Brock, W., Dakos, V. et al. (2012). Anticipating critical transitions. *Science, 338*(6105), 344–348.

Scherer, K.R. (2009). The dynamic architecture of emotion: Evidence for the component process model. *Cognition and Emotion, 23*(7), 1307–1351. https://doi.org/10.1080/02699930902928969

Scherer, K.R., Schorr, A. & Johnstone, T. (Eds.). (2001). *Appraisal processes in emotion: Theory, methods, research*. Oxford: Oxford University Press.

Schwartz, R.M. (1997). Consider the simple screw: Cognitive science, quality improvement, and psychotherapy. *Journal of Consulting and Clinical Psychology, 65*(6), 970–983. https://doi.org/10.1037/0022-006X.65.6.970

Sheppes, G. & Gross, J.J. (2012). Emotion regulation effectiveness: What works when. In H. Tennen, J. Suls & I.B. Weiner (Eds.), *Handbook of psychology, Volume 5: Personality and social psychology* (2nd ed., pp. 391–405). Hoboken, NJ: Wiley.

Sheppes, G., Suri, G. & Gross, J.J. (2015). Emotion regulation and psychopathology. *Annual Review of Clinical Psychology, 11*, 379–405. https://doi.org/10.1146/annurev-clinpsy-032814-112739

Slavich, G.M. & Cole, S.W. (2013). The emerging field of human social genomics. *Clinical Psychological Science, 1*(3), 331–348. https://doi.org/10.1177/2167702613478594

Soares, I., Dias, P., Klein, J. & Machado, P.P. (2008). Bindung und Ess-Störungen. In B. Strauß (Hrsg.), *Bindung und Psychopathologie* (S. 188–211). Stuttgart: Klett-Cotta.

Solanto, M.V. (2011). *Cognitive-behavioral therapy for adult ADHD: Targeting executive dysfunction*. New York: Guilford Press.

Spijker, J., van Straten, A., Bockting, C.L., Meeuwissen, J.A. & van Balkom, A.J. (2013). Psychotherapy, antidepressants, and their combination for chronic major depressive disorder: A systematic review. *The Canadian Journal of Psychiatry, 58*(7), 386–392. https://doi.org/10.1177/070674371305800703

Stangier, U. (2019). Prozessbasierte Kognitive Verhaltenstherapie – Integration von Kognitiver Verhaltenstherapie und Dritter Welle unter der Perspektive der Prozessorientierung. *Psychotherapeutenjournal, 18*(3), 236–244.

Steil, R. & Ehlers, A. (2000). Dysfunctional meaning of posttraumatic intrusions in chronic PTSD. *Behaviour Research and Therapy, 38*(6), 537–558. https://doi.org/10.1016/S0005-7967(99)00069-8

Sterling, P. (2004). Principles of Allostasis: Optimal Design, Predictive Regulation, Pathophysiology, and Rational Therapeutics. In J. Schulkin (Ed.), *Allostasis, homeostasis, and the costs of physiological adaptation* (pp. 17–64). Cambridge: Cambridge University Press. https://doi.org/10.1017/CBO9781316257081.004

Strauß, B. (Hrsg.). (2008). *Bindung und Psychopathologie*. Klett-Cotta.

Stuewig, J., Tangney, J. P., Heigel, C., Harty, L. & McCloskey, L. (2010). Shaming, blaming, and maiming: Functional links among the moral emotions, externalization of blame, and aggression. *Journal of Research in Personality, 44*(1), 91–102. https://doi.org/10.1016/j.jrp.2009.12.005

Suárez, L. M., Bennett, S. M., Goldstein, C. R. & Barlow, D. H. (2009). Understanding anxiety disorders from a „triple vulnerability" framework. In M. M. Antony & M. B. Stein (Eds.), *Oxford handbook of anxiety and related disorders* (pp. 153–172). Oxford: Oxford University Press.

Suvak, M. K., Litz, B. T., Sloan, D. M., Zanarini, M. C., Barrett, L. F. & Hofmann, S. G. (2011). Emotional granularity and borderline personality disorder. *Journal of Abnormal Psychology, 120*(2), 414–426. https://doi.org/10.1037/a0021808

Szasz, P. L., Szentagotai, A. & Hofmann, S. G. (2011). The effect of emotion regulation strategies on anger. *Behaviour Research and Therapy, 49*(2), 114–119. https://doi.org/10.1016/j.brat.2010.11.011

Szasz, P. L., Szentagotai, A. & Hofmann, S. G. (2012). Effects of emotion regulation strategies on smoking craving, attentional bias, and task persistence. *Behaviour Research and Therapy, 50*(5), 333–340. https://doi.org/10.1016/j.brat.2012.02.010

Taylor, G. J. & Bagby, R. M. (2000). An overview of the alexithymia construct. In R. Bar-On & J. D. A. Parker (Eds.), *The handbook of emotional intelligence: Theory, development, assessment, and application at home, school, and in the workplace* (p. 40–67). San Francisco, CA: Jossey-Bass.

Tee, J. & Kazantzis, N. (2011). Collaborative empiricism in cognitive therapy: A definition and theory for the relationship construct. *Clinical Psychology: Science and Practice, 18*(1), 47–61. https://doi.org/10.1111/j.1468-2850.2010.01234.x

Thiel, A., Jacobi, C., Horstmann, S., Paul, T., Nutzinger, D. O. & Schüßler, G. (1997). Eine deutschsprachige Version des Eating Disorder Inventory EDI-2. *PPmP: Psychotherapie Psychosomatik Medizinische Psychologie, 47*(9–10), 365–376.

Thomas, A. & Chess, S. (1980). *Temperament und Entwicklung. Über die Entstehung des Individuellen*. Stuttgart: Ferdinand Enke.

Tugade, M. M., Fredrickson, B. L. & Feldman Barrett, L. (2004). Psychological resilience and positive emotional granularity: Examining the benefits of positive emotions on coping and health. *Journal of Personality, 72*(6), 1161–1190. https://doi.org/10.1111/j.1467-6494.2004.00294.x

Turk, C. L., Heimberg, R. G., Luterek, J. A., Mennin, D. S. & Fresco, D. M. (2005). Emotion dysregulation in generalized anxiety disorder: A comparison with social anxiety disorder. *Cognitive Therapy and Research, 29*(1), 89–106. https://doi.org/10.1007/s10608-005-1651-1

Utschig, A. C., Presnell, K., Madeley, M. C. & Smits, J. A. (2010). An investigation of the relationship between fear of negative evaluation and bulimic psychopathology. *Eating Behaviors, 11*(4), 231–238. https://doi.org/10.1016/j.eatbeh.2010.05.003

Vaidyanathan, U., Pratap, A., Lattie, E. G. & Galatzerlevy, I. (2020). Aligning real-world evidence collection with the NIMH research domain criteria (rdoc) for assessing mental health disorders [Abstract]. *Annals of Behavioral Medicine, 54*(Suppl.1), S183.

Watson, D. (2004). Stability versus change, dependability versus error: Issues in the assessment of personality over time. *Journal of Research in Personality, 38*(4), 319–350. https://doi.org/10.1016/j.jrp.2004.03.001

Webb, T. L., Miles, E. & Sheeran, P. (2012). Dealing with feeling: A meta-analysis of the effectiveness of strategies derived from the process model of emotion regulation. *Psychological Bulletin, 138*(4), 775–808. https://doi.org/10.1037/a0027600

Wegner, D. M., Schneider, D. J., Carter, S. R. & White, T. L. (1987). Paradoxical effects of thought suppression. *Journal of Personality and Social Psychology, 53*(1), 5–13. https://doi.org/10.1037/0022-3514.53.1.5

Weiss, D. S. & Marmar, C. (1997). The impact of Events Scale-revised. In J. P. Wilson & T. M. Keane (Eds.), *Assessing psychological trauma and PTDS* (pp. 399–411). New York: Guilford Press.

Wells, A. (2009). *Metacognitive therapy for anxiety and depression.* New York: Guilford Press.

Wells, A. & Davies, M. (1994). The thought control questionnaire: A measure of individual differences in the control of unwanted thoughts. *Behaviour Research and Therapy, 32*, 871–878. https://doi.org/10.1016/0005-7967(94)90168-6

Wood, W. (2019). *Good habits, bad habits: The science of making positive changes that stick.* London: Pan.

Anhang

Arbeitsmaterial 1 (Seite 1/7)

Leitfaden für die prozessfokussierte Anamnese[1]

1. Spontan berichtete Symptomatik

Was führt Sie in die Therapie?
Worunter leiden Sie?

2. Externale Auslöser und Anforderungen

Welche äußeren Ereignisse/Belastungen/Probleme haben ihre Probleme ausgelöst?
Welche belasten Sie besonders schwer?

1 © Schön Klinik Bad Staffelstein. Abdruck erfolgt mit Genehmigung.

Arbeitsmaterial 1 (Seite 2/7)

Leitfaden für die prozessfokussierte Anamnese

3. Internale Anforderungen an die Person

Was ist an dieser Situation für Sie das Schwierigste oder Unangenehmste?
Was macht es für Sie so bedrohlich/unerträglich?
Welche Gefühlszustände sind dabei schwer zu ertragen?
Welche Gedanken sind schwer auszuhalten?
Welche zwischenmenschlichen Schwierigkeiten erzeugt das?
Welche körperlichen Auswirkungen haben sie dadurch oder befürchten Sie?

4. Vulnerabilitätsmechanismen

Sie haben viele andere Schwierigkeiten im Leben gemeistert. Warum ist gerade diese Situation für Sie so schlimm? Welchen wunden Punkt trifft die Situation?
Was können andere Menschen, die mit so einer Situation zurechtkommen, was Ihnen noch schwerfällt?
Einzelne Vulnerabilitätsmechanismen können explizit *mithilfe der Checkliste auf Arbeitsmaterial 3 abgefragt und diskutiert werden.*

Arbeitsmaterial 1 (Seite 3/7)

Leitfaden für die prozessfokussierte Anamnese

5. Reaktionsmechanismen

Sie haben auf die Anforderungssituation reagiert: gedanklich, emotional und durch Handlungen.

5.1 Gedankliche Reaktionen

Inhalt der Gedanken
Was haben Sie gedacht? Was noch?
Welche Schlüsse haben Sie daraus gezogen?
Was bedeuten diese Gedanken für Sie?

Prozess des Denkens
Wie haben Sie weiter auf die Situation gedanklich reagiert?
Hat sich das Denken verändert (Fusion, Grübeln, Gedankenkreisen, Dissoziation)?
Wie würden Sie ihr Denken beschreiben? Wie lange waren Sie in diesem Denkmodus?
Hat das Nachdenken geholfen? Nutzen/Kosten?
Wie sehr waren Sie von Ihren Gedanken absorbiert (0–100 %)?
Waren ihre Gedanken zielgerichtet, oder drehten sie sich im Kreis?
Haben Sie versucht, nicht zu denken oder ihre Gedanken zu ändern? Was ist passiert?

Arbeitsmaterial 1 (Seite 4/7)

Leitfaden für die prozessfokussierte Anamnese

5.2 Emotionale Reaktionen

Inhalt: Qualität der Gefühle
Welche Gefühle hat die Situation in Ihnen ausgelöst? Welche noch?
Haben diese Gefühle weitere Gefühle ausgelöst?
Welche sind für Sie besonders unangenehm?

Prozess der Emotionsregulation
Wie haben Sie auf diese Gefühle reagiert? Wie sind Sie damit umgegangen (Gefühle einzeln benennen)?
Wie sehr waren Sie von Ihren Gefühlen absorbiert (0–100 %) oder hatten Sie noch Distanz zu Ihrem emotionalen Erleben?
Haben Sie etwas getan, um die Gefühle abzuschwächen?
Hat es geholfen? Oder hat es keinen Unterschied gemacht oder die Gefühle verschlimmert?
Und als die Gefühle immer wieder gekommen sind, was haben Sie dann getan?
Einzelne Strategien abfragen: Alkohol, Drogen, Sport, Essen.

Arbeitsmaterial 1 (Seite 5/7)

Leitfaden für die prozessfokussierte Anamnese

5.3 Verhaltensreaktion

Inhaltsebene
Was haben Sie getan?
Was haben Sie mehr gemacht? Mit welchem Ergebnis?
Was haben Sie weniger gemacht? Mit welchem Ergebnis?

Verhaltenssteuerung: Hat sich Ihre Art zu reagieren verändert?
War ihr Verhalten zielgerichtet oder eher defensiv/vermeidend ausgerichtet?
Sie Sie aktiver (experimentierender) oder passiver (vorsichtiger) geworden?
Was stand im Vordergrund Ihrer Lösungsversuche: langfristige Ziele oder Aushalten, Durchhalten, Wegkommen, Überstehen?

Arbeitsmaterial 1 (Seite 6/7)

Leitfaden für die prozessfokussierte Anamnese

5.4 Reaktion auf Beziehungsebene

Inhaltsebene
Mit wem haben oder hatten Sie in der schwierigen Situation Kontakt?

Prozess der Beziehungsregulation
Wie haben Sie in der belastenden Situation zwischenmenschlich reagiert?
Mehr Kontakt und Nähe gesucht? Sich zurückgezogen? Nach Hilfe/Trost gefragt?
Haben Sie Ihre Schwierigkeiten nach außen gezeigt oder eher versucht zu verbergen?
Haben andere auf Ihre Situation reagiert, z. B. Hilfe angeboten? Und wie haben Sie darauf reagiert?

Arbeitsmaterial 1 (Seite 7/7)

Leitfaden für die prozessfokussierte Anamnese

5.5 Körperliche Reaktion

Inhalt

Welche körperlichen Reaktionen haben Sie entwickelt oder haben sich verändert? (Schlaf, Anspannung, Schmerzen, Appetit)

Prozess: Umgang mit körperlichen Reaktionen

Wie haben Sie auf die körperlichen Symptome reagiert?
Haben Sie etwas getan, um sie zu beeinflussen? (z. B. Medikation, Arztbesuche, Schonverhalten)
Welche Wirkung hatten diese Maßnahmen? (Verbesserung – keine Auswirkung – Verschlechterung)

6. Konsequenzen und Auswirkungen

Welche positiven Ergebnisse haben Sie durch den bisherigen Umgang erreicht?
Was ist besser geworden? Was haben Sie verhindert?
Hat es noch – zumindest kurzfristige – Vorteile? (Entlastung, Schonung, Zuwendung?)

Welche negativen Auswirkungen haben sich daraus ergeben?
Was ist schlechter geworden? Was befürchten Sie, passiert in der Zukunft?
Was sind die Kosten, die Sie langfristig tragen?

Arbeitsmaterial 2

Hypothesenblatt zu relevanten Kernprozessen[1]

Situative Auslöser/ Anforderungen	**Mögliche Vulnerabilitätsmechanismen** (siehe Arbeitsmaterial 3)	**Mögliche Reaktionsmechanismen** (siehe Arbeitsmaterial 4)	**Auswirkungen/ Konsequenzen**
Externe Situation:	Emotionale Ebene:	Emotionale Ebene:	Kurzfristige Konsequenzen:
	Kognitive Ebene:	Kognitive Ebene:	
Internale Anforderungen:	Verhaltensebene:	Verhaltensebene:	Langfristige Konsequenzen:
	Beziehungsebene:	Beziehungsebene:	
	Somatische Ebene:	Somatische Ebene:	

Kontextfaktoren	
Protektive Faktoren:	Risikofaktoren:

1 © Schön Klinik Bad Staffelstein. Abdruck erfolgt mit Genehmigung.

Arbeitsmaterial 3 (Seite 1/2)

Checkliste: Vulnerabilitätsmechanismen[1]

Die folgende Checkliste nennt empirisch belegte Vulnerabilitätsmechanismen, die individuelle Unterschiede bei der Bewältigung von Anforderungen erklären können.

Systemebene	Vulnerabilitätsmechanismen	Nein	Verdacht auf	Ja
Neuro-physiologische Ebene	Anspannungsregulation eingeschränkt	☐	☐	☐
	inhibitorische Prozesse eingeschränkt	☐	☐	☐
	exekutive Funktionen eingeschränkt	☐	☐	☐
	gestörte Schlafregulation	☐	☐	☐
	Emotionsregulationsstörung (biologisch)	☐	☐	☐
Emotionale Ebene	**Störungen des Temperaments**			
	Aktivitätsniveau (zu hoch/zu niedrig)	☐	☐	☐
	Rhythmus: unregelmäßig, sprunghaft	☐	☐	☐
	Ablenkbarkeit (zu hoch/zu niedrig)	☐	☐	☐
	Vermeidung als automatische Erstreaktion (statt Annäherung)	☐	☐	☐
	geringe Anpassungsfähigkeit/Flexibilität (an Kontext)	☐	☐	☐
	geringe Ausdauer und Aufmerksamkeitsfokus	☐	☐	☐
	Sensitivität (zu hoch/zu niedrig)	☐	☐	☐
	rigider negativer Affekt	☐	☐	☐
	Unterschiedliche affektive Stile			
	Resilienz: reduzierte Belastungstoleranz	☐	☐	☐
	die Welt wird als eher negativ erlebt	☐	☐	☐
	Schwierigkeiten, nonverbale Signale zu erfassen	☐	☐	☐
	Schwierigkeiten, körperliche Signale zu entschlüsseln	☐	☐	☐
	Schwierigkeiten, die emotionale Reaktion anzupassen	☐	☐	☐
	Schwierigkeiten, die Aufmerksamkeit zu lenken	☐	☐	☐
	Konstrukte, die Unterschiede erklären			
	reduzierte emotionale Granularität	☐	☐	☐
	Alexithymie	☐	☐	☐
	mangelnde emotionale Intelligenz	☐	☐	☐

Arbeitsmaterial 3 (Seite 2/2)

Checkliste: Vulnerabilitätsmechanismen

Systemebene	Vulnerabilitätsmechanismen	Nein	Verdacht auf	Ja
Behaviorale Ebene	**Störungen des klassischen Konditionierens**			
	S-R-Verknüpfungen sind rigide (kein Umlernen)	☐	☐	☐
	Schwierigkeiten, neue Verknüpfungen zu etablieren	☐	☐	☐
	geringe Selektivität/Differenzierung von Assoziation (schwarz-weiß, Alles oder Nichts)	☐	☐	☐
	Übergeneralisierungstendenz von Verknüpfungen	☐	☐	☐
	Sonstiges: ______	☐	☐	☐
	Störungen des operanten Konditionierens			
	mangelnde kognitive Reife (prä-operational)	☐	☐	☐
	Anfälligkeit für negative Verstärkung	☐	☐	☐
	Probleme mit Belohnungsaufschub	☐	☐	☐
	Ungünstiger Einfluss durch soziales Lernen und Modelllernen	☐	☐	☐
	Problemlösedefizite	☐	☐	☐
Kognitive Ebene	Gedächtnisstörungen	☐	☐	☐
	starke Fusionsneigung	☐	☐	☐
	inflexible kognitive Schemata	☐	☐	☐
	negative Schemata	☐	☐	☐
	Attributionsverzerrung (dichotom, Personalisieren)	☐	☐	☐
	negative Kontrollüberzeugungen (internal/external)	☐	☐	☐
	negative Problemorientierung	☐	☐	☐
	ungünstige metakognitive Steuerung (Grübeln, Sorgen)	☐	☐	☐
	Einfluss durch ungünstiges Relationslernen	☐	☐	☐
Ebene des Selbst	Persönlichkeitsstörungen	☐	☐	☐
	negative selbstfokussierte Aufmerksamkeit	☐	☐	☐
	Selbst als Beobachter der Selbstregulation	☐	☐	☐
Bindungs- und Beziehungsebene	Bindungsstörungen	☐	☐	☐
	Nähe/Distanzregulation	☐	☐	☐
	soziale Kompetenzdefizite	☐	☐	☐
Spezifische Konstrukte	eingeschränkte regulatorische Flexibilität	☐	☐	☐
	Perfektionismus	☐	☐	☐

Arbeitsmaterial 4

Checkliste: Problematische Reaktionsmechanismen[1]

Die folgende Checkliste nennt empirisch belegte Reaktionsmechanismen, die individuelle Unterschiede bei der Bewältigung von Anforderungen erklären können.

Systemebene	Automatisierte Reaktionsmechanismen	Nein	Verdacht auf	Ja
Behaviorale Kernprozesse	Vermeidungs- und Fluchtverhalten	☐	☐	☐
	Sicherheits- und Rückversicherungsverhalten	☐	☐	☐
	Zwänge	☐	☐	☐
	generalisierte Erlebnisvermeidung	☐	☐	☐
	Sonstiges: ______	☐	☐	☐
Kognitive Kernprozesse	ungünstiger selektiver Aufmerksamkeitsfokus	☐	☐	☐
	Störung des Denkprozesses und metakognitive Störungen	☐	☐	☐
	kognitive Vermeidung durch Gedankenkontrolle	☐	☐	☐
	kognitive Vermeidung durch Gedankenunterdrückung	☐	☐	☐
	kognitive Vermeidung durch Rumination, Grübeln und Sorgen	☐	☐	☐
	automatisierte kognitive Fehlbewertung (dichotomes Denken, Personalisieren, Gedankenlesen)	☐	☐	☐
	Fehlattributionen (internal oder external)	☐	☐	☐
	Sonstiges: ______	☐	☐	☐
Emotionale Kernprozesse	Emotionsvermeidung	☐	☐	☐
	dysfunktionale Emotionsregulationsstrategien (z. B. Selbstverletzung, Alkohol, Essstörungen)	☐	☐	☐
	Sonstiges: ______	☐	☐	☐
Motivationale Kernprozesse	Vermeidungsmotivation	☐	☐	☐
	Lageorientierung: Schwierigkeiten der Entschlussbildung	☐	☐	☐
	fehlende Verbundenheit mit der eigenen Wertorientierung	☐	☐	☐
	Sonstiges: ______	☐	☐	☐
Soziale Prozesse und Interaktionsprozesse	ungünstige interpersonelle Reaktionsmechanismen (Rückzug, Abwehr und Verhinderung von Verbundenheit)	☐	☐	☐
	Vernachlässigung von interpersonellen Ressourcen	☐	☐	☐
	Sonstiges: ______	☐	☐	☐

1 © Schön Klinik Bad Staffelstein. Abdruck erfolgt mit Genehmigung.

Arbeitsmaterial 5

Prozessbasierte Situationsanalyse: Hilfsfragen[1]

Konkrete Situation (S)	Vulnerabilität (O)	Reaktion (R)		Konsequenz (C)
		Inhalt	Prozess	
Auswahl einer geeigneten Situation **Beschreibung der externen Situation oder des Auslösers** (z. B. Trennung, Konflikt)	*Auflistung der relevanten Vulnerabilitäts-mechanismen*	**Kognition – Inhalt** Was ging Ihnen durch den Kopf?	**Kognitive Prozesse** Wie haben Sie gedanklich reagiert? Wie hat sich Ihr Denken verändert? Wie lange hat die Änderung des Denkens angehalten? Wie sind Sie damit umgegangen?	**Kurzfristig** Gab es kurzfristig positive/negative Auswirkungen?
		Emotionen – Inhalt Was haben Sie gefühlt?	**Emotionale Prozesse** Wie haben Sie Ihre Gefühle erlebt? Wie haben sich Ihr Gefühlserleben weiter verändert? Wie sind Sie mit den Gefühlen umgegangen?	
Internale Anforderung an das Individuum (z. B. Aushalten von Unsicherheit, Erleben intensiver Gefühle, Umgang mit Schuld)		**Verhalten – Inhalt** Was haben Sie getan?	**Verhaltensprozesse** Wie hat sich Ihr Verhalten verändert? Wie sind Sie damit umgegangen (Kontrollversuche, Vermeidung, Ablenkung)?	**Langfristig** Gab es langfristig negative/positive Auswirkungen?
		Beziehung – Inhalt Was ist in der Beziehung zu anderen passiert?	**Beziehungsprozesse** Wie hat sich Ihr Verhältnis zu anderen verändert? Hat sich Ihr Verhalten anderen gegenüber verändert? Wie sind Sie damit umgegangen?	
		Somatische Reaktion Welche körperlichen Reaktionen traten auf?	**Somatische Prozesse** Wie haben sich körperliche Funktionen geändert? Wie haben Sie körperlich auf die Situation reagiert? Wie sind Sie damit umgegangen?	

1 © Schön Klinik Bad Staffelstein. Abdruck erfolgt mit Genehmigung.

Arbeitsmaterial 6

Life Chart: Krankheitsentwicklung über die Lebensspanne[1]

Name, Vorname: ______________________

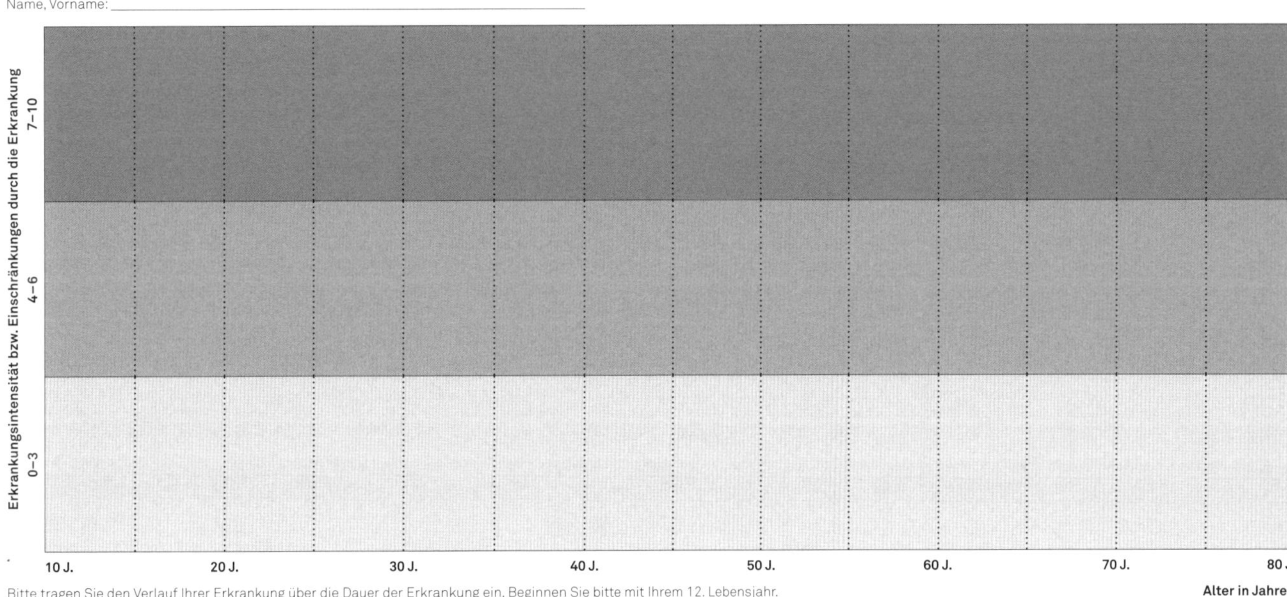

Bitte tragen Sie den Verlauf Ihrer Erkrankung über die Dauer der Erkrankung ein. Beginnen Sie bitte mit Ihrem 12. Lebensjahr.
Die Zahlen links geben die Intensität der Erkrankung bzw. die daraus resultierenden Einschränkungen an:

0–3: Erkrankungsverlauf relativ unauffällig, keine bis wenig Einschränkungen durch die Erkrankung
4–6: Erkrankungsintensität mittelgradig, deutliche Einschränkungen durch die Erkrankung
7–10: Erkrankungsintensität schwergradig, massive Einschränkungen durch die Erkrankung

Tragen Sie die Ereignisse ein, die Einfluss auf den Verlauf Ihrer Erkrankung genommen haben (z. B. medizinische Behandlungen, private oder berufliche Ereignisse).

1 © Schön Klinik Bad Staffelstein. Abdruck erfolgt mit Genehmigung.

Arbeitsmaterial 7

Fragen an Angehörige zur Krankheitsentwicklung[1]

Vielen Dank, dass Sie sich die Zeit nehmen, unsere Behandlung zu unterstützen. Ich möchte Sie nicht lange stören. Mir liegt viel daran, <*Name der Patientin bzw. des Patienten*> zu helfen. Sie/er hat mir gesagt, dass Ihre Wahrnehmungen uns vielleicht weiterhelfen. Daher möchte ich Ihnen gerne ein paar Fragen stellen. Jeder zusätzliche Hinweis hilft.

1. Wie erklären Sie sich die seelischen Schwierigkeiten von <*Name*>?
2. Bis wann war die Welt aus Ihrer Sicht in Ordnung?
3. Woran haben Sie zuerst gemerkt, dass etwas nicht in Ordnung ist?
4. Welche Auslöser waren für Sie erkennbar?
5. Wie hat <*Name*> reagiert? Wie hat sie/er sich verändert?
6. Sind Ihnen Änderungen im Verhalten aufgefallen?
7. Hat sich die Gedankenwelt von <*Name*> verändert?
8. Hat sich die Gefühlslage von <*Name*> verändert? Wie ist sie/er damit umgegangen?
9. Hat sich die Beziehung zu anderen verändert?
10. Welche Auswirkungen hat die Erkrankung auf Sie oder andere Menschen im Umfeld?
11. Was müsste <*Name*> ändern, um mit den Schwierigkeiten zurechtzukommen?
12. Gibt es noch etwas, was Ihnen wichtig erscheint zu erwähnen?
13. Spezifische Fragen: ...
14. Haben Sie Fragen?

1 © Schön Klinik Bad Staffelstein. Abdruck erfolgt mit Genehmigung.

Arbeitsmaterial 8

Prozessorientierter psychopathologischer Befund[1]

Nutzen Sie für die Beurteilung der untenstehenden Prozesse die folgende Skala:
0 = unauffällig, keine Störung
1 = leichtgradige Störung/Ausprägung
2 = mittelgradige Störung/Ausprägung
3 = schwergradige Störung/Ausprägung

	0	1	2	3
Kognitive Prozesse				
Kognitive Fusion und mangelnde Distanzierungsfähigkeit				
Illusionäre, realitätsfremde Verarbeitung (fehlende Kontextsensitivität)				
Unproduktives Denken: Gedankenkreisen, Grübeln, Sorgen				
Rigide, automatisierte Denkvorgänge				
Dysfunktionaler Aufmerksamkeitsfokus				
Starres negatives Bild der Welt				
Starres negatives Bild von sich selbst				
Schädigende oder toxische Denkprozesse (z. B. negative Selbstverbalisation)				
Emotionale Prozesse				
Emotionsregulationsstörung: Impulsivität oder mangelnde Selbstberuhigung				
Eingeschränkte Emotionswahrnehmung (z. B. Alexithymie)				
Eingeschränkter Ausdruck von Gefühlen (z. B. „false display", d. h. Verstellung, tun als ob)				
Emotionsvermeidung: Unterdrückung, Vermeidung von Emotionen				
Geringe emotionale Reaktivität (Verflachung, „nobody home")				
Geringe emotionale Granularität (geringe Differenzierung von Gefühlen)				
Defizite beim Einsatz von intrapersonellen Emotionsregulationsstrategien				
Defizite beim Einsatz von interpersonellen Emotionsregulationsstrategien				
Selbstschädigende Emotionsregulationsstrategien (z. B. Selbstverletzung, Alkohol)				
Verhaltensprozesse				
Überwiegend vermeidende Verhaltenssteuerung				
Impulsivität und automatisierte Verhaltenssteuerung (prä-operatorisch, fehlende Feedbackschleife)				
Rigide Lösungsversuche ohne situative Anpassung (geringe Kontextsensitivität)				
Selbstschädigende Bewältigungsversuche				
Verhaltens- und Problemlösedefizite				
Beziehungsregulationsprozesse				
Beziehungsgestaltung: rigide, misstrauisch, verschlossen, vermeidend (vs. flexibel, offen, vertrauensvoll)				
Nähe- und Distanzregulation (flexibel vs. rigide)				
Defizite im Bereich sozialer Kompetenzen				
Physiologische Prozesse				
Schlafregulation				
Hunger- und Sättigungsregulation				
Anspannungsregulation				

1 © Schön Klinik Bad Staffelstein. Abdruck erfolgt mit Genehmigung.

Arbeitsmaterial 9

Emotionsmonitor über drei Stunden (5-Minuten-Abstände)[1]

Name, Vorname: ____________________

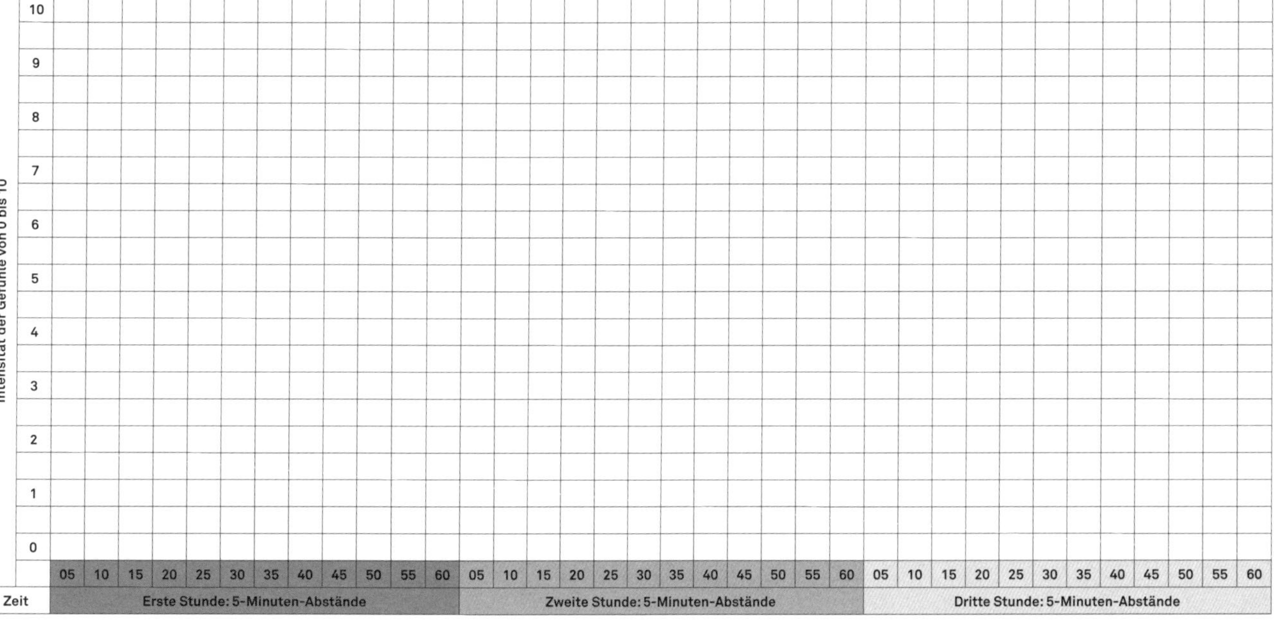

1 © Schön Klinik Bad Staffelstein. Abdruck erfolgt mit Genehmigung.

Arbeitsmaterial 10

Emotionsmonitor über den Tagesverlauf[1]

Name, Vorname: ______________________

Sehr positiv	+3																								
	+2																								
positiv	+1																								
Neutral																									
negativ	0																								
	−1																								
Sehr negativ																									
	−2																								
	−3																								
	Uhrzeit	7	8	9	10	11	12	13	14	15	16	17	18	19	20	21	22	23	24	1	2	3	4	5	6

1 © Schön Klinik Bad Staffelstein. Abdruck erfolgt mit Genehmigung.

Arbeitsmaterial 11

Emotionsmonitor für eine Woche (Emotionsprotokoll)[1]

Name, Vorname: ______________________________

Bitte kennzeichnen Sie für jede Stunde, welcher Gefühlszustand bei Ihnen vorwiegend auftrat:
negativer Affekt/negative Emotionen = rot; positiver Affekt/positive Emotionen = grün; neutral = weiß

Wochentag	**Uhrzeit**																							
____________	7	8	9	10	11	12	13	14	15	16	17	18	19	20	21	22	23	24	1	2	3	4	5	6
____________	7	8	9	10	11	12	13	14	15	16	17	18	19	20	21	22	23	24	1	2	3	4	5	6
____________	7	8	9	10	11	12	13	14	15	16	17	18	19	20	21	22	23	24	1	2	3	4	5	6
____________	7	8	9	10	11	12	13	14	15	16	17	18	19	20	21	22	23	24	1	2	3	4	5	6
____________	7	8	9	10	11	12	13	14	15	16	17	18	19	20	21	22	23	24	1	2	3	4	5	6
____________	7	8	9	10	11	12	13	14	15	16	17	18	19	20	21	22	23	24	1	2	3	4	5	6
____________	7	8	9	10	11	12	13	14	15	16	17	18	19	20	21	22	23	24	1	2	3	4	5	6

1 © Schön Klinik Bad Staffelstein. Abdruck erfolgt mit Genehmigung.

Arbeitsmaterial 12

7-Tage-Monitor[1]

Name, Vorname: ______________________

Monitor: ______________________

Bitte kennzeichnen Sie jede Stunde, in der das von Ihnen beobachtete Symptom vorwiegend auftrat, indem Sie das entsprechende Kästchen schraffieren.

Wochentag	Uhrzeit																							
________	7	8	9	10	11	12	13	14	15	16	17	18	19	20	21	22	23	24	1	2	3	4	5	6
________	7	8	9	10	11	12	13	14	15	16	17	18	19	20	21	22	23	24	1	2	3	4	5	6
________	7	8	9	10	11	12	13	14	15	16	17	18	19	20	21	22	23	24	1	2	3	4	5	6
________	7	8	9	10	11	12	13	14	15	16	17	18	19	20	21	22	23	24	1	2	3	4	5	6
________	7	8	9	10	11	12	13	14	15	16	17	18	19	20	21	22	23	24	1	2	3	4	5	6
________	7	8	9	10	11	12	13	14	15	16	17	18	19	20	21	22	23	24	1	2	3	4	5	6
________	7	8	9	10	11	12	13	14	15	16	17	18	19	20	21	22	23	24	1	2	3	4	5	6

1 © Schön Klinik Bad Staffelstein. Abdruck erfolgt mit Genehmigung.

Arbeitsmaterial 13

Prozessbasiertes Diathese-Modell[1]

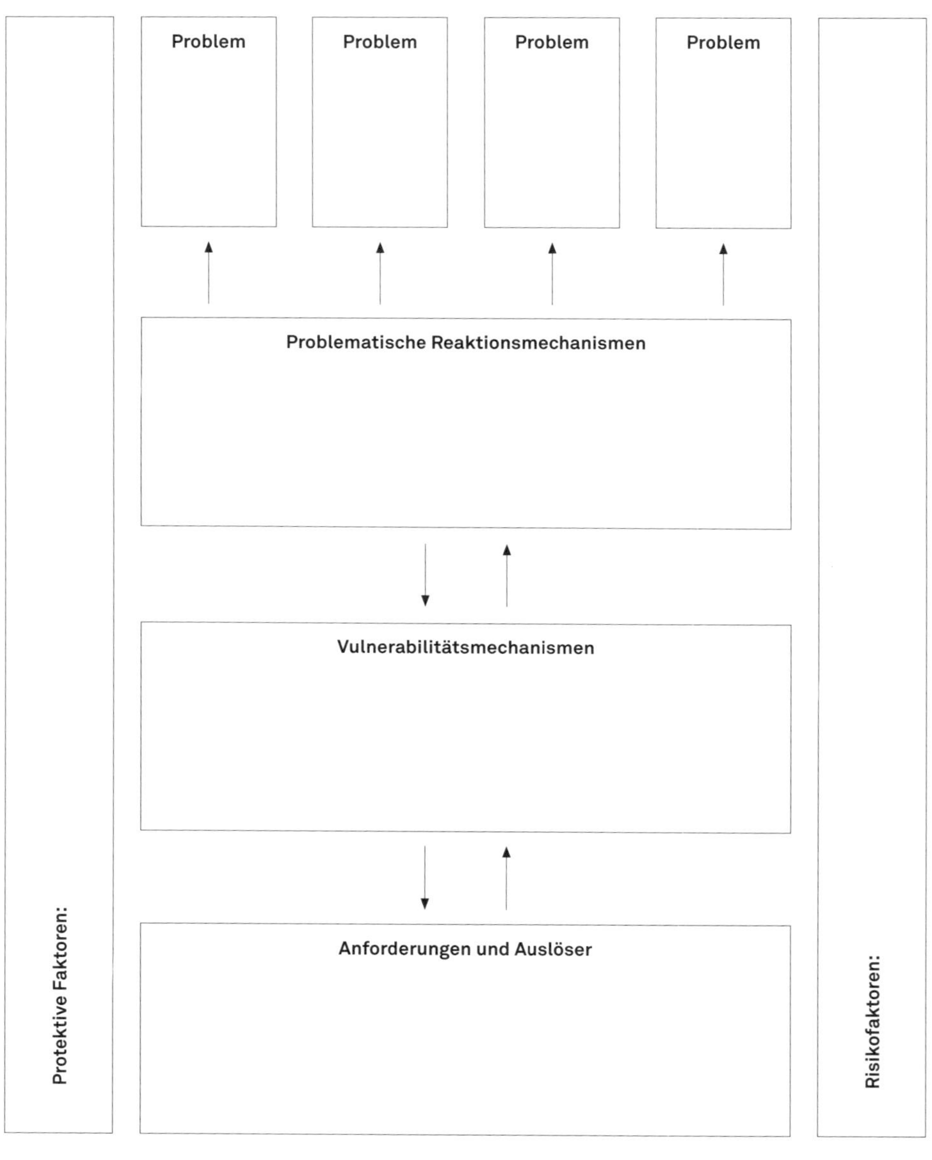

1 © Schön Klinik Bad Staffelstein. Abdruck erfolgt mit Genehmigung.

Arbeitsmaterial 14

Beurteilung der Adaptivität[1] (erweitertes evolutionäres Metamodell nach Hayes & Hofmann, 2020)

		Variation	Selektion	Retention	Kontext
Systemebenen	Emotion				
	Kognition				
	Aufmerksamkeit				
	Selbst				
	Verhalten				
	Motivation				
Analyse-Ebenen	Physiologisch				
	Sozial/Kulturell				

1 © Schön Klinik Bad Staffelstein. Abdruck erfolgt mit Genehmigung.

Arbeitsmaterial 15 (Seite 1/2)

Veränderungsmotivation[1]

Phasenmodell zur Erfassung der aktuellen Motivationsphase

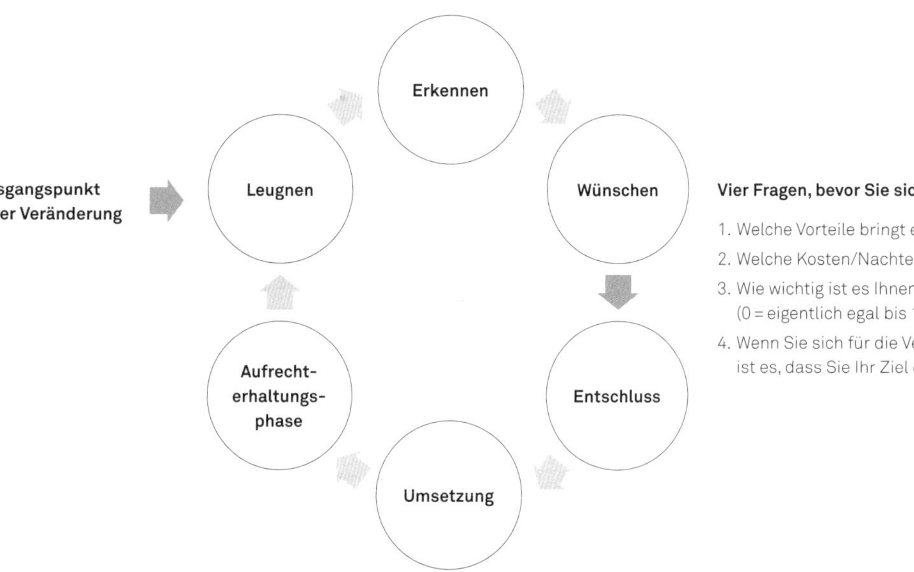

Vier Fragen, bevor Sie sich entschließen, etwas zu verändern:

1. Welche Vorteile bringt eine Veränderung?
2. Welche Kosten/Nachteile müssen Sie dafür in Kauf nehmen?
3. Wie wichtig ist es Ihnen wirklich, das Ziel zu erreichen?
   (0 = eigentlich egal bis 100 = ich will es um jeden Preis erreichen)
4. Wenn Sie sich für die Veränderung entschließen: Wie wahrscheinlich ist es, dass Sie Ihr Ziel erreichen und beibehalten?

1 © Schön Klinik Bad Staffelstein. Abdruck erfolgt mit Genehmigung.

Arbeitsmaterial 15 (Seite 2/2)

Veränderungsmotivation

Vier Voraussetzungen für einen tragfähigen Entschluss für eine Veränderung

Um welches Veränderungsziel geht es konkret?

1. Die angestrebte Veränderung muss für mich wichtige Vorteile bringen	2. Ich muss bereit sein, die Kosten/Nachteile der Veränderung zu tolerieren
Was erhoffe ich mir durch die Veränderung? Wonach sehne ich mich? Was werde ich mehr haben? Was werde ich hinter mir lassen?	Was sind die Nachteile der Veränderung (warum ich es bisher nicht gemacht habe)? Welchen Einsatz bin ich bereit, dafür zu bringen?
Einschätzung durch Therapeutin/Therapeut: (wenig überzeugt) 0 – 25 – 50 – 75 – 100 (stark überzeugt)	Einschätzung durch Therapeutin/Therapeut: (wenig überzeugt) 0 – 25 – 50 – 75 – 100 (stark überzeugt)
3. Die angestrebte Veränderung muss wirklich wichtig für mich sein	**4. Ich muss überzeugt sein, das Ziel zu erreichen und beizubehalten**
Erklären Sie, warum es Ihnen wichtig ist, Ihr Therapieziel zu erreichen. Auf einer Skala von 0 bis 100: wie wichtig ist das Ziel für Ihr Leben?	Wie schätzen Sie die Erfolgswahrscheinlichkeit ein, Ihr Ziel zu erreichen? Womit können Sie die Erfolgswahrscheinlichkeit beeinflussen? Wie wahrscheinlich werden sie es schaffen (0 bis 100 %)?
Einschätzung durch Therapeutin/Therapeut: (wenig überzeugt) 0 – 25 – 50 – 75 – 100 (stark überzeugt)	Einschätzung durch Therapeutin/Therapeut: (wenig wahrscheinlich) 0 % – 25 % – 50 % – 75 % – 100 % (sehr wahrscheinlich)

Arbeitsmaterial 16

Kosten-Nutzen-Analyse für die Behandlung[1]

	Vorteile/Nutzen	Nachteile/Kosten
Bisheriger Umgang mit den Anforderungen	Welche erwünschte Wirkung wird durch den aktuellen Umgang erzielt? __________ __________	Was wird dadurch ebenfalls verhindert? Was entgeht mir dadurch? __________ __________
	Welche negativen Auswirkungen werden aktuell verhindert? __________ __________	Welche Nachtteile hat der Status quo auf lange Sicht? __________ __________
	Welche anderen Vorteile hat der Status quo? __________ __________	Welche Nebenwirkungen hat der aktuelle Umgang mit meinen Problemen? __________ __________
Durch die Therapie angestrebter Umgang mit den Anforderungen	Welche Vorteile werden erhofft? __________ __________	Welche Nachteile befürchte ich? __________ __________
	Welche Auswirkungen hätte eine Änderung insgesamt? __________ __________	Welche Probleme entstehen dadurch? __________ __________
	Wofür lohnt es sich, sich voll und ganz auf die Therapie einzulassen? __________ __________ __________ __________ __________ __________	Was fürchte ich in der Therapie? __________ __________ Womit muss ich mich dann auseinandersetzen? __________ __________

1 © Schön Klinik Bad Staffelstein. Abdruck erfolgt mit Genehmigung.

Arbeitsmaterial 17

Evidenzbasierte Wirkfaktoren in der Psychotherapie[1] (nach Kazantzis et al., 2018)

Systemebene	Wirkfaktoren
Therapieprozess (Veränderungsprozess)	
Kognitive Prozesse	• Decentering (z. B. Defusion, Achtsamkeit, Detached Mindfulness) • Aufmerksamkeitsfokus
Kognitionen	• Umbewertung • Reframing • Selbstwirksamkeitserwartung erhöhen • Outcome-Erwartung
Verhalten	• Konfrontation • Verhaltensaktivierung
Emotionsregulation	• Akzeptanz
Motivation	• Ziele • Werte
Sitzungsprozess (Therapeutische Interaktion)	
–	• therapeutische Beziehung (Allianz) • Ziel-Konsensus und Kollaboration • Feedback zum Therapieverlauf • Hausaufgaben

1 © Schön Klinik Bad Staffelstein. Abdruck erfolgt mit Genehmigung.

Arbeitsmaterial 18

Psychotherapeutische Standardverfahren für gezielte Interventionen[1]

Die unten genannten Standardverfahren entsprechen den Trainingsstandards der Inter-organizational Task Force on Cognitive and Behavioral Psychology Doctoral Education (Klepac et al., 2012).

Kernprozesse der Psychopathologie (nach Systemebene)	Psychotherapeutische Standardverfahren
Somatische Regulationsprozesse	• Anspannungsreduktion
Behaviorale Prozesse	• Kontingenz-Management • Stimulus-Kontrolle • Shaping • Self-Management • Expositionstherapien • Verhaltensaufbau und -aktivierung • Verhaltenstrainings
Emotionsregulationsprozesse	• Coping und Emotionsregulation (auch Exposition) • Akzeptanz
Kognitive Prozesse	• Problembewältigungstherapie • Aufmerksamkeitslenkung • Kognitive Neubewertung • Modifikation von Grundannahmen • Defusion • Werteklärung
Soziale und interpersonelle Prozesse	• Training interpersoneller Fertigkeiten
Multidimensionale Konstrukte	• Achtsamkeitstraining • Motivationsaufbau • Krisenbewältigung und Suizidalitätsmanagement

1 © Schön Klinik Bad Staffelstein. Abdruck erfolgt mit Genehmigung.

Hinweise zu den Online-Materialien

Sie können die in diesem Buch abgedruckten Materialien über unsere Internetseite abrufen und ausdrucken. Nutzen Sie dazu bitte den Link hgf.io/download und melden Sie sich nach den dort beschriebenen Schritten an. Wenn Sie nach der Registrierung den Code **B-RWZAPL** unter „Mein Konto → Zusatzmaterialien" im Eingabefeld einfügen, werden Sie automatisch in den Downloadbereich weitergeleitet und können die Online-Materialien zum Buch ausdrucken. Um die Materialien dauerhaft im direkten Zugriff zu haben, empfehlen wir Ihnen, sich die gesamten Materialien herunterzuladen und auf dem eigenen Rechner zu speichern.

Überblick über die Online-Materialien

- Arbeitsmaterial 1: Leitfaden für die prozessfokussierte Anamnese
- Arbeitsmaterial 2: Hypothesenblatt zu relevanten Kernprozessen
- Arbeitsmaterial 3: Checkliste: Vulnerabilitätsmechanismen
- Arbeitsmaterial 4: Checkliste: Problematische Reaktionsmechanismen
- Arbeitsmaterial 5: Prozessbasierte Situationsanalyse: Hilfsfragen
- Arbeitsmaterial 6: Life Chart: Krankheitsentwicklung über die Lebensspanne
- Arbeitsmaterial 7: Fragen an Angehörige zur Krankheitsentwicklung
- Arbeitsmaterial 8: Prozessorientierter psychopathologischer Befund
- Arbeitsmaterial 9: Emotionsmonitor über drei Stunden (5-Minuten-Abstände)
- Arbeitsmaterial 10: Emotionsmonitor über den Tagesverlauf
- Arbeitsmaterial 11: Emotionsmonitor für eine Woche (Emotionsprotokoll)
- Arbeitsmaterial 12: 7-Tage-Monitor
- Arbeitsmaterial 13: Prozessbasiertes Diathese-Modell
- Arbeitsmaterial 14: Beurteilung der Adaptivität
- Arbeitsmaterial 15: Veränderungsmotivation
- Arbeitsmaterial 16: Kosten-Nutzen-Analyse für die Behandlung
- Arbeitsmaterial 17: Evidenzbasierte Wirkfaktoren in der Psychotherapie
- Arbeitsmaterial 18: Psychotherapeutische Standardverfahren für gezielte Interventionen

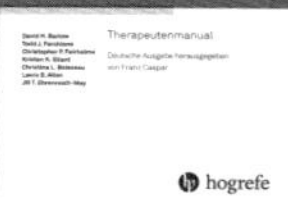

David H. Barlow et al.
Transdiagnostische Behandlung emotionaler Störungen
Therapeutenmanual

Herausgegeben von Franz Caspar.
2019, 208 Seiten,
€ 39,95 (DE) / € 41,10 (AT) / CHF 52.90
ISBN 978-3-456-85240-9

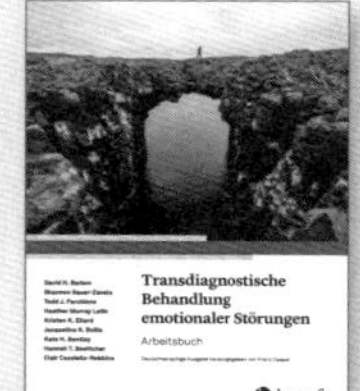

David H. Barlow et al.
Transdiagnostische Behandlung emotionaler Störungen
Arbeitsbuch

Herausgegeben von Franz Caspar.
2019, 208 Seiten, geb., inkl. Online-Materialien,
€ 29,95 (DE) / € 30,80 (AT) / CHF 41.50
ISBN 978-3-456-85241-6

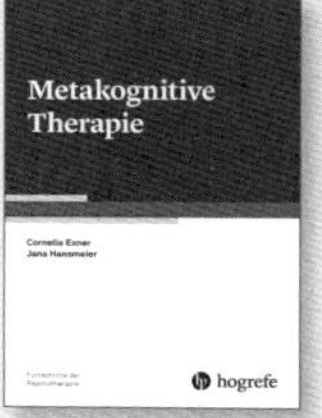

Cornelia Exner / Jana Hansmeier
Metakognitive Therapie

(Reihe: „Fortschritte der Psychotherapie", Bd. 76)
2020, VI/92 Seiten,
€ 19,95 (DE) / € 20,60 (AT) / CHF 28.90 (Im Reihenabo € 15,95 (DE) / € 16,40 (AT) / CHF 22.90)
ISBN 978-3-8017-2769-7
Auch als eBook erhältlich

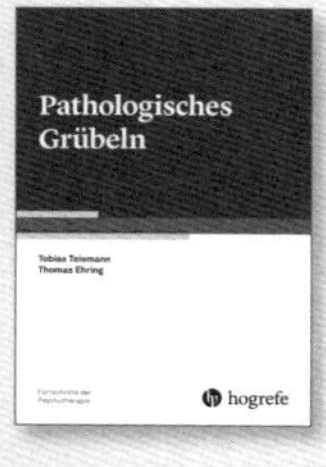

Tobias Teismann / Thomas Ehring
Pathologisches Grübeln

(Reihe: „Fortschritte der Psychotherapie", Bd. 74)
2019, VI/105 Seiten,
€ 19,95 (DE) / € 20,60 (AT) / CHF 28.90 (Im Reihenabo € 15,95 (DE) / € 16,40 (AT) / CHF 22.90)
ISBN 978-3-8017-2748-2
Auch als eBook erhältlich

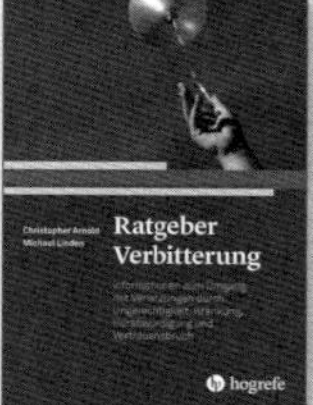

Christopher Arnold et al.
Ratgeber Verbitterung
Informationen zum Umgang mit Verletzungen durch Ungerechtigkeit, Kränkung, Herabwürdigung und Vertrauensbruch

(Reihe: „Ratgeber zur Reihe Fortschritte der Psychotherapie", Bd. 45)
2021, 89 Seiten, Kleinformat,
€ 9,95 (DE) / € 10,30 (AT) / CHF 14.50
ISBN 978-3-8017-3116-8
Auch als eBook erhältlich

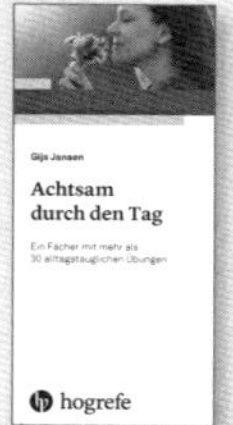

Gijs Jansen
Achtsam durch den Tag
Ein Fächer mit mehr als 30 alltagstauglichen Übungen

2020, 54 Seiten, Kleinformat,
€ 16,95 (DE) / € 17,50 (AT) / CHF 23.90
ISBN 978-3-8017-3034-5

www.hogrefe.com

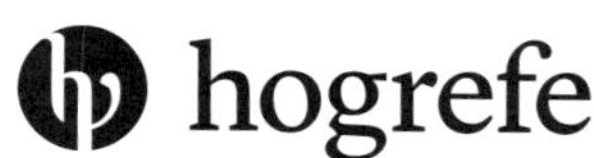